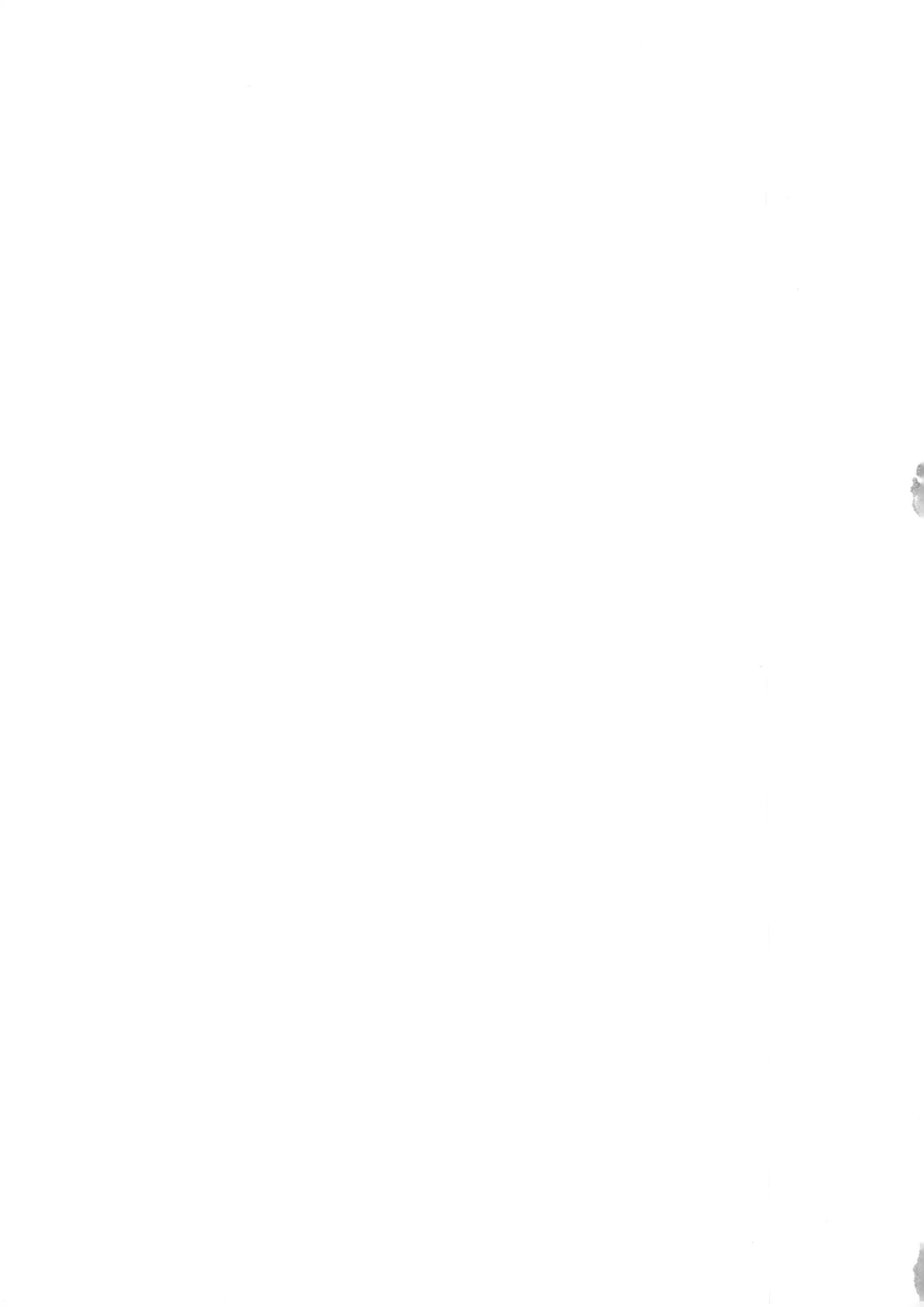

肺がん検診のための
胸部X線読影テキスト

日本肺癌学会 集団検診委員会 胸部X線写真による肺癌検診小委員会 編

金原出版株式会社

編集委員会

日本肺癌学会 集団検診委員会 胸部X線写真による肺癌検診小委員会

（2009年2月26日～2011年2月24日）

委員長	小中　千守
委　員	大森　一光，小田　誠，金子　公一，楠　洋子，鈴木　隆
	高橋　和久，古川　欣也，村田喜代史，吉村　明修

（2011年2月25日～2012年11月9日，*2011年5月18日～2012年11月9日）

委員長	小中　千守
委　員	遠藤　俊輔，小田　誠，金子　公一，小林　健，柴　光年
	高橋　和久，丹羽　宏，福岡　和也，古川　欣也，村田喜代史
	藪内　英剛，吉村　明修
オブザーバー	髙橋　雅士，楠　洋子*

執筆者一覧

編集責任者	小中　千守	化学療法研究所附属病院呼吸器外科
編集委員長	村田喜代史	滋賀医科大学放射線科
執筆者	遠藤　俊輔	自治医科大学呼吸器外科
	小田　　誠	金沢大学大学院医学系研究科心肺病態制御学
	金子　公一	埼玉医科大学国際医療センター呼吸器外科
	楠　　洋子	阪和第二泉北病院阪和インテリジェント医療センター
	小林　　健	石川県立中央病院放射線診断科
	柴　　光年	国保直営総合病院君津中央病院呼吸器外科
	高橋　和久	順天堂大学医学部呼吸器内科
	髙橋　雅士	滋賀医科大学医学部附属病院放射線部
	丹羽　　宏	聖隷三方原病院呼吸器センター外科
	福岡　和也	兵庫医科大学内科学呼吸器・RCU 科
	古川　欣也	東京医科大学茨城医療センター呼吸器外科
	村田喜代史	滋賀医科大学放射線科
	藪内　英剛	九州大学大学院医学研究院保健学部門医用量子線科学分野
	吉村　明修	日本医科大学内科学講座呼吸器・感染・腫瘍部門

（五十音順）

発刊にあたって

　がん検診の意義は，いうまでもなく癌による死亡率の減少に求められるものです。しかし，そのためには一定レベル以上の精度管理の維持が必要であることも言を俟たないところです。がん検診の精度管理においては，検診のシステム全体が有効に機能するということが大変重要なところですが，従来の肺がん検診，特に胸部X線写真による肺がん検診においては，それ以前の問題として個別の読影精度という点も検診全体の精度管理上の大きな問題であることは否めません。一方で，このような問題点に対し，日本肺癌学会としてこれまで具体的な対応策を講じてこなかったことは痛恨の極みといってよろしいかと思います。そのように考えますと，このたび，その日本肺癌学会の集団検診委員会が中心となって本書を発刊できましたことは，大変意義深いものといえます。

　肺がん検診は現在さまざまな形で実施されておりますが，すべての領域で本書がその読影精度を少しでも高め，検診の有効性を拡大することに資することができればと願うばかりです。本書を読んでいただくとよくわかると思いますが，胸部X線写真の所見にかかわる判定基準は最新のものに基づいて詳述されておりますし，内容も具体的かつ実際的で大変わかりやすく書かれており，当初の予想を超えて充実した内容となっております。このような素晴らしい内容のテキストブックを発刊できる運びとなりましたことにつき，ご執筆の労をおとりいただいた方々ならびに内容の確認にご協力をいただいた委員会関係者に，集団検診委員会委員長として心より感謝申し上げます。また，本書が普及することによって少しでも多くの方が肺癌から救われることを祈っております。

2012年4月

日本肺癌学会 集団検診委員会
委員長　近藤　　丘
委員　　浅野　文祐，江口　研二，遠藤　千顕，小中　千守
　　　　佐川　元保，佐藤　　功，早田　　宏，祖父江友孝
　　　　中山　富雄，西井　研治，原田　真雄

序　文

　現在，日本国民の死亡原因の第1位は癌であり，その中で肺癌は癌死亡原因の第1位であります。年間約6万人が肺癌で死亡し，肺癌と診断された時点で約70％の患者はすでに進行癌であるため，手術などにより治療可能な早期肺癌を多数発見することは現在の医療の重要な課題であります。

　日本での肺がん検診は1987年から当時，全国で実施されていた肺結核検診を転用した形式で，老人保健法のもとで胸部X線写真と，高危険群に対する喀痰細胞診を用いて行われました。しかし，1997年からは肺がん集団検診への国庫補助が見直しとなり，老人保健法から各自治体の主体性に任された検診となり，各自治体により肺がん検診に対する姿勢に差が出てきました。実際の臨床の現場では肺癌の発見動機は，自覚症状が約50％，他疾患の経過観察中が約25％，検診によるものが約20％といわれております。このうち，自覚症状で発見される肺癌の約70％が進行癌であるのに対し，検診や他疾患の経過観察中に発見される肺癌の約60％が比較的早期で外科切除などの治療が可能でありました。また，予後についても，検診発見肺癌は自覚症状発見肺癌より予後良好であることが複数の施設で報告されております。胸部X線写真による肺がん検診の意義は世界各国で検討されましたが，その有用性は証明されておりません。しかし，日本では2010年度版の日本肺癌学会の肺癌集団検診ガイドラインにより，二重読影や比較読影などを含む標準的な方法が行われている場合に限定して，グレードBとして勧められるとなりました。より精度の高い肺がん検診を行い，治る肺癌を発見することにより，肺癌死亡を減少させることが重要です。

　肺がん検診の中で，胸部X線写真の読影は最も重要なポイントであります。『肺癌取扱い規約』（日本肺癌学会編）には，「肺癌集団検診の手引き」があり，その中で肺がん検診における胸部X線写真の判定基準と指導区分について解説されており，全国の肺がん検診はこれに準じて行われていますが，その解釈に差があり，必ずしも精度の高い読影を行っている地区ばかりではありません。

　読影医については，各自治体の医師会員が中心となって読影している場合もあり，専門の医師以外の医師も多数参加しており，その読影精度に差がみられます。さらに，集団検診では多数のX線写真を限られた時間に読影するため，通常のX線写真の読影と異なった技術が必要であります。この『肺がん検診のための胸部X線読影テキスト』は，実際の肺がん検診の現場でX線写真をどのように読影して，判定するかを実際の症例をもとに解説しており，検診精度の向上と標準化，ひいては肺癌の早期発見，死亡率低下に役立つものと確信しています。本書が肺がん検診に携わるすべての医師，技師，看護師，保健師や関係者に必読の書となることを願っております。

2012年4月

日本肺癌学会 胸部X線写真による肺癌検診小委員会
委員長　小中千守

目　次

第Ⅰ章　胸部X線検診の意義と限界　　　　　　　　　　　　　　　村田喜代史・楠　洋子

はじめに ……………………………………………………………………………………… 1
1. これまでの研究 ………………………………………………………………………… 1
    1) 欧　米 ……………………………………………………………………………… 1
    2) 日　本 ……………………………………………………………………………… 2
2. 胸部X線写真による肺がん検診の位置付け ………………………………………… 3
3. 胸部X線写真による肺がん検診の必要条件 ………………………………………… 3
4. 胸部X線写真がもつ限界 ……………………………………………………………… 5
おわりに ……………………………………………………………………………………… 5

第Ⅱ章　胸部X線写真の撮影技術および条件　　　　　　　　　　藪内英剛・古川欣也

1. 間接撮影 ………………………………………………………………………………… 7
    ◆撮影条件 …………………………………………………………………………… 7
2. 直接撮影（スクリーン・フィルム系） ……………………………………………… 7
    ◆撮影条件 …………………………………………………………………………… 8
3. 直接撮影（デジタル） ………………………………………………………………… 8
    1) CR（computed radiography） ………………………………………………… 8
    2) FPD（flat panel detector） …………………………………………………… 8
    ◆撮影条件 …………………………………………………………………………… 9
4. 撮影体位の設定 ………………………………………………………………………… 9
5. 読影に適した画像の評価 ……………………………………………………………… 9
6. 読影環境 ………………………………………………………………………………… 15
    ◆モニタの品質管理 ………………………………………………………………… 16
参考資料①：胸部間接撮影フィルムの評価基準 ……………………………………… 18
参考資料②：デジタル画像の取り扱いに関するガイドライン 2.0 版 ……………… 20
参考資料③：医用画像表示用モニタの品質管理に関するガイドライン
　　　　　　（JESRA X-0093＊A^{-2010}）－受入試験の確認項目と判定基準 …… 21
参考資料④：医用画像表示用モニタの品質管理に関するガイドライン
　　　　　　（JESRA X-0093＊A^{-2010}）－不変性試験の確認項目と判定基準 … 22

第Ⅲ章　胸部X線写真の正常解剖と読影方法　　　　　　　　　　　髙橋雅士・丹羽　宏

はじめに ……………………………………………………………………………………… 23

1. 胸部X線解剖：正常構造のチェックポイント･･････････････････････････････23
    1) 胸　郭･･23
    2) 軟　部･･23
    3) 縦　隔･･26
        (1) 気　道･･26
        (2) 右傍気管線・奇静脈･･26
        (3) 前・後接合線･･26
        (4) 食道奇静脈陥凹・下行大動脈左縁･･････････････････････････････････26
        (5) 大動脈肺動脈窓（A-P window）････････････････････････････････････26
    4) 肺　門･･28
    5) 肺　野･･32
2. 読影方法･･32
    1) 大まかな目の動かし方を決める･･32
    2) 肺野・肺門は左右を比較する･･34
    3) 隠れた肺野を意識する･･34
    4) 過去の画像と比較する･･34
    5) 背景肺野の性状に留意する･･34
    6) これまで提唱されている胸部X線写真チェック方法の例･･････････････････34
        (1)「小三J」読影法･･･34
        (2)「人の肺（ハイ）」読影法･･･39
3. 病変と間違えやすい所見･･39
    1) apical cap･･･39
    2) 乳　頭･･42
    3) 腕頭動脈の蛇行･･42
    4) 肋軟骨の石灰化･･42
    5) 骨島・化骨･･42
    6) 胸椎の骨棘･･42

第Ⅳ章　肺がん検診における判定基準と指導区分　　吉村明修・遠藤俊輔・小林　健

1. 肺がん検診の方法･･45
    1) 問　診･･45
    2) 胸部X線検査･･46
    3) 喀痰細胞診･･46
2. 胸部X線検査の判定基準と指導区分･･47
    1) 判定区分A･･47
    2) 判定区分B･･47
        (1) 骨性胸壁･･47
        (2) 軟部胸壁･･48

　　　　　(3) その他 ·· 48
　　　3) 判定区分 C ··· 49
　　　　　(1) 陳旧性病変 ·· 50
　　　　　(2) 石灰化陰影 ·· 50
　　　　　(3) 線維性変化 ·· 50
　　　　　(4) 気管支拡張像 ··· 50
　　　　　(5) 気腫性変化 ·· 51
　　　　　(6) その他 ·· 51
　　　4) 判定区分 D ··· 52
　　　　　(1) 活動性肺結核（判定区分 D1） ··· 52
　　　　　(2) 活動性非結核性病変（判定区分 D2） ·· 52
　　　　　(3) 循環器疾患（判定区分 D3） ·· 53
　　　　　(4) その他（判定区分 D4） ··· 53
　　　5) 判定区分 E ·· 53
　　3. 肺がん検診における要精検率 ··· 54

第Ⅴ章　判定区分ごとの実例

小林　健・小田　誠

[1] A 判定 ··· 57
[2] B 判定 ··· 60
　　◆胸　郭 ··· 61
　　◆胸　膜 ··· 63
　　◆中央陰影 ·· 64
　　◆横隔膜 ··· 66
[3] C 判定 ··· 67
　　◆奇形や陳旧性変化 ··· 68
　　◆石灰化影 ·· 73
　　◆線維性変化 ·· 74
　　◆気管支拡張症 ··· 75
　　◆気腫性変化 ·· 75
　　◆石綿関連疾患，塵肺症 ··· 76
[4] D 判定 ··· 79
　　1. D1 判定：活動性肺結核 ··· 80
　　2. D2 判定：活動性非結核性病変 ·· 82
　　3. D3 判定：循環器疾患 ·· 88
　　4. D4 判定：その他 ·· 90
[5] E 判定 ··· 94
　　◆小さく淡い孤立性結節影 ·· 95
　　◆既存構造に重なる孤立性結節 ·· 121

- ◆肺門や中央陰影の異常 ･･ 136
- ◆空洞を呈する腫瘤 ･･ 141
- ◆気管支の狭窄・閉塞による二次変化 ･･････････････････････････ 143
- ◆その他の二次変化 ･･ 150
- ◆陳旧性病変に新しい陰影が出現 ･･･････････････････････････････ 153
- ◆肺癌以外に異常所見を合併する ･･･････････････････････････････ 155
- ◆石綿関連悪性腫瘍 ･･ 158

第Ⅵ章　代表的な胸部病変の種類と特徴　金子公一・柴　光年・高橋和久・福岡和也

掲載症例一覧 ･･･ 161

[1] 肺悪性疾患 ･･ 162
 1. 肺腺癌 ･･ 162
 2. 肺扁平上皮癌 ･･ 164
  附. パンコースト肺癌 ･･･ 167
 3. 肺大細胞癌 ･･ 168
 4. 肺小細胞癌 ･･ 170
 5. 転移性肺腫瘍 ･･ 172
  附. 良性転移性平滑筋腫 ･････････････････････････････････････ 174
 6. 肺悪性リンパ腫 ･･･ 174

[2] 肺良性疾患 ･･ 176
 1. 肺過誤腫 ･･･ 176
 2. 肺硬化性血管腫 ･･ 178
 3. 炎症性筋線維芽細胞性腫瘍 ･････････････････････････････････ 178

[3] 縦隔疾患 ･･ 180
 1. 胸腺腫 ･･･ 180
 2. 奇形腫 ･･･ 182
 3. 神経原性腫瘍 ･･･ 184
 4. 気管支嚢胞 ･･ 186
 5. 心膜嚢胞 ･･･ 186

[4] 感染性肺疾患 ･･ 188
 1. 肺結核腫（結核性肉芽腫）･････････････････････････････････ 188
 2. 非結核性抗酸菌症 ･･･ 188
 3. 肺真菌症 ･･ 190
 4. ニューモシスティス肺炎 ･･･････････････････････････････････ 190

[5] その他の疾患 ･･･ 192
 1. 強皮症に伴う間質性肺炎 ･･･････････････････････････････････ 192
 2. 特発性肺線維症 ･･ 192
 3. COPD ･･ 194

- 4. 塵肺症 …………………………………… 194
- 5. サルコイドーシス ……………………… 196
- 6. びまん性汎細気管支炎 ………………… 196
- 7. リンパ脈管筋腫症 ……………………… 198
- 8. MMPH …………………………………… 198
- 9. リンパ球性間質性肺炎 ………………… 200
- 10. 肺動静脈瘻 ……………………………… 200
- 11. 器質化肺炎 ……………………………… 202
- 12. 円形無気肺 ……………………………… 202

[6] 胸膜疾患 …………………………………… 204
- 1. 胸膜中皮腫 ……………………………… 204
- 2. 孤立性線維性腫瘍 ……………………… 206
- 3. 滑膜肉腫 ………………………………… 206
- 4. 膿胸関連リンパ腫 ……………………… 208
- 5. 転移性胸膜腫瘍 ………………………… 208

[7] 胸壁腫瘍 …………………………………… 210
- 1. 軟骨肉腫 ………………………………… 210
- 2. ユーイング肉腫 ………………………… 210
- 3. デスモイド腫瘍 ………………………… 212
- 4. 多発性骨髄腫 …………………………… 212

[8] 石綿関連疾患 ……………………………… 214
- 1. 石綿肺 …………………………………… 214
- 2. 石綿関連肺癌 …………………………… 214
- 3. 胸膜プラーク …………………………… 216
- 4. 良性石綿胸水 …………………………… 216
- 5. びまん性胸膜肥厚 ……………………… 218

第Ⅰ章

胸部X線検診の意義と限界

はじめに

　厚生労働省の人口動態調査死亡統計によると，わが国における2006年の肺癌死亡者数は63,255人であり，地域がん登録全国推計値からみた同じ年の肺癌罹患者数は85,477人である。死亡者数は過去20年間に2倍に増加し，現在の癌死亡原因の第1位を占めている[1]。したがって，肺癌死亡者数を減少させることは現在の医療が取り組むべき大きな課題の一つであるといってよい。よく知られているように，肺癌のリスク因子には，喫煙，石綿等の職業曝露，大気汚染，食物，呼吸器疾患等があるが，この中で喫煙が最も重要な因子であることは間違いなく，受動喫煙も考慮して，喫煙率を低下させることが肺癌発生を低下させる最も効果的かつ重要な対策であることはいうまでもない。この対策に加えて，肺癌を治癒可能な，症状のない早期に発見し，その肺癌に対して根治的手術等の適切な治療を行うことが肺癌死亡率低下の鍵になり，その手法として肺がん検診が重要になってくる。

　早期肺癌を検出するには局在情報を含む画像が必要であり，胸部単純X線写真(以下，胸部X線写真)と低線量CTが現在用いられる。これに，高リスク被検者における喀痰細胞診が加わることになる。低線量CTによる肺がん検診については，最近になって米国におけるランダム化比較試験の結果が発表され，重喫煙者では低線量CTによる検診によって肺癌死亡率が20％減少することが報告された[2]。ただ，X線被曝の問題，コストの問題等，検討すべき課題が多く残っていて，肺がん検診が直ちに胸部X線写真から低線量CTに置き換わる状況になるとは考えにくい。

　胸部X線写真による検診に関して，欧米では1970年代以降否定されてきたが，日本では集団検診において胸部X線写真を用いた肺がん検診が継続的に行われ，その有効性が報告されてきた。また，胸部X線写真自体もデジタル化によって扱いやすくなっていることに加え，画質も向上していること，さらにX線被曝やコストの低減，簡便性，集団検診への適用性等を考慮すると政策型検診としての胸部X線写真による肺がん検診の役割は今後も重要であると思われる。本稿では，これまでの研究をレビューし，胸部X線写真による肺がん検診の意義と位置付け，その必要条件を述べるとともに，胸部X線写真がもつ限界にも触れたい。

1　これまでの研究

1) 欧 米

　欧米では，1970年代に，喫煙者における胸部X線写真と喀痰細胞診併用法の肺癌死亡率減少効

表1. 1970年代に実施されたランダム化比較試験のまとめ

	検診方法		参加者数	Relative Risk (95% CI)
	検診群	対照群		
Mayo Lung Project	X線と喀痰 4カ月ごと	X線と喀痰 年1回を推奨	4,618：4,593	1.06（0.82-1.36）
Czechoslovakian Lung Project	X線と喀痰 6カ月ごと	無検診	3,171：3,174	1.36（0.94-1.97）
Johns-Hopkins Lung Project	X線年1回 喀痰4カ月ごと	X線年1回	5,250：5,171	0.91（0.72-1.16）
Memorial Sloan-Kettering Lung Project	X線年1回 喀痰4カ月ごと	X線年1回	4,968：5,072	0.92（0.67-1.26）

　果に関する大規模なランダム化比較試験が2つ行われ[3)4)]，いずれの研究においても，有意の死亡率低下は示されなかった（表1）．これらの研究では，その後の長期追跡調査も行われているが，結果は変わらなかった[5)6)]．また，同時期に，喀痰細胞診による胸部X線写真への肺癌死亡率減少の上乗せ効果に関するランダム化比較試験も2つ行われ[7)8)]，これらの研究においても，喀痰細胞診の上乗せ効果は証明できなかった（表1）．これらの研究結果を受けて，欧米では，これ以降，胸部X線写真による肺がん検診の研究は行われなくなってしまった．しかし，最も重要なエビデンスと考えられたMayo Lung Projectに関して，その後，コンプライアンスの低さ，コンタミネーションの高さ，研究デザインの問題，あるいは症例割付の問題等，多くの問題点が指摘されている[9)10)]．

　加えて，当時の医療と今日の医療では，胸部X線写真の画質や治療成績等が大きく異なるにもかかわらず，ランダム化比較試験データはこれらの研究のみであることから，現在の胸部X線写真による肺がん検診のメタアナリシスにおいても，これらの研究のみ解析され，結果として，胸部X線写真による肺がん検診は無効，あるいはむしろ有害という結論になっている[11)]．しかし，後述する1990年代に実施された日本における研究成績の影響もあったと思われるが，2004年に発表されたUS Preventive Service Task Forceのレビュー論文や推奨では，胸部X線写真による肺がん検診のグレードは，かつての「無効D」から「証拠不十分I」に変化している[12)～14)]．同時に，胸部X線写真による検診に関するランダム化比較試験も現在進行していて，その結果は2015年以降に発表される予定である[15)]．

2）日　本

　日本においては，これまでにランダム化比較試験は行われていないが，それに準じる手法として，比較的現代に近い1990年代に胸部X線写真と重喫煙者に対する喀痰細胞診の併用法の肺癌死亡率減少効果に関する症例対照研究が行われた（表2）．厚生省がん研究助成金「肺がん検診の有効性の評価に関する研究班」（藤村班）として，日本の4つの地域で，それぞれ独立して住民検診データを用いて実施され，その結果が2000年前後に国内外の雑誌に相次いで発表された[16)～21)]．藤村班の4研究のうち，3研究で，X線検診群で有意の死亡率低下が示され[18)～20)]（オッズ比が0.40～0.59で41～60％の死亡率減少を示した），喀痰細胞診を併用しない残りの1研究でも減少傾向が示

表2. 日本で行われた症例対照研究のまとめ

	対象期間	症例数	対照数	オッズ比	95%信頼区間
成毛班	1977〜1988	273	1,269	0.72	0.50-1.03
金子班	1985〜1993	193	579	0.54	0.34-0.85
藤村班(宮城)	1990〜1994	329	1,886	0.54	0.41-0.73
藤村班(新潟)	1990〜1996	174	801	0.40	0.27-0.59
藤村班(岡山)	1991〜1997	414	3,490	0.59	0.46-0.74
藤村班(群馬)	1992〜1996	121	536	0.68	0.44-1.05

された[21]。また，個別検診を対象とした症例対照研究でも46%の死亡率低下が有意に認められた（金子班）[22]。また，1990年代前半に発表された厚生省研究班（成毛班）の症例対照研究でも同様の結果が得られている[23]。ランダム化比較試験と比べるとセルフセレクションバイアスなどのバイアスが入る可能性があり，症例対照研究のエビデンスレベルは低いとされている。しかし，これらの研究ではバイアスの問題点が認識され，種々の方法でその影響を低くする努力がなされていること，多くの独立した研究で同様の結果が得られていることを考慮すると，得られた結論には一定の信頼性があるものと考えられる。

2　胸部X線写真による肺がん検診の位置付け

　現時点での胸部X線写真と喀痰細胞診併用による肺がん検診の死亡率減少に対する有効性の考え方をまとめると，欧米では「まだどちらともいえない」，日本では「有効である」ということになる。ただ，日本では有効とされてはいるが，エビデンスとしては十分でないことを認識しておくとともに，検診が実施された環境を再確認しておく必要がある。有効という結果が出た症例対照研究が行われた地域では，二重読影や比較読影などを含む標準的な方法が行われ，精度管理も適正に実施されていたという事実を忘れてはいけない。有効性が証明された検診手法を，有効性を証明した研究と同じような精度で実施することで，集団検診による死亡率減少が期待できる。逆にいえば，有効性が証明された検診であっても，低い精度管理のもとでしか実施し得ないのであれば，その検診を実施することを正当化できない。実際，国内で広く行われている胸部X線写真と喀痰細胞診を用いた肺がん検診は，地域によって精度管理がバラバラであることがよく知られている。これでは日本全体として肺癌死亡率低下を実現することは難しい。推奨された現行の肺がん検診は，一定の条件が満たされた場合にのみ有効な手法となると考えておくべきである。

3　胸部X線写真による肺がん検診の必要条件

　それでは，どのような条件を満たす必要があるのだろうか。論文が発表された地域のように，適切な受診勧奨，胸部X線写真の画質管理，経験を積んだ読影医の確保および育成，喀痰細胞診の精度管理，精密検査受診勧奨，精密検査結果把握，地域がん登録の活用等の体制をしっかりと確立することが肺がん検診のみならず，すべての検診において最も重要であることはいうまでもない。個人情報保護法のいきすぎた解釈によって，情報の正確な把握が困難になっていることも多いが，

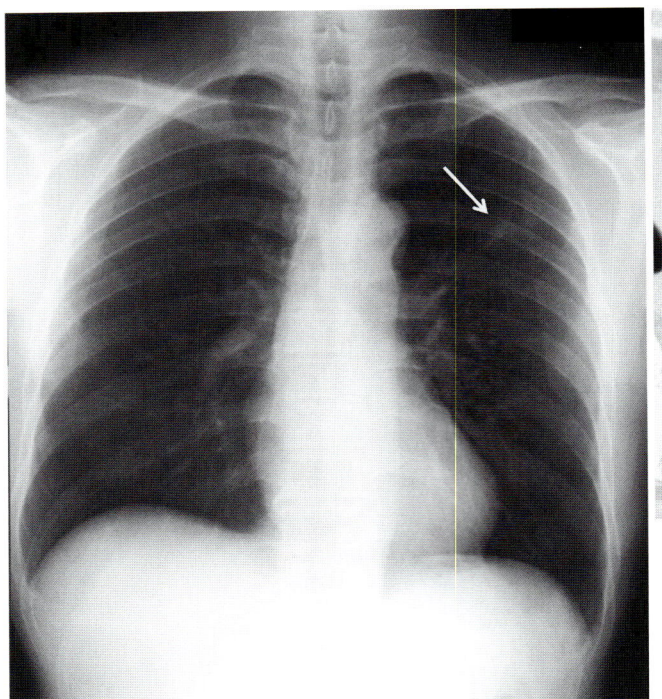
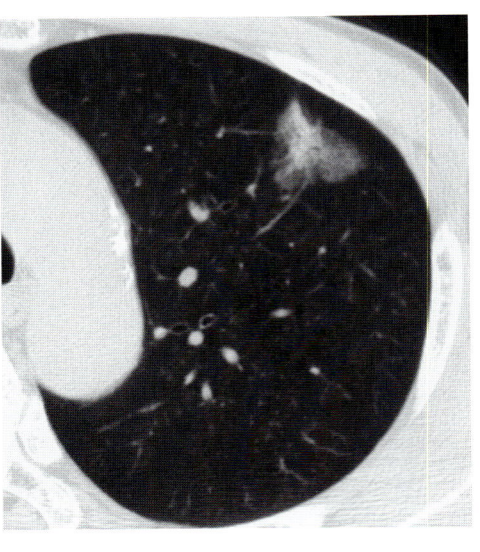

図1. 淡い肺癌

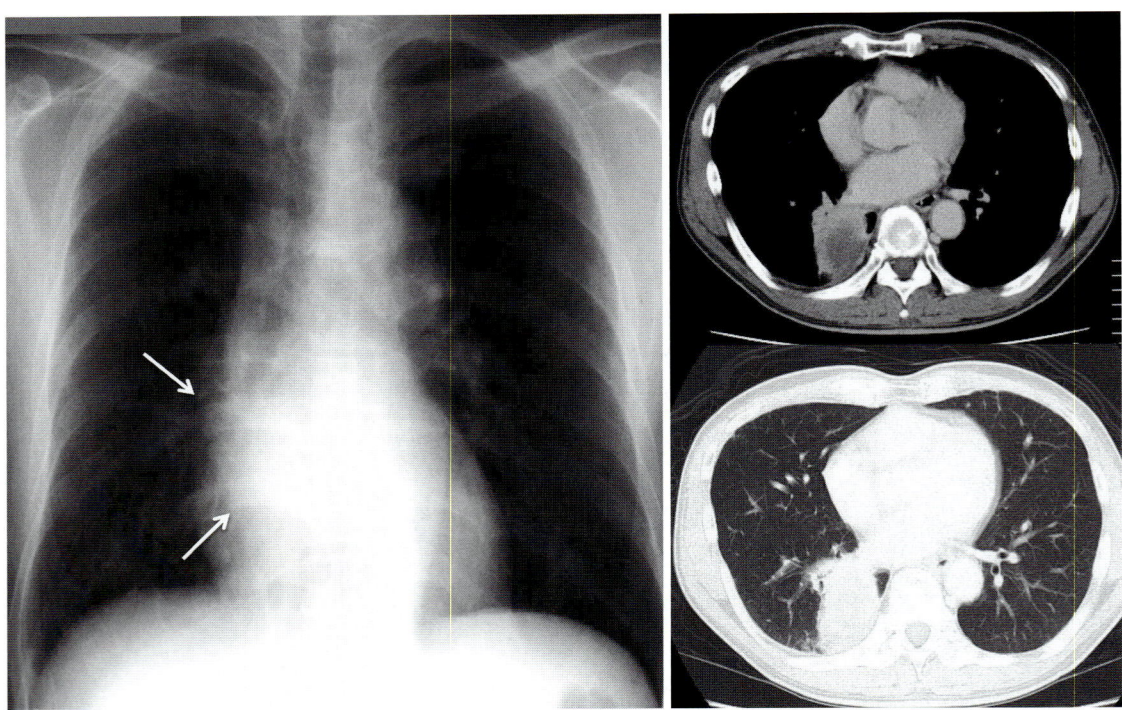

図2. 心陰影に重なる肺癌

適切な情報のフィードバックによる正確なデータの集積と読影トレーニングの継続による読影医の確保等の精度管理が進まなければ，検診に多くの時間と予算を費やしながら，死亡率低下の成果が十分に得られないという結果になってしまうことを肝に銘じるべきである。

4 胸部X線写真がもつ限界

　もう一つ重要な点は，胸部X線写真そのものがもつ限界も理解しておく必要があるという点である。胸部X線写真は二次元投影画像であることから肺と他臓器との重なりは避けられない（心臓，大血管，横隔膜に重なる率は，肺容積の26.4％，肺面積の43.0％にものぼる）[24]。したがって，重なりによる見落としがあること[25,26]，淡い結節に関しては検出能が低いこと[27]は，認識しておく必要がある。後から振り返ってみても検出が困難な症例もあるが，このような症例は胸部X線写真の描出限界であり，やむを得ない。しかし，すりガラス陰影内に充実部分を一定以上含む肺癌では，胸部X線写真で，腫瘍ではないが索状影や線状影などの所見として拾い上げ可能であることが多い（図1）。他臓器に重なって隠れた肺癌では，その部分にいつも意識をもってくることによって，病変を検出できる場合も多い（図2）。もちろん臓器が重なっても陰影が指摘できるような撮影条件とともに正常な解剖を把握しておくことは基本であるが，このような読影トレーニングを継続していくことも見落としをできるだけ少なくするポイントになる。また，二重読影や比較読影はこれらのピットホールをある程度カバーできるシステムである。

おわりに

　今後も日本においては，胸部X線写真を用いた肺がん検診は集団検診の中で重要な役割を果たすものと思われる。システムの精度管理や読影医の継続的なトレーニングを確立することによって，肺癌死亡率減少に貢献する胸部X線写真による肺がん検診を実現していかなければならない。

（村田喜代史・楠　洋子）

文　献

1) 有効性評価に基づく肺癌検診ガイドライン，2006．平成18年度　厚生労働省がん研究助成金「がん検診の適切な方法とその評価法の確立に関する研究」班．
2) National Lung Screening Trial Research Team. Reduced lung-cancer mortality with low-dose computed tomographic screening. N Engl J Med 2011 ; 365 : 395-409.
3) Fontana RS, Sanderson DR, Taylor WF, et al. Early lung cancer detection : results of the initial (prevalence) radiologic and cytologic screening in the Mayo Clinical study. Am Rev Respir Dis 1984 ; 130 : 561-565.
4) Kubik A, Polak J. Lung cancer detection. Results of a randomized prospective study in Czechoslovakia. Cancer 1986 ; 57 : 2427-2437.
5) Marcus PM, Bergstralh EJ, Fargerstrom RM, et al. Lung cancer mortality in the Mayo lung project : impact of extended follow-up. J Natl Cancer Inst 2000 ; 92 : 1308-1316.
6) Kubik AK, Parkin DM, Zarloukal P. Czech study on lung cancer screening : post-trial follow-up of lung cancer deaths up to year 15 since enrolment. Cancer 2000 ; 89 : 2363-2368.
7) Frost JK, Ball WC Jr, Levin ML, et al. Early lung cancer detection. Results of the initial (prevalence) radiologic and cytologic screening in the Johns Hopkins study. Am Rev Respir Dis 1984 ; 130 : 549-554.
8) Melamed MR, Flehinger BJ, Zaman MB, et al. Screening for early lung cancer. Results of the Memorial Sloan-Kettering study in New York.

Chest 1984 ; 86 : 44-53.
9) Fontana RS, Sanderson DR, Woolner LB, et al. Screening for lung cancer : a critique of the Mayo lung project. Cancer 1991 ; 67 : 1155-1164.
10) Flehinger BJ, Kimmel M, Polyak T, et al. Screening for lung cancer : the Mayo Lung Project revisited. Cancer 1993 ; 72 : 1573-1580.
11) Manser RL, Irving LB, Byrnes G, et al. Screening for lung cancer : a systematic review and meta-analysis of controlled trials. Thorax 2003 ; 58 : 784-789.
12) Humphrey LL, Teutsch S, Johnson M. Lung cancer screening with sputum cytologic examination, chest radiography, and computed tomography : An update for the U.S. Preventive Services Task Force. Ann Intern Med 2004 ; 140 : 740-753.
13) U.S. Preventive Services Task Force. Lung cancer Screening : Recommendation statement. Ann Intern Med 2004 ; 140 : 738-739.
14) Bach PB, Silvestri GA, Hanger M, et al. Screening for lung cancer. ACCP evidence-based clinical practice guidelines (2nd edition). Chest 2007 ; 132 : 69S-77S.
15) Oken MM, Marcus PM, Hu P, et al. Baseline chest radiograph for lung cancer detection in the randomized prostate, lung, colorectal and ovarian cancer screening trial. J Natl Cancer Inst 2005 ; 97 : 1832-1839.
16) 佐川元保，中山富雄，塚田裕子，他．肺がん検診の有効性評価：厚生省藤村班での４つの症例対照研究．肺癌 2001；41：637-642.
17) Sagawa M, Nakayama T, Tsukada H, et al. The efficacy of lung cancer screening conducted in 1990s : four case-control studies in Japan. Lung cancer 2003 ; 41 : 29-36.
18) Nishii K, Ueoka H, Kiura K, et al. A case-control study of lung cancer screening in Okayama prefecture, Japan. Lung Cancer 2001 ; 34 : 325-332.
19) Tsukada H, Kurita Y, Yokoyama A, et al. An evaluation of screening for lung cancer in Niigata prefecture, Japan : a population-based case-control study. Br J Cancer 2001 ; 85 : 1326-1331.
20) Sagawa M, Tsubono Y, Saito Y, et al. A case-control study for evaluating the efficacy of mass screening program for lung cancer in Miyagi prefecture, Japan. Cancer 2001 ; 92 : 588-594.
21) Nakayama T, Baba T, Suzuki T, et al. An evaluation of chest X-ray screening for lung cancer in Gunma prefecture, Japan : a population-based case-control study. Eur J Cancer 2002 ; 38 : 1380-1387.
22) Okamoto N, Suzuki T, Hasegawa H, et al. Evaluation of a clinic-based screening program fore lung cancer with a case-control design in Kanagawa, Japan. Lung Cancer 1999 ; 25 : 77-85.
23) Sobue T, Suzuki T, Naruke T, et al. A case-control study for evaluating lung cancer screening in Japan. Int J Cancer 1992 ; 50 : 230-237.
24) Chotas HG, Ravin CE. Chest radiography : estimated lung volume and projected area obscured by the heart, mediastinum, and diaphragm. Radiology 1994 ; 193 : 403-404.
25) Quekel LG, Kessels AG, Goei R, et al. Miss rate of lung cancer on the chest radiograph in clinical practice. Chest 1999 ; 115 : 720-724.
26) Soda H, Tomita H, Kohno S, et al. Limitation of annual screening chest radiography for the diagnoisis of lung cancer. A retrospective study. Cancer 1993 ; 72 : 2341-2346.
27) Yang ZG, Sone S, Li F, et al. Visibility of small peripheral lung cancers on chest radiographs : influence of densitometric parameters, CT values and tumor type. Br J Radiol 2001 ; 74 : 32-41.

第 II 章
胸部 X 線写真の撮影技術および条件

1　間接撮影

　増感紙・フィルムの場所に蛍光板を置き，ミラーカメラで集光・縮小して撮影する方法である。ミラーカメラの構造は，凹面反射鏡（ミラー）とレンズを組み合わせたもので，フィルムはフードの途中に保持される機構で，蛍光板，ミラー，フードが一体になっている。ミラーカメラのサイズは使用するロールフィルムにより，以前は 100 mm 型と 70 mm 型の 2 種類が使用されていたが，70 mm 型は製造中止となっており，現在はすべて 100 mm 型である。ロールフィルムを用いて連続撮影が可能であり，一度の現像で多くの被写体を観察できるため，住民検診や学生の健康診断など対象者が多い検診に適している。フィルムの費用を低減できるが，光がレンズを通るために X 線の量が多く必要で，被曝が増える欠点がある。最近は蛍光増倍管の蛍光像をカメラで撮影する方法もある。間接撮影用フィルムはオルソパンクロ乳剤であるため，間接撮影用蛍光板は希土類蛍光体（$Gd_2O_2S:Tb$ 蛍光体）が主流である。また，胸部撮影で肺野と縦隔の濃度差を少なくするために，縦隔部に相当する中央部の感度を高めたグラデーション蛍光板を組み合わせたミラーカメラもあるが，グラデーション蛍光板は被曝線量がやや高くなるので注意が必要である[1]。

撮影条件

　100 mm ミラーカメラと，定格出力 150 kV 以上の撮影装置を用いて 120 kV 以上の管電圧により撮影する。やむを得ず定格出力 125 kV の撮影装置を用いる場合は，110 kV 以上の管電圧による撮影を行い，縦隔部の感度を肺野部に対して高めるため，希土類（グラデーション型）蛍光板を用いる。定格出力 125 kV 未満の撮影装置は用いない[2]。

　撮影距離は 100 cm，付加フィルタは 0.1 mm Cu＋1 mm Al，2 mm Al など，高格子比のグリッド（10：1〜14：1）を用い，撮影時間は 20 msec 以下が望ましい。

2　直接撮影（スクリーン・フィルム系）

　X 線フィルムの両面に塗布されているハロゲン化銀乳剤は，単独では X 線吸収効率が不良であり，これを改善する目的で増感紙（スクリーン）が用いられている。高感度の希土類増感紙とそれに対応するオルソタイプのフィルムの組み合わせが主流である。120〜140 kV の高圧撮影を行うが，高圧撮影では散乱線が増加するため高格子比グリッド（10：1〜14：1）を用いる。撮影時間は心拍動の影響を抑えるため 20 msec 以下で行う。10 msec 以下の設定はタイマーの再現性が失われる可能

性があるため通常は行わないが，一部の最新の装置では 10 msec 以下に設定することも可能である。背側と腹側の構造での拡大率やボケの影響を小さくするために，被検者 – X 線管焦点間距離は 200 cm に設定する。

撮影条件

被検者 – X 線管焦点間距離を 150 cm 以上とし，定格出力 150 kV 以上の撮影装置を用い，120 kV 以上の管電圧および希土類システム（希土類増感紙＋オルソタイプフィルム）による撮影がよい。やむを得ず 100～120 kV の管電圧で撮影する場合も，被曝軽減のために希土類システム（希土類増感紙＋オルソタイプフィルム）を用いる[2]。

3　直接撮影（デジタル）

デジタル画像のアナログ画像に対する利点として，①画像の保存や転送が容易で画像保存通信システム（ピクチャー・アーカイビング・コミュニケーション・システム；PACS）やモニタ診断に適している，②被検者に応じた画像処理が可能である，③ダイナミックレンジ（DR）が広い，④X 線の検出効率が高く低線量化が可能，⑤結節検出や経時的差分などのコンピュータ支援診断が可能，などが挙げられるが，欠点としては空間分解能（位置的に近接した 2 点を，独立した 2 点として識別可能な最小距離）が劣る点である[3]。

1）CR（computed radiography）

CR は，輝尽性蛍光体を塗布したイメージングプレート（IP）が X 線画像の検出器としての役割を果たし，情報を画像読み取り装置でデジタル信号に変換し，フィルムやモニタ上に表示する。輝尽性蛍光体を塗布した IP は，スクリーン・フィルム系と比べて，X 線露光域が広く，露光域全域にわたり応答が直線的である特性を有する。IP も従来の塗布型から，柱状結晶を有する蒸着型 IP が出現し，高い X 線検出効率から画質の向上，低線量化が可能になっている。照射された X 線量をそのままデジタル値に変換すると直線的な黒化度を示すので，入射 X 線量とデジタル値の関係がグラフ上 S 字状になるようにコンピュータで階調処理を加え，アナログ画像と同様な画質を得ている。この他，辺縁を鮮明にする周波数処理や，肺野と縦隔部をバランスよく 1 枚の画像に表現可能なダイナミックレンジ圧縮処理などが行われる[3]。

2）FPD（flat panel detector）

平面検出器（FPD）は撮影から画像表示までの時間が 5 秒以下と短く，ポジショニングなどの確認が早くでき，また連続撮影が可能という利点があり，撮影時間の短縮が可能で検査のスループットが向上する。これは，CR における読み取り速度に比べると格段に早く作業効率がよい。FPD は，薄型パネル状のデジタル X 線イメージセンサーで，X 線をいったん光信号に変換した後に電気信号に変換する間接変換型と，X 線を直接電気信号に変換する直接変換型がある。

間接型は，X 線がシンチレータにより光に変換され，次にフォトダイオード（アモルファスシリコン）により電気信号に変換される。直接型は，前述の増感物質がなく，X 線照射によりアモルファスセレンの検出膜に電化分布が生じ，それを薄層トランジスタ（TFT）でデジタル信号に変換

している。間接型ではシンチレータとしてヨウ化セシウム(CsI)や酸硫化ガドリニウム(Gd2O2S)が用いられている。X線が入射すると，増感物質内で散乱が起こり，直接型に比べ画像のボケが問題となるが，最近ではX線の入射面にフォトダイオード，X線の出射面にシンチレータ層を配置したIrradiation Side Sampling方式の間接型FPDも開発されている。画像処理はCRと同様の画像処理が行われる。

撮影条件

X線管焦点 – 検出器間距離(撮影距離)180～200 cm，X線管電圧120～140 kV，撮影mAs値4 mAs程度以下，入射表面線量0.3 mGy以下，グリッド比12：1以上，これらの条件下で撮像されることが望ましい。画像処理は，シャウカステンに比較して液晶モニタは最高輝度が低く，フィルムに比べ液晶モニタは空間分解能が低いため，最高輝度がより低い液晶モニタではより幅広い階調処理を施す必要があること，ピクセル数がより少ない液晶モニタでは，より強い周波数処理(エッジ強調)を施す必要がある。ソフトコピー診断での画像処理パラメータは，フィルム出力時のパラメータを基準に，各施設の液晶モニタの最大輝度とピクセル数に応じて，画像処理パラメータを調整する[2]。

4 撮影体位の設定

まず撮影の前に，体表の金属類(ネックレスやブラジャーなど)の有無を確認し，あれば外してもらう(図1, 2)。無地の下着やTシャツは問題ないが，無地以外のTシャツはプリントが投影されることがある(図3)。また，冬季は電熱線入りの下着にも注意する(図4)。疑わしい場合は脱いでもらうが，検診現場には着替えのための無地のTシャツを準備しておくことが必要である。また女性の束ねた髪(お下げ髪)も，照射野内に入った場合にアーチファクトとなり得るので注意する(図5)。撮影体位は，以下の①～④の順に設定する。ポジショニング不良で最も多いのは，肺底部が撮像範囲外となっている画像である(図6)。

① 立位で足幅は肩幅くらいに広げる。
② 正面を向き，前胸腹壁を検出器面中央に密着させる。
③ 肩の力を抜いて両腕を広げ，両手背を下げて腸骨上縁付近に当て，肘を前方へ押し出すように肩を前方へ突出させて肩甲骨と肺野をなるべく重ならないようにする。
④ 入射X線の中心線を第5-6胸椎棘突起レベルに合わせるが，以下の2種類の方法がある。
　ⅰ) 照射野の上縁を第7頸椎棘突起(隆椎)の高さに合わせて，大角(14×14インチ)，半切(14×17インチ)に合わせることで対応。
　ⅱ) 肩甲骨下角を結ぶ線と正中線の交点がおよそ第5-6胸椎棘突起レベルに相当するので，この点を受像面の中央としてX線が垂直に入射するようにする[4]。

5 読影に適した画像の評価

現時点では肺がん検診に使用される画像はアナログ画像(間接・直接撮影)がいまだ主流であり，主にアナログ画像の精度管理について述べる。1枚の胸部X線写真の画像が作成され診断が最終

第Ⅱ章　胸部X線写真の撮影技術および条件

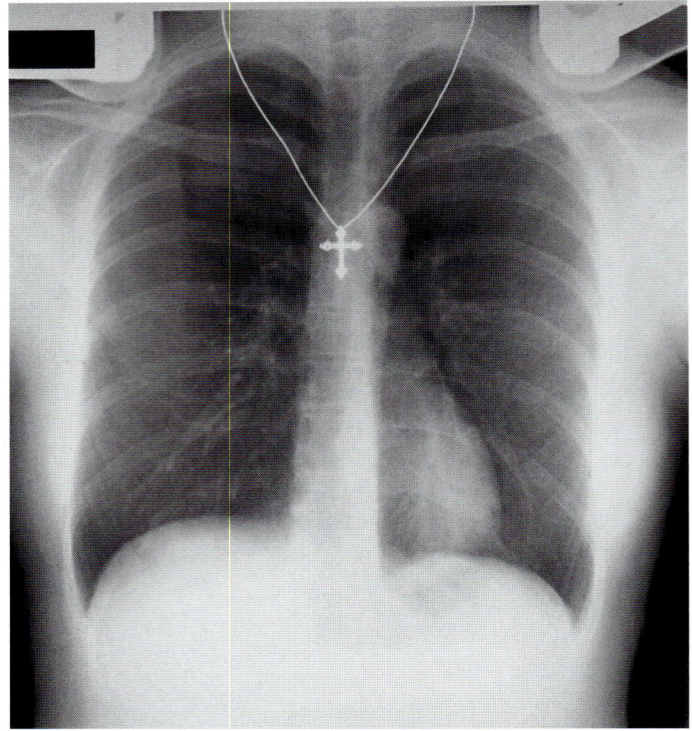

図1. 体表の異物（ネックレス）

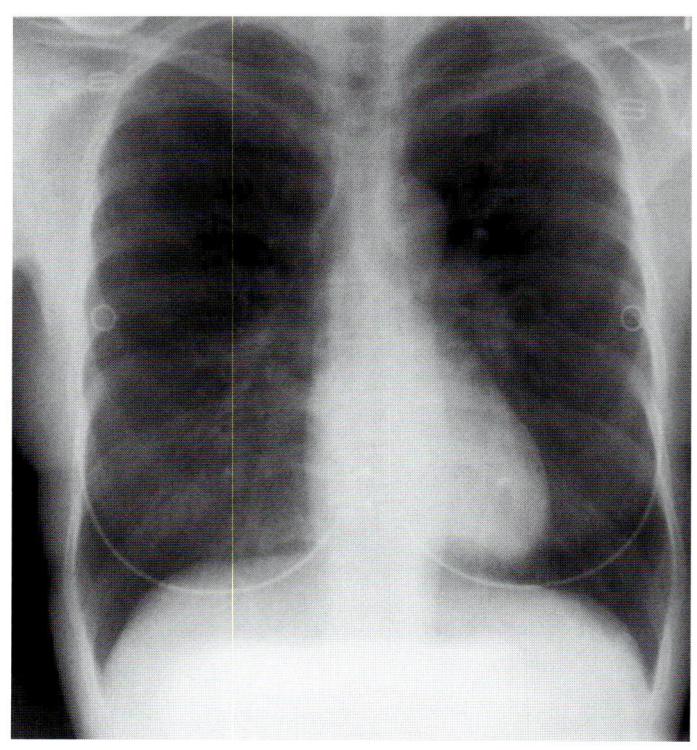

図2. 体表の異物（ワイヤ入りブラジャー）

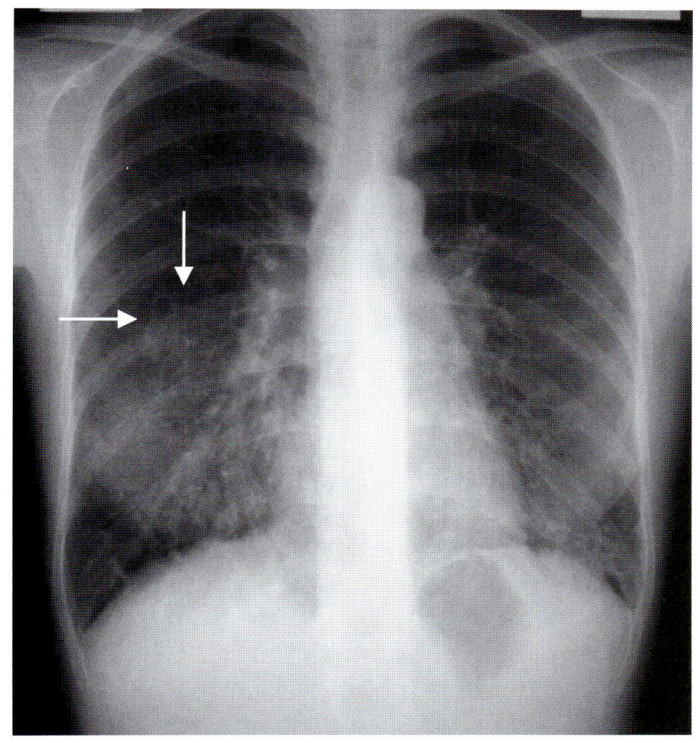

図 3. 体表の異物（T シャツのプリント）

右中肺野に重なって T シャツのプリントが投影されている。両側下肺野に気管支炎による浸潤影を認める。

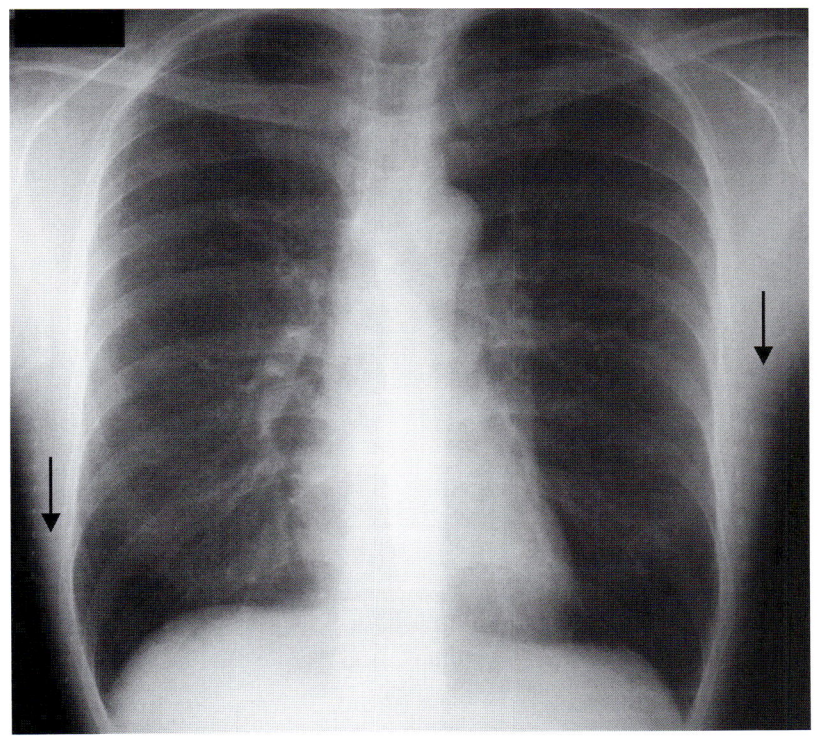

図 4. 体表の異物（電熱線入り下着）

両側中下肺野に，肺外から連続して横走する複数の線状構造を認める。

第Ⅱ章　胸部X線写真の撮影技術および条件

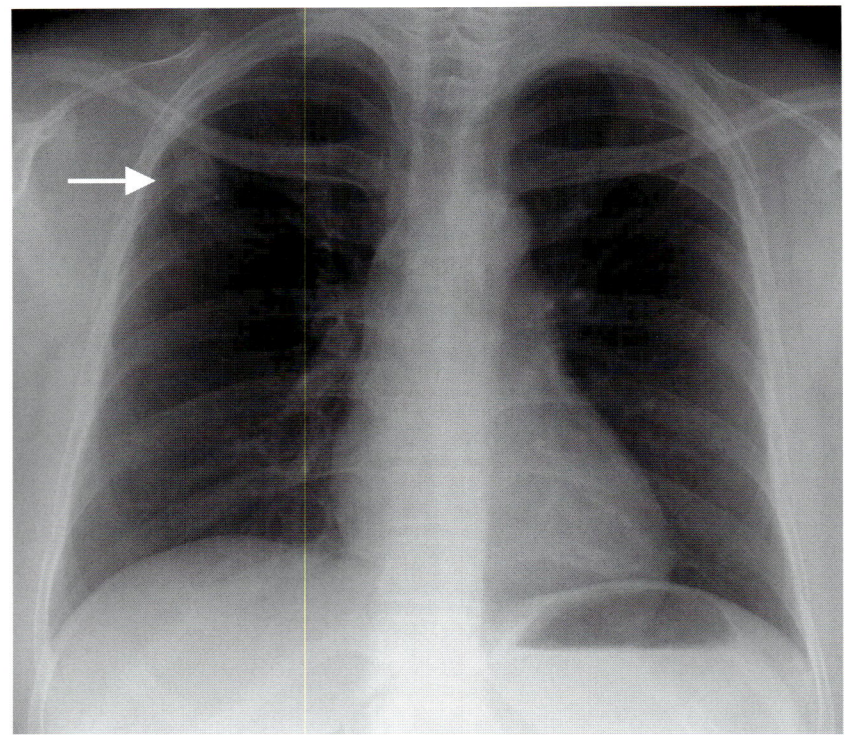

図5. 体表の異物（女性のお下げ髪）

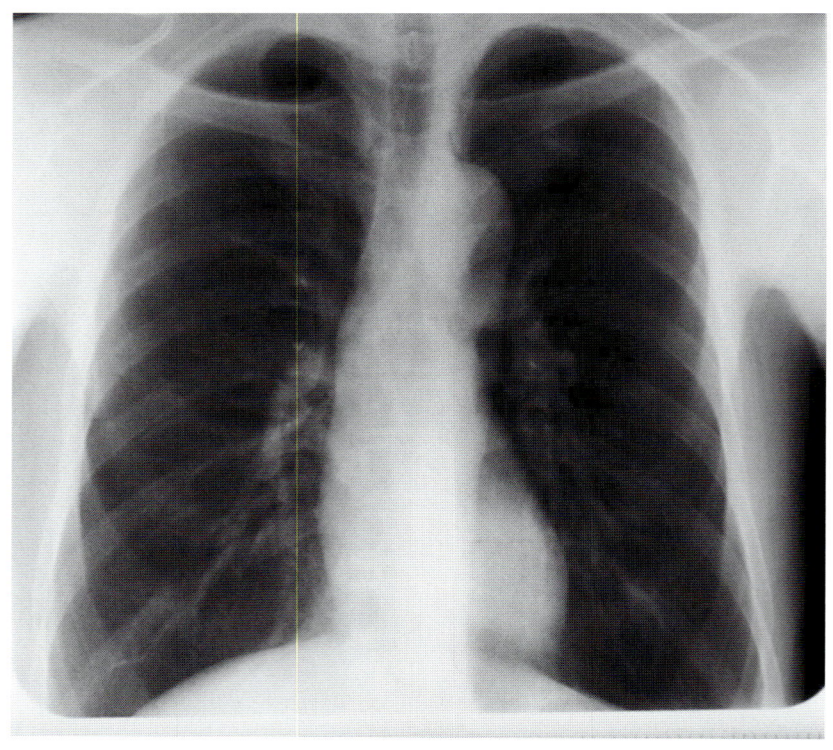

図6. ポジショニングの不良（肺底部が撮像範囲外）

的に下されるまでの過程として，以下に示すⅠ～Ⅴの5段階があり，それぞれの段階で画質や診断に影響を与える因子が存在する．したがって，これらすべての段階で精度管理が必要である．

Ⅰ．撮影装置出力(撮影距離，焦点サイズ，グリッド)，Ⅱ．撮影条件(管電圧，管電流，撮影時間，フォトタイマー，ポジショニング)，Ⅲ．受光系(CRシステム，FPDシステム，スクリーン・フィルムシステム)，Ⅳ．撮影後の処理(フィルム現像処理，デジタル画像における画像処理の最適化)，Ⅴ．読影環境(シャウカステン，モニタ)の5段階である．

また，画質に影響する因子としては，①濃度，②コントラスト(被写体コントラスト，フィルムやモニタのコントラスト)，③鮮鋭度，④粒状性，⑤空間分解能，⑥ラチチュード(再現できる画像の濃淡の範囲)，の6因子がある．このうち空間分解能はX線フィルムやCR/FPDの読み取り装置そのものに起因し不可変のものであるが，鮮鋭度と関連があり，ボケの増加により空間分解能は低下する．またラチチュードは基本的にコントラストと相反するものである．したがって，①～④の因子のどれに問題があるか，さらにⅠ～Ⅴのどの段階で発生したものかを考える．

① 濃度に影響する因子としては，a)高電圧整流方式(三相全波整流方式がインバータ方式より写真濃度は高くなる)，b)グリッド(格子比が高いほど写真濃度は低下)，c)撮影距離(長いほど写真濃度は低下)，d)照射野(小さいほど写真濃度は低下)，e)高鮮鋭度増感紙(低感度増感紙)(写真濃度は低下)，f)撮影体位(肩甲骨の重なり，斜位，グリッドの傾き)に影響される．日常点検では，始業前に管理用フィルムを流し肺野の濃度が一定になるように，自動現像機の現像時間や現像液温度をコントロールして写真濃度やコントラストを厳重に管理する．自動現像機の管理には，光センシトメータ(感光計)と写真濃度計は絶対に必要である．

② 被写体コントラストの影響因子としては，X線質(管電圧・付加フィルタ)，散乱線(被写体の性質・厚さ・X線質)があり，フィルムコントラストの影響因子として，フィルムの構造(特性曲線の違い)，フィルム濃度(黒化度)，現像処理(現像温度・時間)がある．X線画像コントラストは，被写体コントラストとフィルムコントラストを合わせたもので，X線質(低管電圧，薄い付加フィルタで向上)，ガンマの高いフィルム，増感紙の使用，高格子比のグリッド(散乱線除去)，照射範囲を可動絞りにより可能な限り絞る(散乱線除去)ことで向上する．

③ 鮮鋭度には，撮影距離・焦点サイズ，撮影時間(管電流・フォトタイマー)，被写体の動き，散乱線(グリッド)，両面乳剤フィルムにおける対側面とのボケ(クロスオーバー効果)が影響する．

④ 粒状性には，量子モトル(単位面積当たりに吸収されたX線のバラツキ)，増感紙モトル(増感紙の厚み，構造の不均一)，フィルムの乳剤中のハロゲン化銀結晶のサイズの不均一，現像液の組成などが影響する[5]．

問題のある画像をみた場合には，以上のどの因子に問題があり，どの段階で画質が低下したかを考える必要がある[6]．

① X線量が適正で写真濃度が高い(黒すぎる写真)場合は，現像処理に問題があると考えられるので，現像温度と処理液を確認する．現像温度が高いと写真濃度が高くなるが，カブリ濃度も高くなる．フィルムによってはコントラストが高くなるものもある．補充量の過剰も写真濃度が高くなるので，規定の現像温度と補充量にする．

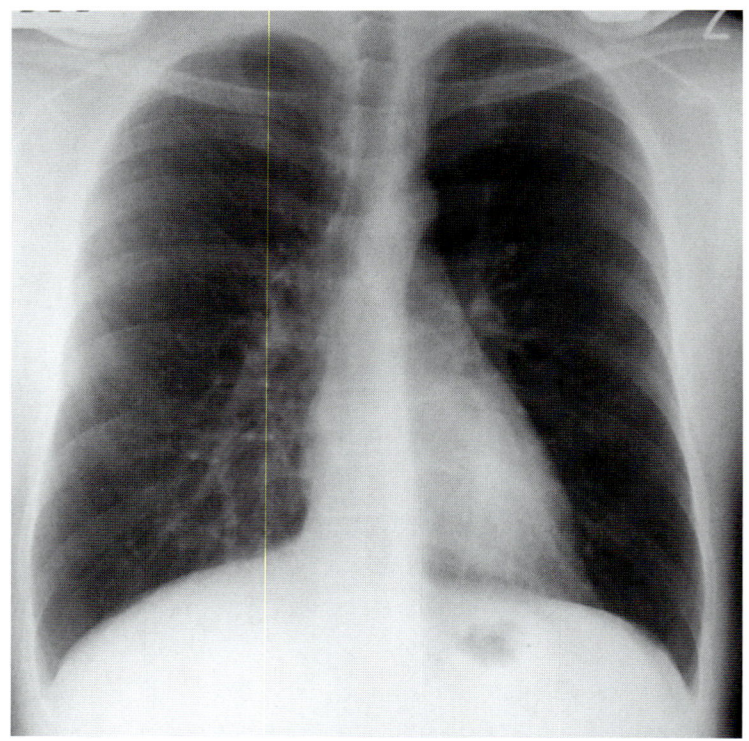

図7. 肺野濃度の左右差

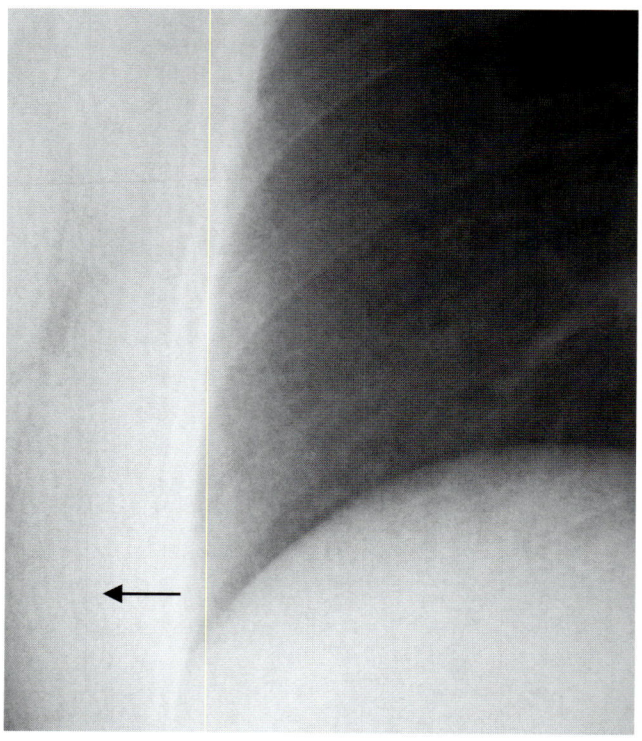

図8. グリッドの縦縞

② 逆にX線量が適正で写真濃度が低い場合は，グリッドの向きが逆になっているか，現像処理に問題があると考える。グリッドは裏表があるため適正に使用し，使用可能距離も遵守する。現像処理については，現像温度と処理液を確認する必要があるが，現像温度が低いと写真濃度，コントラストともに低下する。処理液の劣化も濃度やコントラストが低くなる。特に，寒い時期には設定温度に達するのに時間がかかる。現像液は使用していなくても劣化するため適度に補充する必要がある。

③ 全体にカブリが多くコントラストが低い場合は，原因として高圧撮影でグリッドを使用していない，もしくはグリッド選択の間違いによる散乱線除去不足が考えられる。管電圧 60 kV 以上では必ずグリッドを用いて撮影し，管電圧 60～120 kV の場合は，グリッド比 8：1～10：1 のものを用いる。管電圧 120～140 kV の場合は，グリッド比 10：1～14：1 のものを用いる。その他の原因としては現像処理に問題がある可能性もあるので，自動現像機のチェックを行う。処理液の劣化の有無を確認し定期的に処理液を交換し，現像温度を適正にする。現像温度が高いとカブリが多く，低いと濃度やコントラストが低下する。特に検査件数が少ない施設では，フィルムの使用期限が過ぎていないかも確認する。暗室でのセーフライトがフィルム（オルソ／レギュラー）に対して適切か否かも確認を要する。

④ 左右の肺野濃度に差がある場合（図 7）は，原因としてグリッドが傾いているか，もしくは入射 X 線がフィルムの中心からずれている可能性が考えられる。グリッドの位置の確認と，中心 X 線がフィルム面に直角に入射し，X 線管焦点とフィルム中心が合致するように適正な位置合わせをする。X 線管装置に捻れがないかも確認する。

⑤ 胸部 X 線写真に縞目が目立つ場合（図 8）は，X 線管装置の捻れ，グリッドの傾き，X 線制御装置の選択ミスなどをチェックする。基本的にグリッドが動いていないから縞目が出るので，X 線制御装置の選択ミスによりブッキーブレンデが作動していないことが最も考えられる。

読影に不適切な画像は本章：図 1～8 のほか，第Ⅴ章：図 1～8 にも解説されており，こちらも参照されたい。

肺癌集団検診の手引き（『肺癌取扱い規約 第 7 版』）によると，「胸部 X 線検査に用いる適格な写真」とは，肺尖，肺野外側縁，横隔膜および肋骨横隔膜角等を十分に含むような X 線写真であって，適度な濃度とコントラストおよび良好な鮮鋭度をもち，縦隔陰影に重なった気管，主気管支の透亮像ならびに心陰影および横隔膜に重なった肺血管が観察できるものである[2]。

胸部 X 線写真の評価基準としては，結核予防会の「胸部間接撮影フィルムの評価基準」（参考資料①）があり，濃度，コントラスト，鮮鋭度，粒状性，姿勢，性腺防護，カブリ，シミ・キズ等，装置の整合，均等性（濃度，コントラスト，鮮鋭度）の 10 因子（直接撮影では均等性を除く 9 因子）を総合評価する方法である[7]。

6 読影環境

シャウカステンやモニタの最高輝度，輝度均一性には注意を払い，定期的な検査が必要である。マンモグラフィの読影では，読影室内照度はシャウカステン近くで 50 ルクス以下が望ましいとされるが[8]，胸部 X 線写真の読影も小さな肺癌等，低コントラストの病変の検出が重要となるため，

同程度の環境が望ましい。室内の蛍光灯や周囲のモニタなどは，低コントラスト病変の読影の妨げとなるため，直接光や反射光を避けるためにできるだけ消すことが望ましい[9]。

　輝度については，マンモグラフィの読影ではフィルム濃度の高い部分に微小石灰化などの情報が存在するため，3,500 cd/m² 以上の高輝度シャウカステンが推奨されている[8]。一般のシャウカステンも 3,000 cd/m² 程度の輝度があるとされており，胸部X線写真の読影では一般のシャウカステンで十分と思われるが，チリや埃が内部の蛍光灯や反射板，照光面であるアクリル板に付着し輝度を低下させ，蛍光灯の光束特性も経年的に低下する。したがって，定期的な清掃を含めた最高輝度や輝度均一性の測定などの不変性検査が必要である。

　CRTモニタまたは液晶モニタの規格などについては，日本医学放射線学会電子情報委員会が公表している「デジタル画像の取り扱いに関するガイドライン 2.0 版（平成 18 年 4 月）」（参考資料②）[10]を遵守する。また，不適切な読影環境は診断能に影響を及ぼすので，モニタの輝度と関連して部屋の照度，採光などに留意することとされている[10]。また，デジタル方式の撮像機器を用いて撮影され電子的に保存された胸部X線写真を医用画像表示モニタで読影する場合は，DICOM規格で保存または配信された電子画像をCRTモニタまたは液晶モニタにより読影する。

モニタの品質管理

　「デジタル画像の取り扱いに関するガイドライン 2.0 版」[10]を遵守し，読影に使用するモニタは，表示マトリックス 1,000×1,000 以上で，また日本画像医療システム工業会の「医用画像表示用モニタの品質管理に関するガイドライン（JESRA X-0093＊A^{-2010}）」[11]でいう管理グレード 1 を満たす液晶モニタであることが望ましい。ここで管理グレード 1 を満たす液晶モニタとは，最大輝度 170 cd/m² 以上，輝度比 250 以上，輝度偏差≦±10％，コントラスト応答≦±15％，同一形式のマルチ医用モニタ間の最大輝度偏差 10％以内，輝度均一性≦30％，画面内の色度差≦0.01，同一形式のマルチ医用モニタ間の色度差≦0.01 を満たすモニタである（参考資料③）。

　モニタはそれぞれの階調特性に個体差があり，画像を忠実に再現するには表示階調を統一する必要がある。淡い陰影の検出や陰影の経年変化を判断する場合に，モニタ間で表示階調が異なると，判断を誤る可能性がある。医療現場では DICOM Part 14（GSDF 階調特性）が標準的な表示階調規格として使用されており，肺がん検診の読影にも DICOM Part 14 準拠モニタの使用が望ましい。内視鏡画像などのカラー画像の表示に適したガンマ 2.2 の階調特性で胸部X線写真等のモノクロ画像を表示すると，画像が明るすぎたり，低階調部が認識しづらくなる可能性があるため，カラー液晶モニタをカラー画像の診断と単純写真などモノクロ画像の診断とで併用する場合は，注意が必要である。1,760×2,150 ピクセルの情報量をもつ胸部 CR の場合は，1 メガピクセルや 2 メガピクセル表示モニタでは部分表示になり，フル表示すると情報量を間引いて表示することになるが，3 メガピクセル以上の表示モニタでは情報量対解像度がほぼ 1 対 1 で表示可能となる。肺がん検診の読影の際には，左右の肺野，肺門，あるいは肋骨・鎖骨の濃度の左右差を観察して病変を検出するので，胸部全体がモニタ内に表示される必要があり，3 メガピクセル以上が理想といえる。しかし，マンモグラフィのように微小石灰化の形状や腫瘤の辺縁構造など高い空間分解能が要求される状況と異なり，肺癌の検出には空間分解能よりも淡い陰影を検出するためのコントラスト分解能がより重要と考えられる。医療機関で一般に使用されている胸部デジタル画像の読み取り画像サイズと出力グレースケール階調は，CRでサンプリングピッチ 100〜200μm，10 ビット（1,024 階調）〜12

ビット（4,096階調），FPDでサンプリングピッチ150〜200μm，12ビット（4,096階調）〜14ビット（8,192階調）である．また，現在，医療機関で一般に使用されている医用モニタは，8ビット階調表示で使用されている．臨床上問題となる径5mm以上の結節影の検出には，空間分解能のこの範囲の違いはほとんど問題とならない．しかし，アンシャープマスキングなど過度に高周波数成分を強調した画像処理は，石綿肺などの間質性陰影の検出には適するが，結節の検出能には逆効果となる[12]．したがって，肺がん検診においては過度な高周波数成分強調処理は避けるべきである．

また，モニタの品質管理に関しては，経年使用による劣化により特に低コントラスト信号の検出能に影響するので，日本画像医療システム工業会の「医用画像表示用モニタの品質管理に関するガイドライン」[11]を参照して不変性試験を行う（参考資料④）．

日常試験として，TG18-QCパターンおよび基準臨床画像の目視チェックを通常の照明下で実施する．まず全体評価として，16(11)段階のパッチの輝度差が明瞭に判別できること，5%・95%パッチがみえること，基準臨床画像上の模擬結節が問題なく指摘できることを確認する．

定期試験としては，CRTモニタは3カ月，液晶モニタは6カ月または12カ月（輝度安定化回路搭載）ごとに行う．目視試験として，TG18-QCパターン，基準臨床画像，および輝度均一性を確認する．日常試験の確認項目に加えて，TG-18QCテストパターンのグレースケールがなめらかな単調連続表示であること，アーチファクトが確認できないこと，著しい輝度の非一様性がないことを確認する．測定試験としてコントラスト応答（≦±15%），最大輝度（≧170 cd/m^2，輝度偏差≦±10%，マルチ医用モニタ間偏差≦10%），輝度比（≧250）を測定するが，測定は外部光を含まない状態で実施する．輝度の不変性試験として，最大輝度の基準値からの偏差を以下の計算式で確認する．

計算式 ＝〔($Lmax_n - Lmax_0$)÷$Lmax_0$〕×100

$Lmax_n$：定期的不変性試験時の最大輝度

$Lmax_0$：不変性試験基準値の最大輝度

判定基準は基準値から±10%以内を可とする．

（藪内英剛・古川欣也）

文献

1) 増田康治編．放射線機器工学 第4版．南山堂，1996．
2) 日本肺癌学会編．肺癌取扱い規約 第7版．9. 肺癌集団検診の手引き．pp180-184, 金原出版，2010．
3) 坂井修二，藪内英剛，松尾芳雄，他．胸部単純X線撮影．日胸臨 2008；67：633-642．
4) 安藤英次，柴田善行．図解 胸部撮影法．pp47-51, オーム社，2010．
5) 新津 守監訳．画質．はじめての放射線物理学，pp127-143, メディカル・サイエンス・インターナショナル，2008．
6) 池添潤平．良い画像を得るための工夫．Clinician 1996；455：18-21．
7) 公益財団法人 結核予防会結核研究所ホームページ http://www.jata.or.jp/
8) 大内憲明編．マンモグラフィによる乳がん検診の手引き—精度管理マニュアル 改訂第5版．日本医事新報社，2011．
9) Flynn MJ, Badano A. Image quality degradation by light scattering in display devices. J Digit Imaging 1999；12：50-59.
10) 日本医学放射線学会電子情報委員会．デジタル画像の取り扱いに関するガイドラインv.2.0，2006．
11) （社）日本画像医療システム工業会規格．医用画像表示用モニタの品質管理に関するガイドライン（JESRA X-0093＊A^{-2010}），2010．
12) 土井邦雄，桂川茂彦，杜下淳次訳．ICRUレポート70 胸部X線写真の画質．日本放射線技術学会，2005．

参考資料①：胸部間接撮影フィルムの評価基準

〔結核予防会より許可を得て転載〕

1．評価の方法

胸部間接撮影フィルムの評価は，先ず次の10の因子について行い，最終的に読影価値からみた総合評価を行う。10の因子とは，<u>濃度</u>，<u>コントラスト</u>，<u>鮮鋭度</u>，<u>粒状性</u>，<u>姿勢</u>，<u>性腺防護</u>，<u>カブリ</u>，<u>シミ・キズ等</u>，<u>装置の整合</u>，<u>均等性（濃度，コントラスト，鮮鋭度）</u>である。評価は通常間接撮影フィルムの<u>30～50駒</u>について行う。

2．評価のための10の因子と判定基準

判定は10の因子について行い間接撮影フィルム評価表に記入する。

（1）濃度　（2）コントラスト

これらの2つの因子はエックス線写真の上で病影を識別できるための基本となる。結核や肺癌の10 mm未満の病巣が肺内の何処に出現しても，それを識別できる写真が，濃度とコントラストがともに「適」の写真である。

濃度，コントラストの適否は，次の4つの部位について行う。

(a) 肺野部：肺紋理が良く追跡できるか否かで判定する。
(b) 肺周辺部：肺紋理が良く追跡できるか否か，周辺部で胸郭と肺野の境界が明瞭に見えるか否かで判定する。
(c) 縦隔部：気管及び気管分岐部の透亮像が追跡できるか否かで判定する。
(d) 心陰影部：心陰影を透して，肺紋理が追跡できるか否かで判定する。

濃度については，判定した総ての駒の濃度が揃って適であれば，<u>1.「適」</u>とし，駒によってやや不揃いの場合には，<u>2.「やや適」</u>とする。濃度が全般にやや不足か，やや過の場合，揃っていても，<u>2.「やや適」</u>とする。全駒の半数以上の濃度が「不適」であれば，<u>4.「不適」</u>とし，半数近くが「不適」であった時には，<u>3.「やや不適」</u>とする。2.「やや適」，3.「やや不適」，4.「不適」と判定した時には，濃度が「過」なのか，「不足」，「過不足」かを記載する。

コントラストについては，総ての駒のコントラストが揃って適であれば，<u>1.「適」</u>とし，やや適でない場合には，<u>2.「やや適」</u>とする。全駒の半数以上が不適であれば，<u>4.「不適」</u>とし，半数近くが不適であった時には，<u>3.「やや不適」</u>とする。この判定の原則は，<u>(3)の鮮鋭度</u>，<u>(5)の姿勢</u>の判定についても適用される。

（3）鮮鋭度

鮮鋭度はカメラのピント，呼吸停止が完全か否か，曝射時間等によって左右される。見掛け上の鮮鋭度で判断し，肺紋理の境界がはっきりしているか否かで判定するが，肋骨や心臓の辺縁も判定の際の参考にする。<u>1.「良」</u>，<u>2.「やや良」</u>，<u>3.「やや不良」</u>，<u>4.「不良」</u>の4段階に区分する。

（4）粒状性

粒状性はシステム感度，蛍光体の粒子径やフィルム乳剤の粒状，現像等によって左右される。見掛け上の粒状の度合いで判断するが，その際，両腋下や腹部付近の低濃度部分を見て判定の参考にする。<u>1.「良」</u>，<u>2.「やや良」</u>，<u>3.「不良」</u>の3段階に区分する。

（5）姿　勢

被検者の体位の良，不良，吸気が十分に行われているか否かで判定する（右肺の脊椎付近で第11肋骨上縁）。肺野が欠像なく写し出されていなければならない。判定は総ての駒の姿勢が揃って良で

あれば，1.「良」，不良が極少数ある場合は，2.「やや良」，全駒の半数以上が不良であれば4.「不良」，半数近くが不良であった時には3.「やや不良」の4段階に区分する。その際に読影に支障のある駒数で判定する。問題のある部位を，a. 肩胛骨，b. 斜位，C. 上位，d. 下位，e. 左右偏位，f. 肺尖野狭少，g. 欠像，h. 異物，I. 吸気の深さの9項目に分けて記載する。判定は「良」でも，肩胛骨が入っている場合には，「a. 肩胛骨」に○をして差し支えない。問題部位が多くある時には，ダブル・チェックしてよい。

（6）性腺防護

生殖可能年齢の婦人及び小児に対して，可動の絞りまたは腰覆い等で腹部を正しく防護しているか否かで判断する。3段階に区分し，総ての駒が正しく防護してあれば，1.「良」，少数不良の駒がある時には，2.「やや不良」，半数以上が不良であれば，3.「不良」とする。
この原則は，（7）のカブリ　（8）のシミ・キズ等　（9）の装置の整合・マーカーの判定についても適用される。
撮影対象が成人男子や老人で，防護の実施有無が判定できない時には，4.「判定不能」に区分する。

（7）カブリ

現像，散乱線，露光等によるカブリの有無を判定する。1.「無し」，2.「少し有り」，3.「有り」とする。カブリがあり，その原因が分かれば，a. 現像，b. 散乱線，c. その他に分けて記載する。

（8）シミ・キズ等

現像操作中に生じたシミ，ムラ，変色，キズや，蛍光板のキズ等の有無を1.「無し」，2.「少し有り」，3.「有り」と判定する。シミ・キズ等があれば，そのみられる部位をa. 肺野内，b. 肺野外，c. その他に分けて記載する。

（9）装置の整合・マーカー

装置の位置のズレによる上下，左右への偏位の有無，マーカーの位置や濃度が適切か否かで1.「適」，2.「やや不適」，3.「不適」と判定する。

（10）濃度・コントラスト・鮮鋭度の均等性

これらの3因子が，総ての駒にわたって揃っていれば，1.「有り」，一部不揃いの時には，2.「やや無し」，全般にわたって不揃いの時には，3.「無し」と判定する。濃度が全駒にわたって総て過であったり，不足している時にも，均等性は，1.「有り」と判定される。

3. 読影価値からみた総合評価

読影に適したフィルムであるか否かによって，その程度をAからEまでの5段階に区分し，CをさらにC上，C中，C下の3段階に細分する。

　A：優れた読影価値の極めて高いフィルム（上記10因子がすべて1. に評価されたフィルム）
　B：優れたフィルムで，Aに近いもの（2. に評価された因子が2つ以内のフィルム）
　C：読影可能なフィルム
　　上：Bに近いフィルム（2. は少数あってよいが3. はあってはならない）
　　中：（2. や3. が多いフィルム）
　　下：Dに近いフィルム（2. 3. 4. が多いフィルム）
　D：読影が極めて困難なフィルム
　E：全く読影出来ないフィルム　付）問題点の指摘

総合評価がC上　以下のフィルムについては，可能なら備考欄に，評価成績を改善するための問題点を，装置，撮影条件，蛍光板，現像処理等に分けて記載する。

参考資料②：デジタル画像の取り扱いに関するガイドライン 2.0 版

〔平成 18 年 4 月，日本医学放射線学会電子情報委員会より許可を得て転載〕

2. モニタ診断
2.1 CRT モニタ
2.1.1 CRT モニタの性能
 (1) CT，MRI 画像の診断において，CRT モニタはフィルムに代替可能である。
 (2) X 線画像診断において，CRT モニタはフィルムに代替可能である。
 (3) カラー CRT はモノクロ CRT に代替可能である。
 (4) CRT モニタの表示マトリックスは，1,000×1,000 以上が望ましい(乳房 X 線撮影を除く)。
 (5) 入力画像の画質に配慮して CRT 診断を行うこと。特に乳房 X 線画像などのように高分解能を要するものについては留意して読影する必要がある。

2.2 液晶モニタ
2.2.1 液晶モニタの性能
 (1) 画像診断において，液晶モニタは CRT モニタに代替可能である。
 注：確認した液晶モニタは，日本画像医療システム工業会の医用画像表示用モニタの品質管理に関するガイドライン(JESRA X－0093^{-2005})＊でいう管理グレード 1 を満たす液晶モニタである。
 (2) 液晶モニタの表示マトリックスは，1,000×1,000 以上が望ましい。
 (3) 入力画像の画質に配慮して液晶モニタ診断を行うこと。特に乳房 X 線画像などのように高分解能を要するものについては留意して読影する必要がある。

＊最新版は JESRA X-0093＊A^{-2010} である。

参考資料③：医用画像表示用モニタの品質管理に関するガイドライン（JESRA X-0093＊A^{-2010}）

〔日本画像医療システム工業会よりを許可を得て転載〕

受入試験の確認項目と判定基準

判定方法	分類	テストパターン 測定器	判定基準 グレード1	判定基準 グレード2	確認項目 計算式[8]	単位	試験番号[9]
仕様	仕様		≧1k×1k		解像度	pixel	
目視	全体評価	JIRA TG18-QC ［JIRA SMPTE］[10]	16(11)段階のパッチの輝度差が明瞭に判別できること。5% 95%パッチが見えること。				2
目視	全体評価	判定用臨床画像又は基準臨床画像	基準臨床画像の判定箇所が問題なく見えること。[11]				
目視	グレースケール	JIRA TG18-QC ［8bit以上のグレースケール］	滑らかな単調連続表示であること。				3
目視	幾何学的歪み：CRTのみ	JIRA TG18-QC ［JIRA SMPTE］	画面全体が確認できて直線性が保たれていること。X/Yのアスペクト比が適切なこと。				4
目視	解像度：CRTのみ	JIRA TG18-QC ［JIRA SMPTE］	0≦Cx≦4 ナイキストラインが見えること。		Cxスコア	—[12]	5
目視	アーチファクト	JIRA TG18-UNL80 ［JIRA TG18-UNL80, 全白］	アーチファクトが確認できないこと。		フリッカー		6
目視	アーチファクト	JIRA TG18-QC ［JIRA SMPTE］	アーチファクトが確認できないこと。		クロストーク ビデオアーチファクト カラーアーチファクト：CRTのみ		6
測定	輝度均一性	JIRA TG18-UNL80 ［JIRA TG18-UNL80, 全白］ 輝度計	≦30		$\{(L_{max}-L_{min})/(L_{max}+L_{min})\}\times 200$	%	7
測定	コントラスト応答	JIRA TG18-LN 又は JIRA BN 輝度計	≦±15	≦±30	18ポイントのK$_\delta$	%	8
測定	最大輝度	JIRA TG18-LN 又は JIRA BN 輝度計	≧170	≧100	L_{max}	cd/m²	9
測定	最大輝度	JIRA TG18-LN 又は JIRA BN 輝度計	マルチ医用モニタ間≦10		$\{(L_{max1}-L_{max2})/L_{max2}\}\times 100$	%	9
測定	輝度比	JIRA TG18-LN 又は JIRA BN 輝度計	≧250	≧100	L_{max}/L_{min}	—	
測定	色度	JIRA TG18-UNL80 ［JIRA TG18-UNL80, 全白］ 色度計	画面内≦0.01	—	$\{(u'_1-u'_2)^2+(v'_1-v'_2)^2\}^{1/2}$	—	10
測定	色度	JIRA TG18-UNL80 ［JIRA TG18-UNL80, 全白］ 色度計	マルチ医用モニタ間≦0.01	—	$\{(u'_{m1}-u'_{m2})^2+(v'_{m1}-v'_{m2})^2\}^{1/2}$	—	10

[8] L_{max}, L_{min} については試験項目ごとに異なった意味を持っている。詳細については付属書1の各項目の内容を参照すること。
[9] 試験番号は付属書1医用モニタの受入試験と不変性試験の項目番号を示す。
[10] ［ ］は標準テストパターンを表示できないときの代替テストパターンを示す。（Cxパターンの評価は行なわない）
[11] 表示ソフトのウィンドウ幅，ウィンドウレベルについては医療機関で基準値を決めておくこと。
[12] －は試験及び単位が無いことを示す。

参考資料④：医用画像表示用モニタの品質管理に関するガイドライン（JESRA X-0093＊A^{-2010}）

〔日本画像医療システム工業会よりを許可を得て転載〕

不変性試験の確認項目と判定基準

1．使用日ごとに使用前に確認する項目と判定基準

判定方法	分類	テストパターン測定器	判定基準 グレード1	判定基準 グレード2	確認項目 計算式	単位	試験番号
目視	全体評価	JIRA TG18-QC [JIRA SMPTE]	16(11)段階のパッチの輝度差が明瞭に判別できること。5% 95%パッチが見えること。				2
		判定用臨床画像又は基準臨床画像	判定用臨床画像又は，基準臨床画像の判定箇所が問題なく見えること。				
	代替全体評価	JIRA CHEST-QC	16段階のパッチの輝度差が明瞭に判別できること。5% 95%パッチが見えること。胸部画像の判定箇所が問題なく見えること。				2

2．CRT医用モニタは3ヶ月毎に，液晶医用モニタは6ヶ月または1年毎に確認する項目と判定基準

判定方法	分類	テストパターン測定器	判定基準 グレード1	判定基準 グレード2	確認項目 計算式	単位	試験番号
目視	全体評価	JIRA TG18-QC [JIRA SMPTE]	16(11)段階のパッチの輝度差が明瞭に判別できること。5% 95%パッチが見えること。				2
		判定用臨床画像又は基準臨床画像	判定用臨床画像又は，基準臨床画像の判定箇所が問題なく見えること。				
	グレースケール	JIRA TG18-QC [JIRA SMPTE]	滑らかな単調連続表示であること。				3
	幾何学的歪み：CRTのみ	JIRA TG18-QC [JIRA SMPTE]	画面全体が確認できて直線性が保たれていること。X/Yのアスペクト比が適切なこと。				4
	解像度：CRTのみ	JIRA TG18-QC [JIRA SMPTE]	0≦Cx≦4 ナイキストラインが見えること。		Cxスコア	—	5
	アーチファクト	JIRA TG18-UNL80 [JIRA TG18-UNL80, 全白]	アーチファクトが確認できないこと。		フリッカー		6
		JIRA TG18-QC [JIRA SMPTE]			クロストーク ビデオアーチファクト カラーアーチファクト：CRTのみ		
	輝度均一性	JIRA TG18-UNL80 [JIRA TG18-UNL80, 全白]	著しい非一様性がないこと。				7
測定	コントラスト応答	JIRA TG18-LN又はJIRA BN 輝度計	≦±15	≦±30	18ポイントのK_δ	%	8
	最大輝度		≧170	≧100	L_{max}	cd/m^2	9
			輝度偏差≦±10		$\{(L_{max\,n}-L_{max\,0})/L_{max\,0}\}\times100$	%	
			マルチ医用モニタ間≦10		$\{(L_{max\,1}-L_{max\,2})/L_{max\,2}\}\times100$	%	
	輝度比		≧250	≧100	L_{max}/L_{min}	—	
	照度（参考値）				前面中心部の法線方向	lx	

第 III 章
胸部X線写真の正常解剖と読影方法

はじめに

　CT（computed tomography）の技術的発達と普及が著しい現在においても，胸部X線写真は，あらゆる呼吸器診療の出発点となる基本的かつ重要な画像検査法である．なかでも，対象が基本的に無症状の集団である肺癌検診においては，多くの場合，胸部X線写真の所見の有無のみで被検者のその後の精検の是非を判断しなければならず，その読影のスキルはきわめて重要である．画像診断の基本は，解剖の正確な理解であるが，一見単純な胸部X線写真の読影という作業の中においても，その原則は変わらない．本稿では，胸部X線写真を読影する際に最低限押さえておきたい正常構造のチェックポイントについてまず述べ，基本的な読影方法について述べたあと，病変と間違いやすい所見についても触れる．

1 胸部X線解剖：正常構造のチェックポイント

1）胸　郭

　胸部臓器の多くは，基本的に左右非対称であるが，胸郭は例外的にほぼ対称の構造を有している．このため，被写体が撮影時に正しい位置で撮影されているか，X線の入射方向は正確かを，骨性胸郭を用いて評価することができる[1]．胸部X線写真の正面性の評価は，胸椎の棘突起と椎弓根の関係で評価するのが簡便であり（図1），正常では，棘突起は左右の椎弓根の中央に存在する．このほか，正面性を確認する方法としては，鎖骨内側縁と棘突起との距離を同様に用いる方法もある．正面性については，肋骨の走行角度，肋間間隙の見え方が左右対称に描出されているかの確認も重要である．前述の，棘突起と椎弓根の関係が正常であり，肋骨の形状が非対称の場合には，左右の胸腔の含気に左右差があることを疑うべきである．

　被写体が，通常の撮影体位をとり，X線が正しく入射されている場合には，鎖骨は通常，第4後肋骨内側のやや下部に重なる（図2）．患者が前屈では，このレベルは下方に投影され，逆に後屈では上方に移動する．

　肋骨は，通常その下縁は刃物状に鋭であり，特に第7-9番目において，その下縁にX線が直交するため，接線を形成せず，肋骨の下縁が不明瞭となる（図3）[2]．

2）軟　部

　横隔膜の高さは，通常右において第10後肋間に，そのドームが位置することが多い（図4）[2]．前

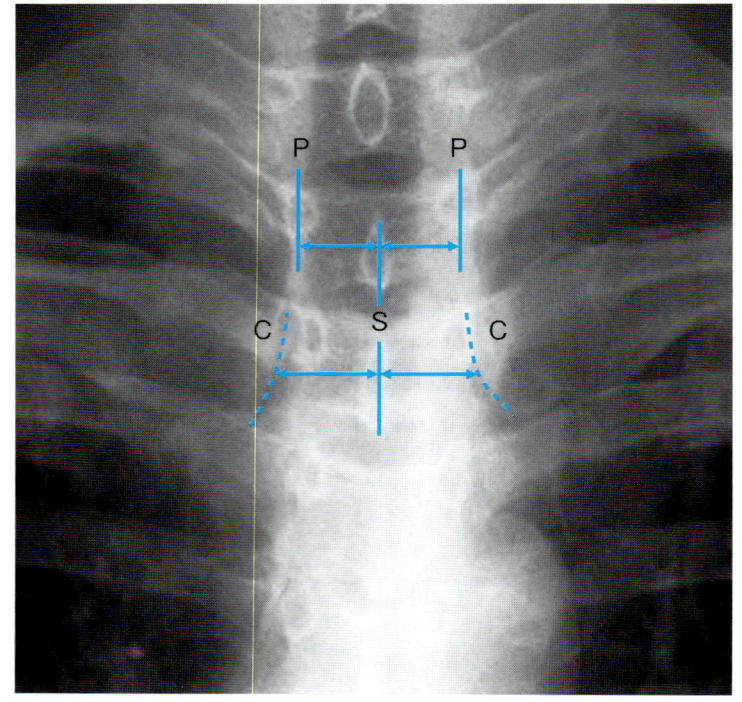

図 1. 正中性の評価方法：胸部 X 線写真

棘突起（S）と左右の椎弓根（P）あるいは，鎖骨内側縁（C）の距離が左右で等しいことを確認する。

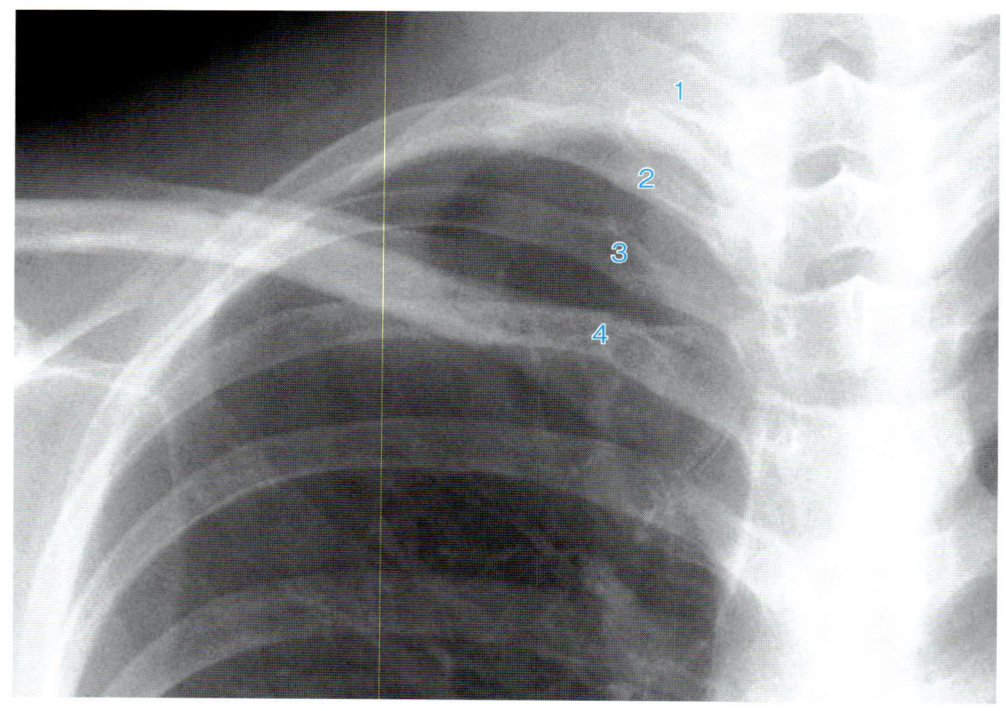

図 2. 鎖骨のレベル：胸部 X 線写真

被検者の体位が適切な場合，鎖骨は第 4 後肋骨のやや下方に投影される（数字は肋骨の番号）。

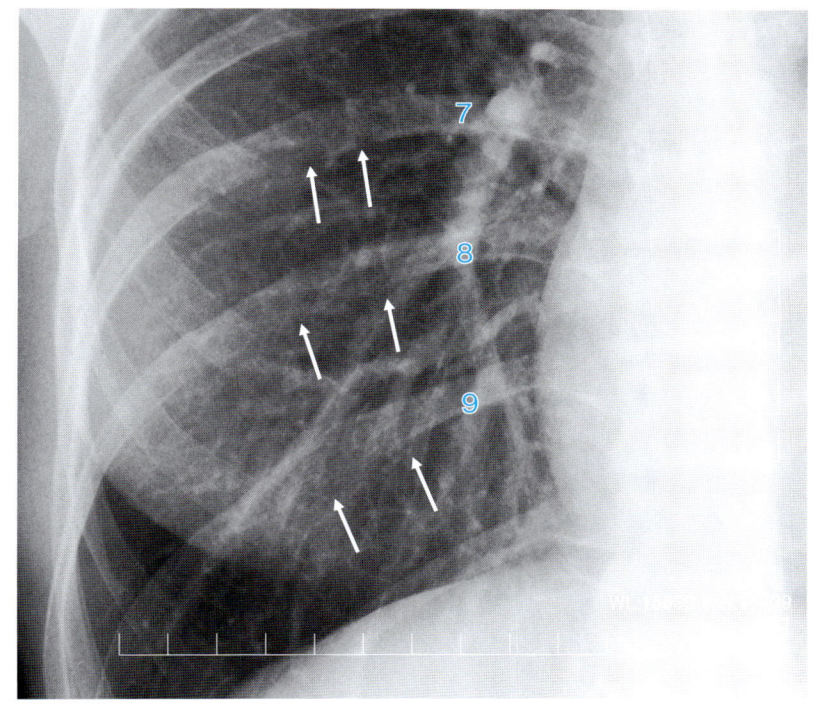

図 3. 肋骨下縁の不鮮明所見：胸部 X 線写真
通常，第 7〜9 肋骨の下縁は不鮮明に描出される。

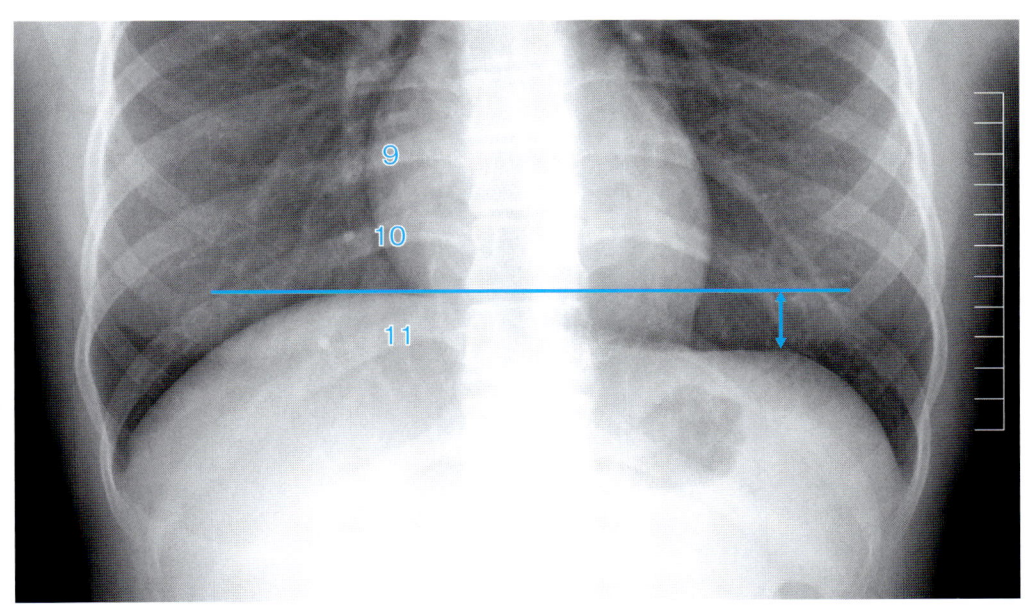

図 4. 横隔膜の高さ：胸部 X 線写真
右横隔膜はそのドームが第 10 後肋間に投影されることが多い（数字は後肋骨の番号）。正常では，左横隔膜は右よりも 2/3 椎体ほど低位である。

部肋骨で評価すると，おおよそ第6, 7肋骨の先端が横隔膜に触れるほどの高さとなる．なお，左の横隔膜は2〜3 cm低位となる(図4)．これは，心臓が上方にあるからである．ただし，これらは必ずしも厳密なものではなく，被検者の体格や吸気状態によって多少の変動がある．より重要なことは，横隔膜のドームの形状であり，平滑な球状の横隔膜面が保たれていることである．

3）縦　隔
(1) 気　道
気管分岐部は，成人では，おおよそ第6胸椎に重なることが多い(図5)．気管分岐部の角度は，気管の軸となす角度が右主気管支で約25度，左主気管支で約35度で，右がより垂直に近い．気管分岐部の開大は，気管分岐下リンパ節の腫大や，左右どちらかの主気管支が上方へ牽引される場合にみられる．気管分岐部から，上葉支口までの距離は，右が約15 mm，左が約45 mmで，右の上葉支口が左より高くなる(図5)[3]．

(2) 右傍気管線・奇静脈
気管は，鎖骨下の部分のみが肺野と接するために，ここに右傍気管線(right paratracheal band)が形成される(図6)[2,4]．正常では1〜2 mmの幅である．この線は，縦隔結合織，気管壁，壁側・縦隔側胸膜によって形成され，このいずれの構成成分の異常もこの線の肥厚となって描出される．頻度的に多いのは同部のリンパ節腫脹である．この下方に連続して，気管と右主気管支の分岐部に奇静脈弓が存在する(図6)．太さは通常，立位吸気の状態で7 mm以下である[2,4]．

(3) 前・後接合線
左右の肺が心前面で接する部位に，2枚の臓側胸膜，2枚の壁側胸膜によって1本の線状影が形成され，前接合線(anterior junction line)と呼ばれる(図7)[2,4]．胸骨柄の下方からやや左下方に向けて走行し，上下において，左右の肺の離開によりV字を形成する．後接合線(posterior junction line)は，大動脈弓部上部において，左右の肺の内側が食道の後ろで接する場合にみられる(図7)[2,4]．前接合線と同様に，上下で肺の離開によりV字を形成する．ただし，後接合線は必ずしも"接合"するとは限らず，したがって，1本の線として描出されるよりも，V字の離開部分のみが描出されることのほうが多い．

(4) 食道奇静脈陥凹・下行大動脈左縁
右肺が，心臓後面で椎体の前を乗り越えて左側に突出し，食道に接する部分を食道奇静脈陥凹(azygoesophageal recess)と呼ぶ(図8)[2,4]．奇静脈弓部から内側をやや左に傾斜した線として認識される．気管分岐部リンパ節腫大や，食道の腫瘤性病変でこの線の右方への突出や消失がみられる．また，右下葉縦隔側の肺野の含気が消失した場合にも同部は不明瞭となる．

心臓に重なって，下行大動脈左縁の線が認められる．この線は，左下葉内側の肺野の含気を担保するという意味で，右側の食道奇静脈陥凹と同様の意味を有する(図8)．この内側には，椎体に平行に傍脊椎線という線状構造が存在するが，通常の条件の胸部X線写真では明瞭に描出されることはむしろ少ない．

(5) 大動脈肺動脈窓(A-P window)
大動脈弓の下縁と左肺動脈上縁との間には，三角形の透亮部分があり，内側は気管，左主気管支，外側は縦隔胸膜である．大動脈肺動脈窓(A-P window)と呼ばれる(図9)[2,4]．反回神経，動脈管索，ボタローリンパ節を含むが，臨床的には，リンパ節腫大の評価に用いられることが多い．本

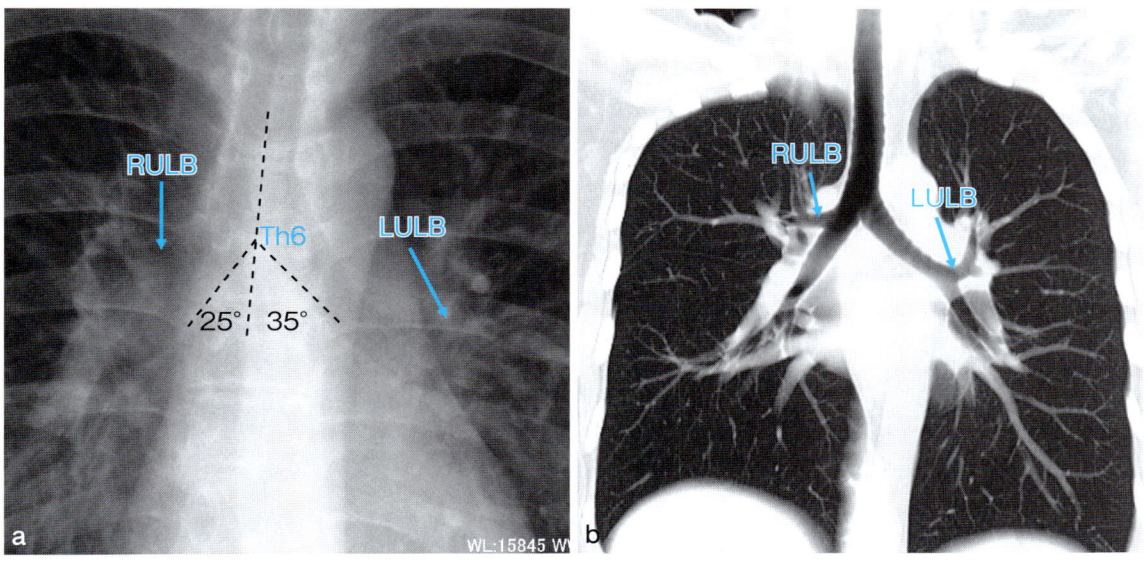

図 5. 気道分岐：(a)胸部 X 線写真，(b)胸部 CT 冠状断 MPR 像

a：気管分岐部は第 6 椎体付近に投影される(Th6)。右上葉気管支分岐部(RULB)は，左(LULB)よりも高い。また，気管分岐部の角度は，気管の軸となす角度が右主気管支で約 25 度，左主気管支で約 35 度で，右がより垂直に近い。

b：CT の MPR 像では，左右の主気管支の角度，長さ，上葉支口の高さの違いが明瞭である。
　（MPR：multi-planar reformation，多断面再構成。任意に設定した方向の断面立像を再構成する方法）

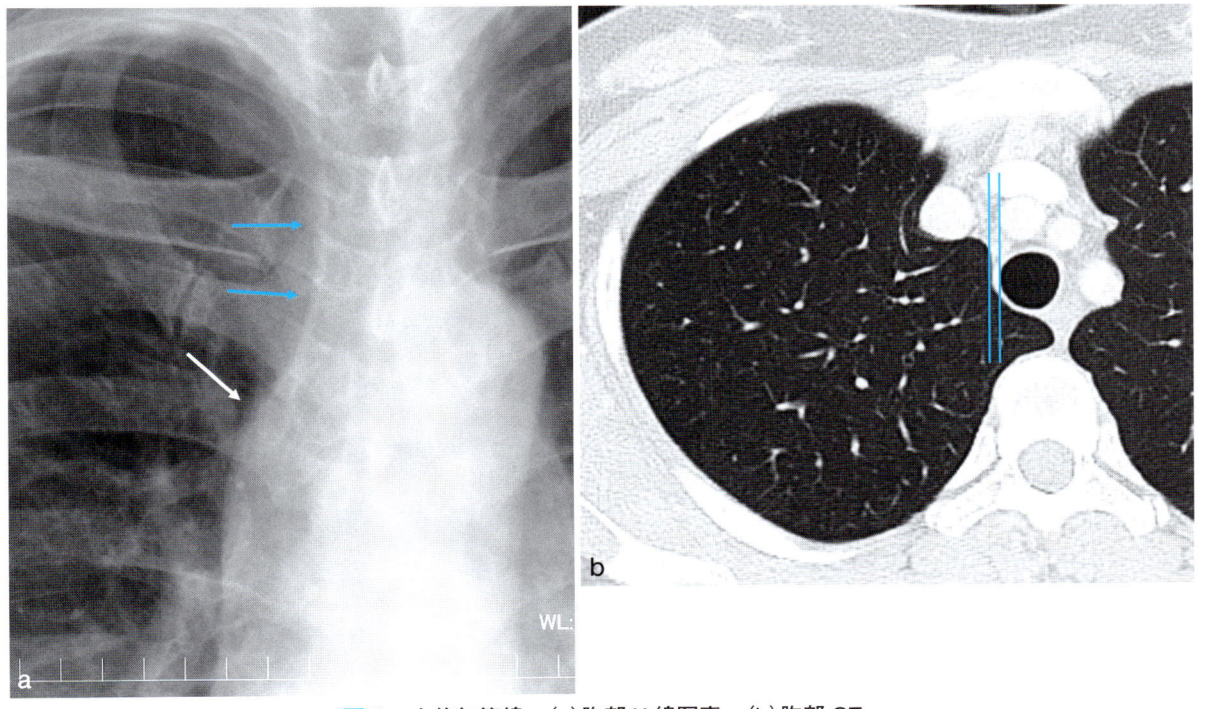

図 6. 右傍気管線：(a)胸部 X 線写真，(b)胸部 CT

a：気管右側に 2 mm 程度の幅をもつ線状の構造を認める(青矢印)。この下方に連続して気管・右主気管支分岐部に平滑な膨隆を認め(白矢印)、奇静脈が上大静脈に流入する正接像に相当する。

b：右傍気管線は，気管の壁，縦隔の結合織，壁側・臓側胸膜の 4 つの因子から成立している。

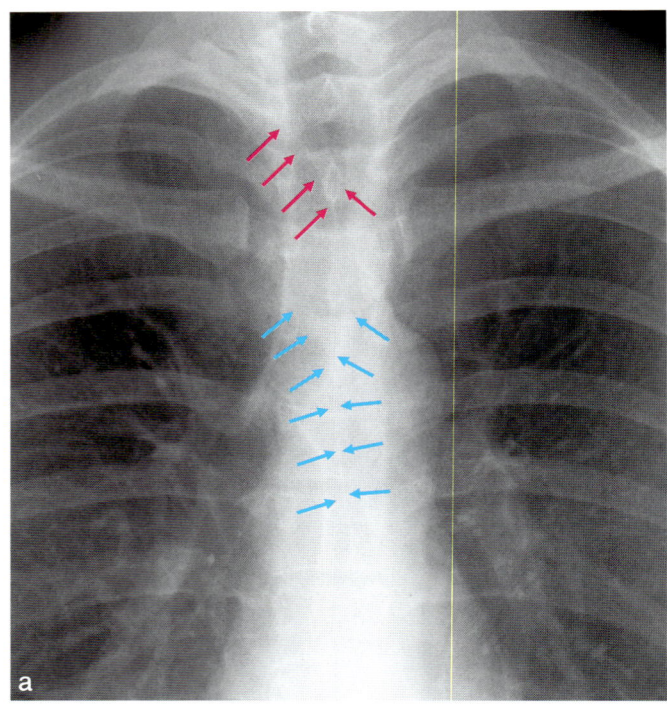

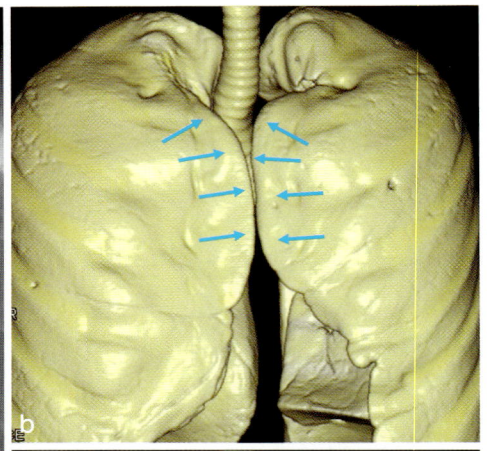

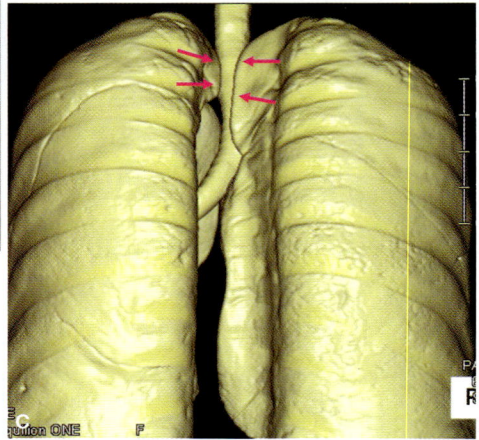

図7. 前接合線と後接合線：(a) 胸部Ｘ線写真，(b) 胸部CT3D画像（volume rendering）正面像，(c) 同背面像

a：椎体に重なって，左右の肺が互いに近接する辺縁が認められる（青矢印）。これは前接合線であり，Y字状の左右の肺の辺縁が接し，通常左下方にゆるやかに傾斜する1本の線として描出される。大動脈弓上部では，後接合線（赤矢印）が認められる。
b：前接合線は，腹側において左右の肺が近接する部位の辺縁とその接合部によって形成される（青矢印）。
c：後接合線は，大動脈弓上部で，同様に，背側の左右の肺が近接する部位の辺縁によって形成される（赤矢印）。

来は外側に凸にはならないが，リンパ節腫大では外側に凸になってみられる。

4）肺　門

"肺門"を画像上正確に定義する方法はない。したがって，肺門の"位置"や"高さ"という表現は本来曖昧である。仮にそれを，右肺では葉間肺動脈が下降する外側の"肩"の部分，左肺では左上葉支内側を背側に乗り越える"肩"の部分と定義すると，左肺門の高さは必ず左が1.5 cm高位となる（図10）[2)5)]。これは，左の肺動脈が，左上葉気管支内側で主気管支を乗り越えるためである。この関係が逆転している場合には，右上葉あるいは左下葉の含気減少を疑う。肺門は，右側で「逆くの字」を形成するが，この上部の線は通常，上肺静脈が相当し，下部の線は下葉の肺動脈が相当する（図11）。右下肺静脈は，直接，水平に左房に流入するために，肺門陰影の形成には関与しない。この

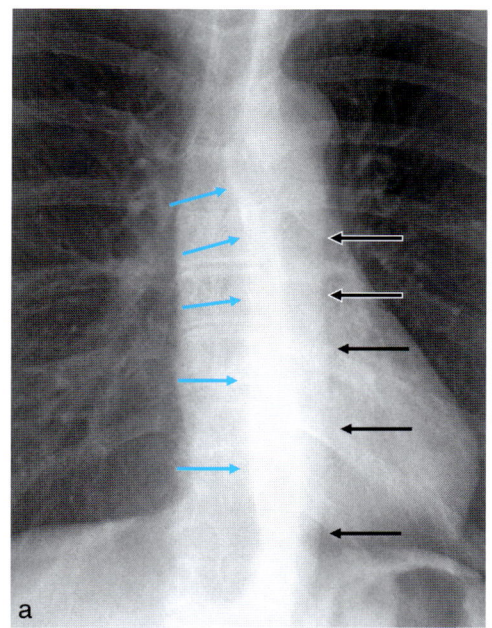

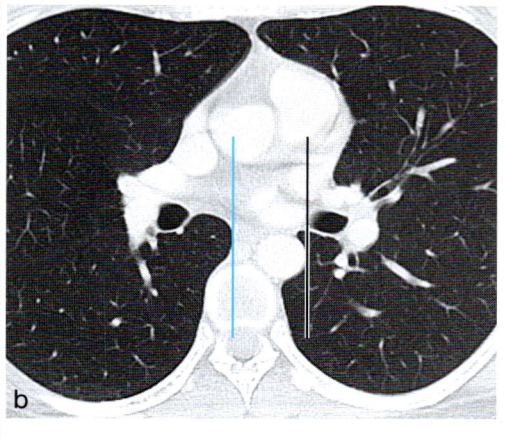

図 8. 食道奇静脈陥凹と下行大動脈左縁：(a)胸部 X 線写真，(b)胸部 CT

a：奇静脈弓の領域から椎体正中のやや左を下降する境界線が描出される（青矢印）。また，大動脈弓外側から下方に連続する境界線が認められる（黒矢印）。

b：肺門下部背側で右肺が内側に陥入して形成される接線が食道奇静脈陥凹の成立機序である（青線）。気管分岐部などの縦隔リンパ節腫大や食道の腫瘤性病変で，この境界面が外側に突出することが理解できる。また，右下葉縦隔側の含気に異常があれば，この境界面が消失することも理解できる。下行大動脈左縁には左肺下葉が接する（黒線）。同様に同部の含気に異常があればこの境界面は消失する。

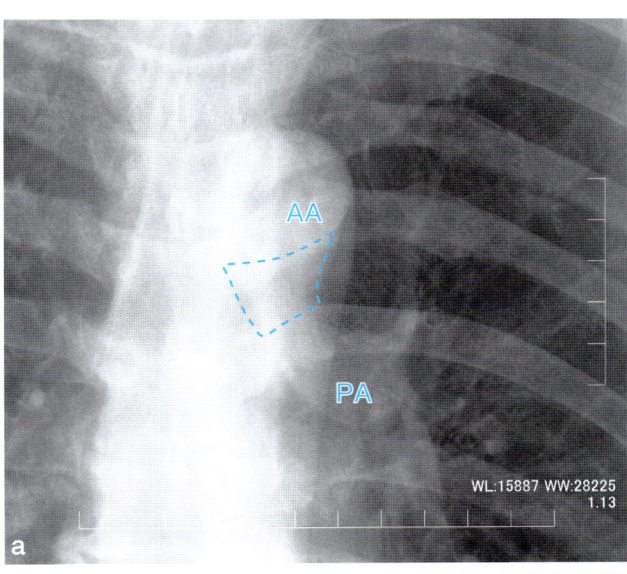

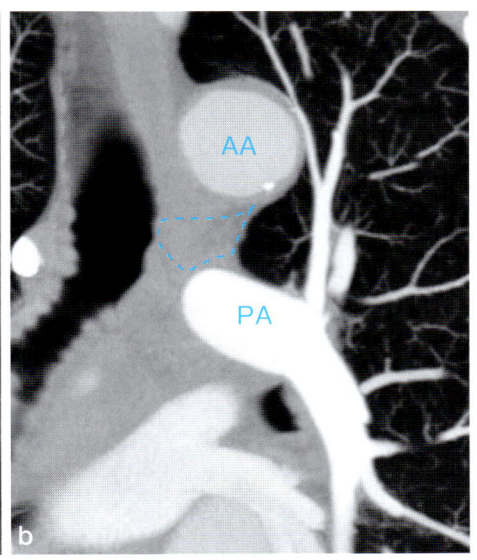

図 9. 大動脈肺動脈窓（A-P window）：(a)胸部 X 線写真，(b)胸部造影 CT 冠状断 MIP 画像

a：大動脈弓（AA）下縁，左肺動脈（PA）上縁，気管・左主気管支，縦隔胸膜に囲まれた脂肪織のスペースを大動脈肺動脈窓（A-P window）と呼ぶ。この左外側は通常陥凹している。

b：このスペースには脂肪織のほか，反回神経，動脈管索およびボタローリンパ節が存在する。
（MIP：maximum intensity projection，最大輝度投影。同一方向からみた複数スライス画像の画素のうち最大の CT 値をもつ部分のみを選択して二次元画像として重ね合わせた画像）

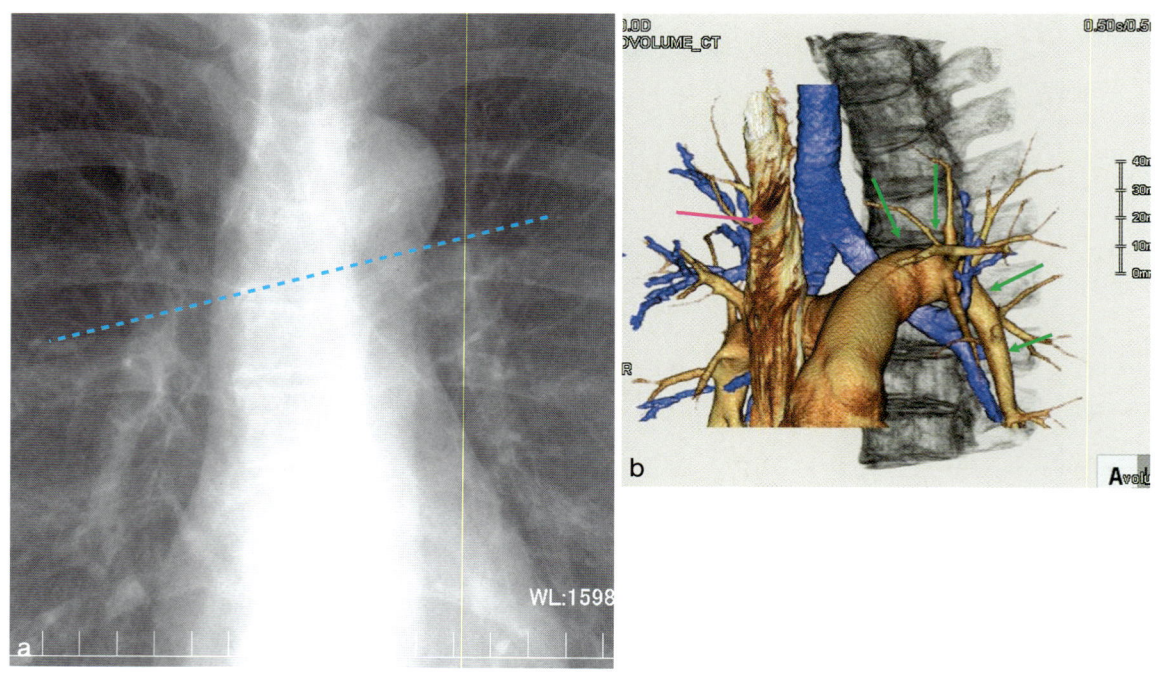

図 10. 肺門の高さの左右差：(a) 胸部 X 線写真，(b) 胸部造影 CT volume rendering 像（左前斜位）
a：肺門の高さを左右の肺動脈の"肩"とすると，左は右よりも 1.5cm 程度高位となる。
b：これは，右の葉間肺動脈がなだらかに下降するのに対して，左の肺動脈が左上葉気管支内側にて主気管支を乗り越えて（緑矢印）下降するためである（青：気道，赤矢印：上大静脈）。

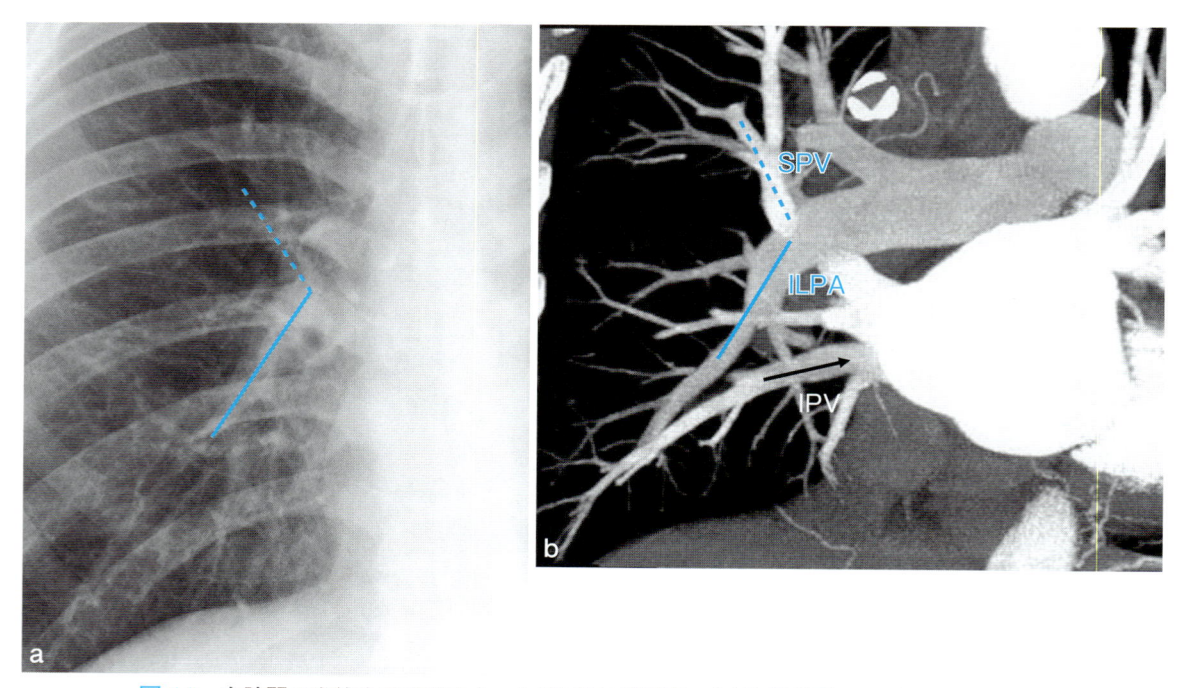

図 11. 右肺門の血管像の成り立ち：(a) 胸部 X 線写真，(b) 胸部造影 CT 冠状断 MIP 画像
a：右肺門には通常，逆くの字の血管構造が確認できる。
b：逆くの字の上部は，上肺静脈（SPV）（青の破線），下部は葉間肺動脈（ILPA）（青の実線）で構成される。下肺静脈（IPV）は，肺門下部で水平に左房に還流し（黒矢印），肺門の血管陰影の形成には関与しない。（MIP：29 頁図 9 の説明を参照）

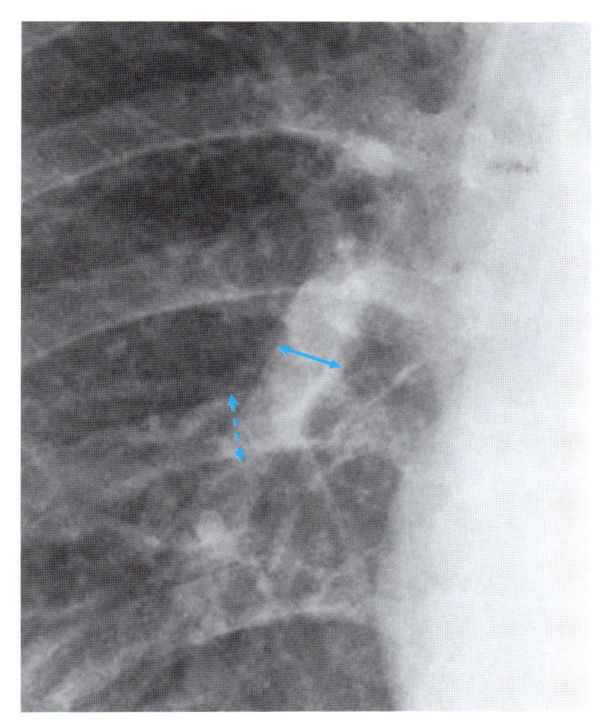

図 12. 葉間肺動脈の太さ：胸部X線写真

同部の肺動脈は中間気管支幹のレベルで平均 14 mm 程度である（実線の矢印）。これは同レベルで交差する後肋骨の幅（破線の矢印）とほぼ等しい。

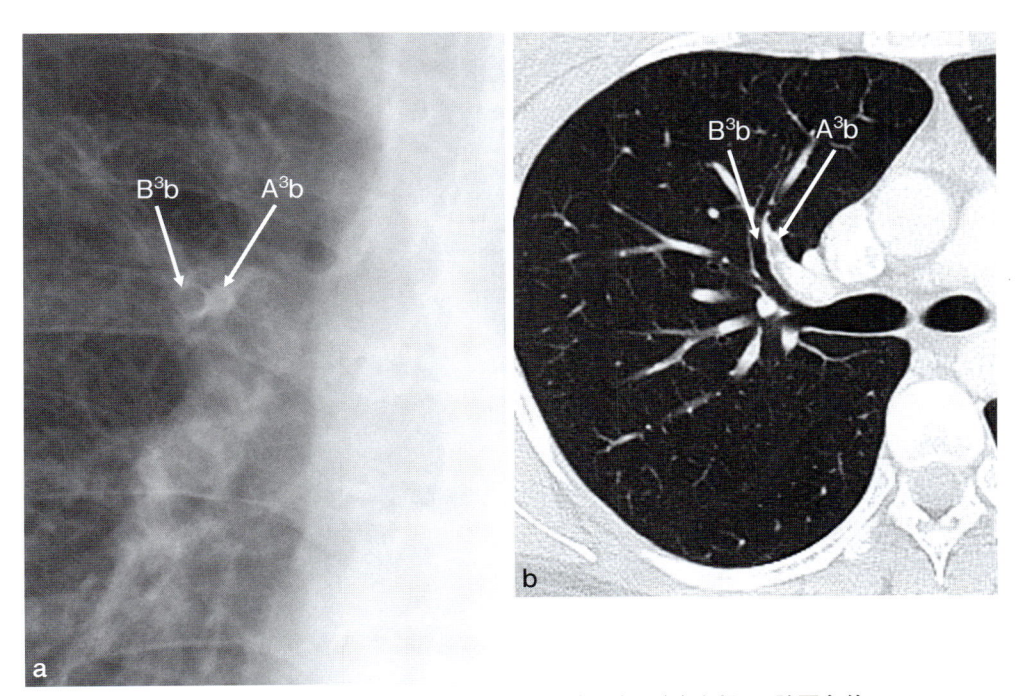

図 13. B^3b 気管支の正接像：(a)胸部X線写真，(b)胸部CT肺野条件

a：肺門上部外側には，B^3b 気管支の正接像が認められ，この内側に A^3b の正接像が接する。

b：胸部CTでは，対応するこれらの気管支と肺動脈が前後方向に並んで走行する様子が描出されている。

「逆くの字」の又の部分に小葉間裂が位置する。

　肺門部の肺血管の太さの評価は，実際にはかなり主観的に行われることが多いが，通常，中間気管支幹のレベルの葉間肺動脈で 14 mm 程度である[2)5)]。これは，同レベルで交差する後肋骨の幅とほぼ等しい（図 12）。

　肺門部上部に，正接する輪状の気管支構造が確認できるが，多くは B^3b に相当し，縦隔側に伴走する A^3b を認める。通常は，左の B^3b のほうが右よりやや高い位置に認められる（図 13）[2)]。

5）肺　野

　胸部 X 線写真で心臓や横隔膜に遮られずに描出されている肺野の面積は，肺野全体の 60% に過ぎない[6)7)]。これに，肋骨などを加えれば，ほとんどの肺野は何らかの構造物の陰にあることになる。特に肺尖部では，交差する肋骨の密度が高く正常肺野の隠れる面積が広いこと，心臓に隠れた食道奇静脈陥凹・下行大動脈左縁まで肺野が存在すること，また横隔膜に重なって肺野が存在すること，などを認識することが重要である。

　肺野の血管陰影の太さは，立位の場合，重力効果により下肺野が上肺野よりも拡張する。その客観的指標は困難であるが，通常，肺野の血管の多寡は，上下でおおよそ 1：2 程度と考えてよい[8)]。

2　読影方法

　胸部 X 線写真の読影といっても，その中には，多くの方法や環境のバリエーションがある。具体的には，検診で何百人の写真を読影しなければならない場合と診療で個々の患者の写真を時間をかけて読影できる場合があるし，また読影の方法も間接フィルムのロールから，胸部 X 線写真のフィルム，モニタなどさまざまである。当然，読影にかける時間や異常所見拾い上げの閾値も異なってくる。ここでは，まず，最大公約数的に，オーソドックスな読影形態を想起してそのポイントを記載することにする。正常解剖をよく理解し，異常所見を拾い上げるというプロセスはいずれも共通だからである。また，これまで数名の研究者によって提唱されている胸部 X 線写真の読影方法について紹介する。

1）大まかな目の動かし方を決める（図 14）

　検診と診療においては，当然チェックの仕方や時間も異なってくるが，基本的には，観察者が一定の方法で，しかも与えられた時間内で可能な限り包括的に画像をチェックすることが重要である。一例を挙げれば，以下のような方法である。
　① 気管，気管分岐部，左右主気管支，上葉支口，中間気管支幹を確認
　② 大動脈肺動脈窓（A-P window）の確認
　③ 下行大動脈左縁，左横隔膜面内側，食道奇静脈陥凹の確認
　④ 心陰影の大きさ・形状の確認，肺門の大きさ・濃度の確認
　⑤ 両側肺野を比較しながら確認（心陰影・横隔膜に重なった肺野も）
　⑥ 骨（椎体，鎖骨，肩甲骨，肋骨），軟部組織の確認

　大きな病変がみつかっても，そこだけに視線を引きずられてはいけない（satisfaction error）[9)]。あくまでも，胸郭全体にまんべんなく注意を注ぐように心がける。

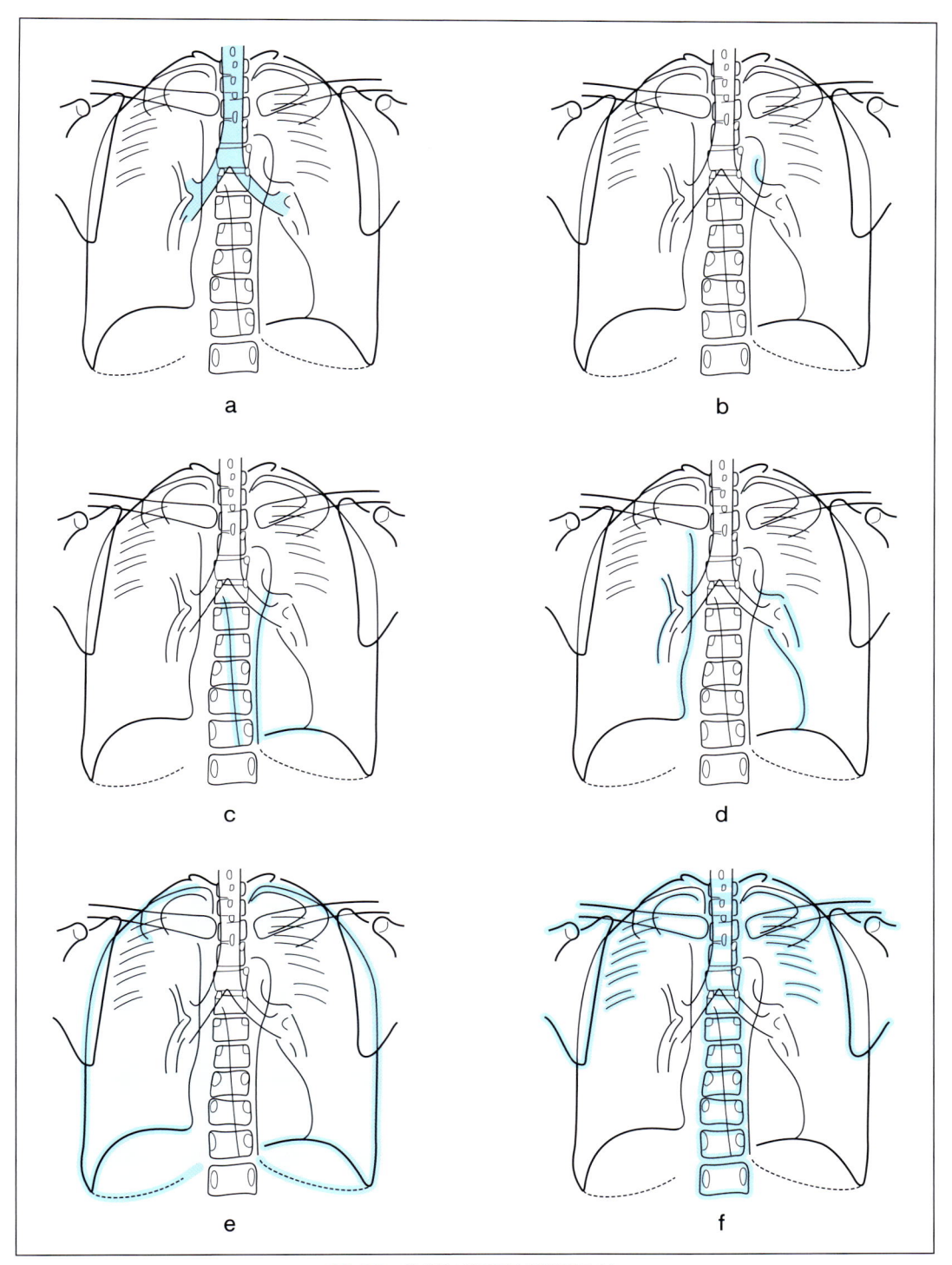

図 14. 胸部 X 線写真の読影方法
a：気管，気管分岐部，左右主気管支，上葉支口，中間気管支幹を確認
b：大動脈肺動脈窓（A-P window）の確認
c：下行大動脈左縁，左横隔膜面内側，食道奇静脈陥凹の確認
d：心陰影の大きさ・形状の確認，肺門の大きさ・濃度の確認
e：両側肺野を左右比較しながら確認（心陰影や横隔膜に重なった肺野も）
f：骨（椎体，鎖骨，肩甲骨，肋骨），軟部組織の確認

2) 肺野・肺門は左右を比較する

　肺の構造は左右対称ではないが，左右の肺野を比較しながら目を動かすことは重要である。特に，上肺野は，肋骨の骨陰影に隠れる面積が広いために，陰影が発見しにくいという性格がある反面，上肺野は肺癌の好発部位でもあり，またわが国に多い結核病変の好発部位でもある(図15)。これらの領域は，個々を詳細に観察するよりも，左右の肺野を比較しながら読影するほうが効率的である。この下方の比較的みやすい肺野においても，同様に左右を比較しながら評価することが重要である(図16)。

　肺門構造は，その構造自体が複雑であり，形態学的に正常と異常を判別することが容易ではない。肺門の異常は同部を走行する正常の肺動脈・肺静脈以外の構造物がないか，肺門の大きさの左右差がないか，に注意を払うが，より重要なことは，肺門陰影のX線透過性に左右差がないかである。片側性に濃い肺門は形態学的に異常が描出されていなくても，異常所見として捉えるべきである(図17)。

　肺野の結節性病変を意識する以外に，肺野全体の含気に大きな左右差がないか，縦隔，気管は左右に偏位していないか，肺門は挙上，下垂していないかなどは，特に肺門部肺癌においてその末梢肺野の二次変化としての容積減少を捉える意味で重要である。

3) 隠れた肺野を意識する

　前述のごとく，肺野の多くが，心陰影や横隔膜に隠れており，また肋骨が全肺野を囲んでいる[6)7)]。こういった隠れた肺野に意識を注ぐことで，肺野型肺癌の検出感度は大きく向上する。食道奇静脈陥凹の肺野，左下肺縦隔側で心陰影に重なった肺野(図18)，横隔膜に重なった肺野(図19)は最低限チェックする。また，上述のごとく上肺野の骨構造が密集した部位は，左右の肺野を比較しながら観察し，骨構造に隠れた肺野病変を見落とさないようにする。

4) 過去の画像と比較する

　過去の画像との比較は，胸部X線写真読影の最大の武器である(図20)。たとえ現在の陰影が非特異的であったとしても，以前に比べ増大所見があれば，悪性の可能性を考える。

5) 背景肺野の性状に留意する

　気腫性変化，ブラ，間質性陰影などの併存に注意を払う。理由は，これらの状態自体が肺癌発生のリスクファクターになり得るからである。さらに，肺気腫やブラ壁発生の肺癌は，その形状が修飾され，肺癌として非典型的な形態を取り得ることがあり，注意が必要である(図21)。肺線維症に腫瘍が合併する場合には，その辺縁が不明瞭となり，発見が遅れることがあるので注意する。

6) これまで提唱されている胸部X線写真チェック方法の例

(1)「小三J」読影法（図22)[10)]

「小」：まず，「小」の字のように，気管の透亮像と両側肺尖部の肺野を比較しながら確認する。

「三」：次に，両側の肺野を比較しながら，上肺野，中肺野，下肺野，および肺門構造を確認する。

胸部X線写真の正常解剖と読影方法 | 35

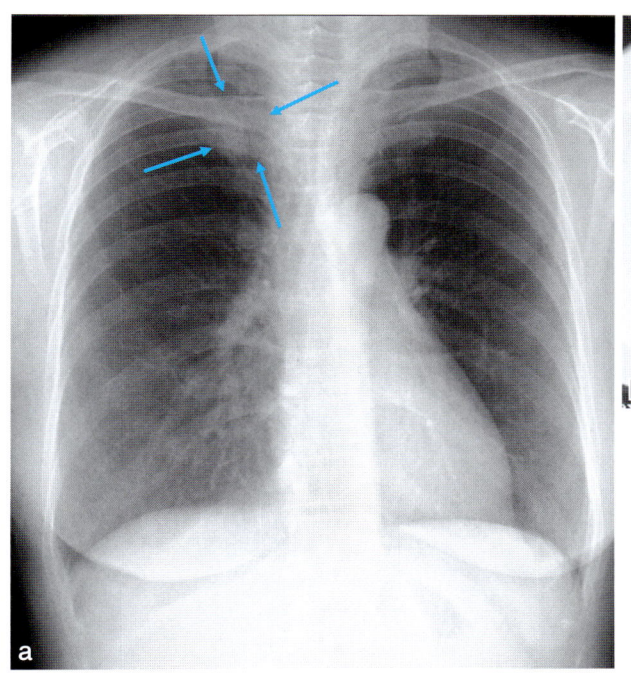

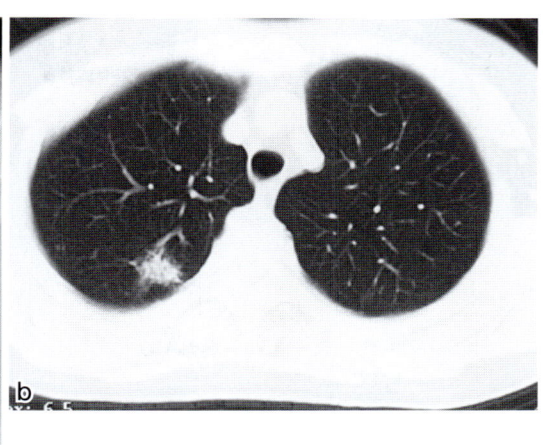

図 15. 左右の肺野の比較：(a)胸部X線写真，(b)胸部CT冠状断MPR画像
a：左右の肺野を比較することにより，右第1前肋骨の高さに一致して，辺縁不明瞭な腫瘤陰影の存在が疑われる（矢印）。
b：胸部CTにて，右上葉S^1aに辺縁が不整な腫瘤性病変が認められる。手術で腺癌が確定された。

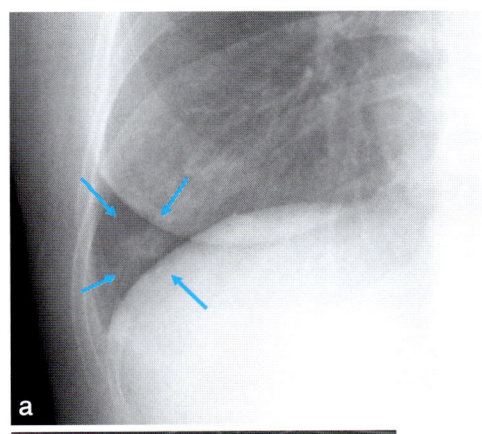

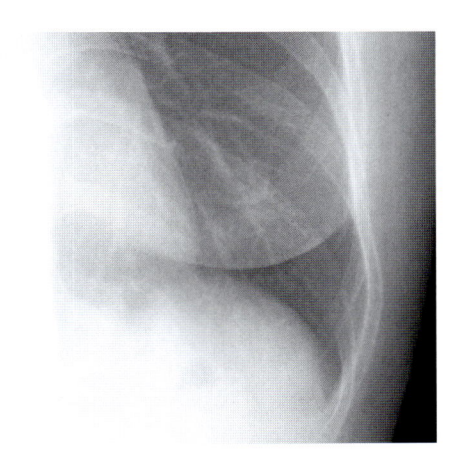

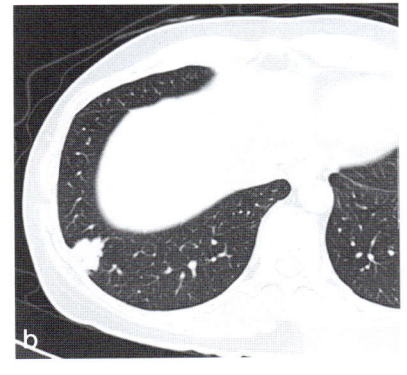

図 16. 左右の肺野の比較：(a)胸部X線写真，(b)胸部CT
a：左右の肺野を比較することにより，右肋骨横隔膜角部の肺野に辺縁不明瞭な結節陰影が存在することがわかる（矢印）。
b：胸部CTにて，右下葉S^8胸膜下に分葉状の辺縁を有する腫瘤性病変を認める。手術で腺癌が確定された。

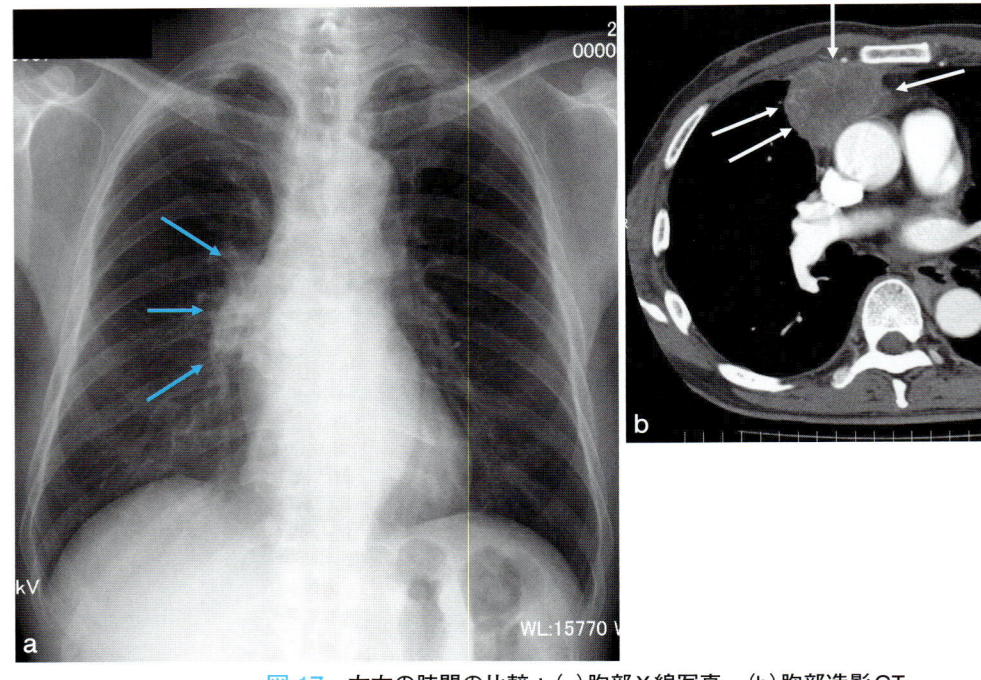

図 17. 左右の肺門の比較：(a)胸部X線写真，(b)胸部造影CT

a：左右の肺門陰影を比較すると，右側において，より透過性が低下していることがわかる（矢印）。
b：胸部CTでは，右中肺野腹側に腫瘤性病変が認められる（矢印）。扁平上皮癌が確認された。

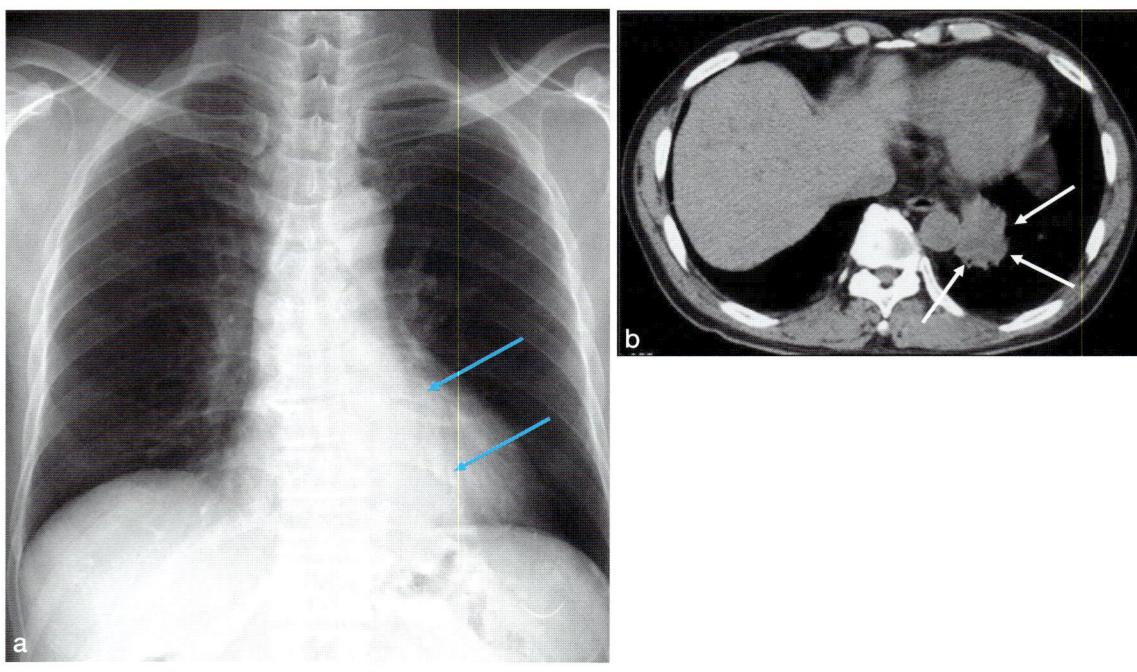

図 18. 心陰影に隠れた肺腫瘤：(a)胸部X線写真，(b)胸部CT

a：下行大動脈左縁下部が不明瞭であり（矢印），同部に占拠性病変が存在することが疑われる。
b：胸部CTでは，下行大動脈に接して腫瘤性病変が存在する所見が描出され（矢印），手術にて腺癌が確認された。

このように，胸部X線写真にて，下行大動脈左縁に注目することにより，心臓に隠れた左下葉の病変を指摘できる。

胸部X線写真の正常解剖と読影方法 | 37

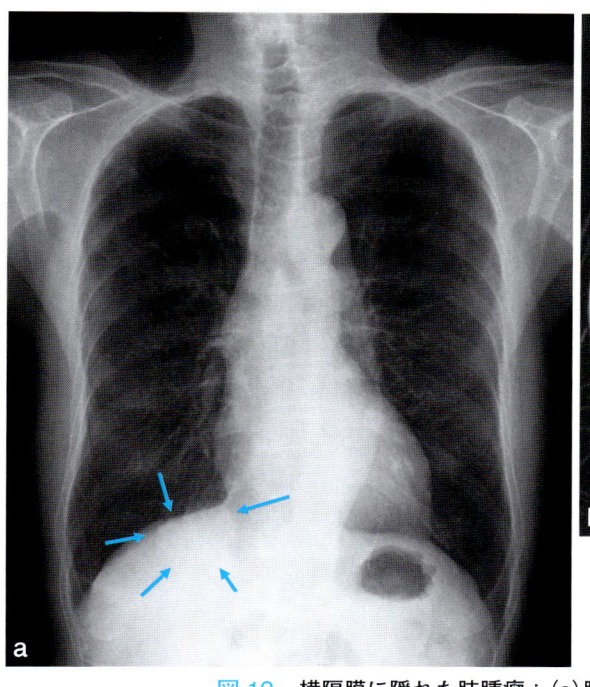

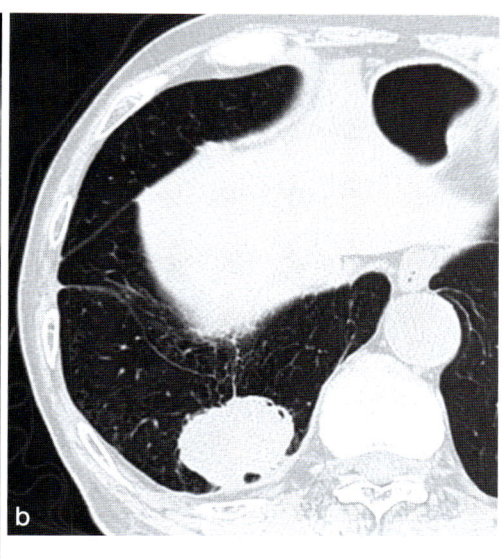

図19. 横隔膜に隠れた肺腫瘍：(a)胸部X線写真，(b)胸部CT
a：右横隔膜に重なって，辺縁平滑な腫瘤性病変が透見できる（矢印）。
b：右下葉背側に腫瘤性病変が認められる。扁平上皮癌が証明された。

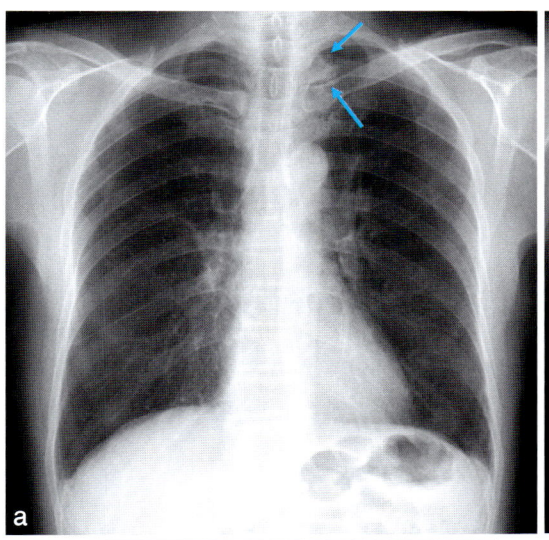

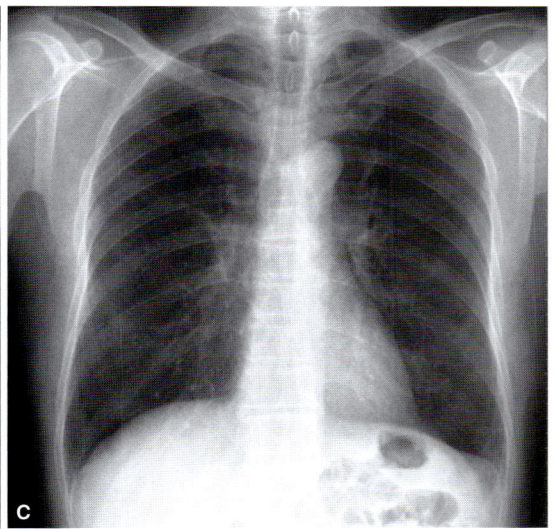

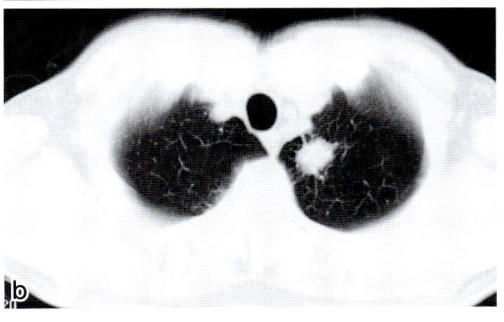

図20. 過去の画像との比較：(a)胸部X線写真，(b)胸部CT，(c)3年前の胸部X線写真
a：左肺尖に限局性の透過性低下所見を認める（矢印）。
b：胸部CTでは，左肺尖に，辺縁にスピキュラを伴った腫瘤性病変を認める。手術にて腺癌が証明された。
c：3年前の胸部X線写真との比較で，左肺尖部縦隔側の異常陰影の存在に気がつくことができる。

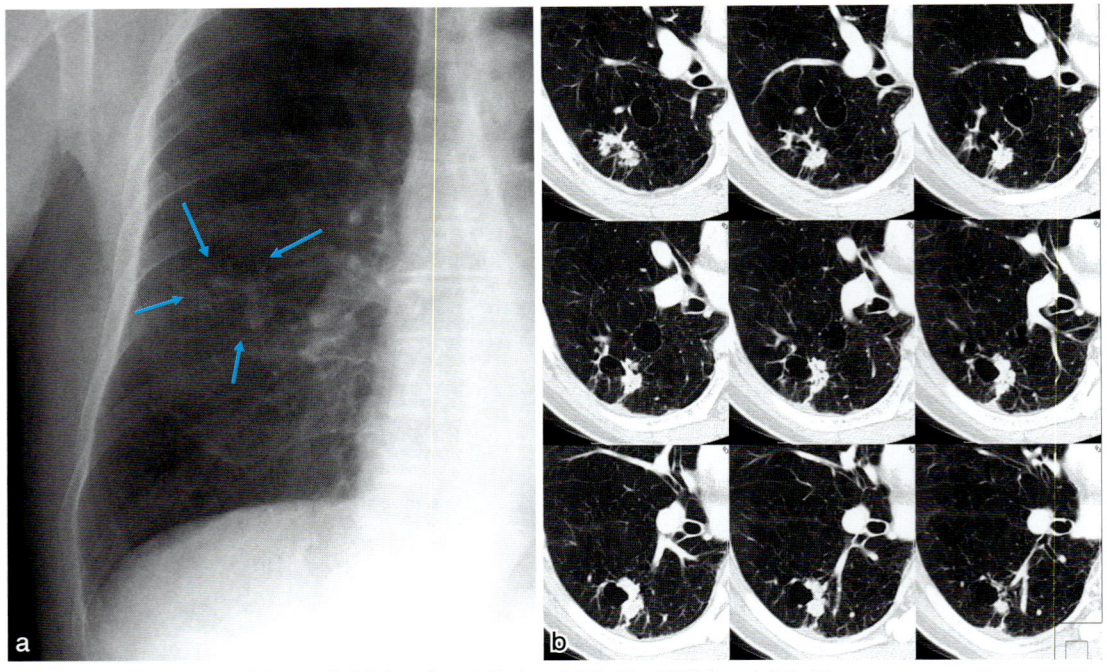

図21. 気腫肺に生じた肺癌：(a)胸部X線写真，(b)胸部CT

a：右中肺野に，結節が集簇するような，奇異な陰影を認める（矢印）。
b：胸部CTでは，気腫肺の気腔壁に沿った結節性病変を認める。
気腫肺に関係した肺癌は，このように奇異な形状を呈するために，胸部X線写真上でも，非典型的な画像所見を呈することに注意が必要である。

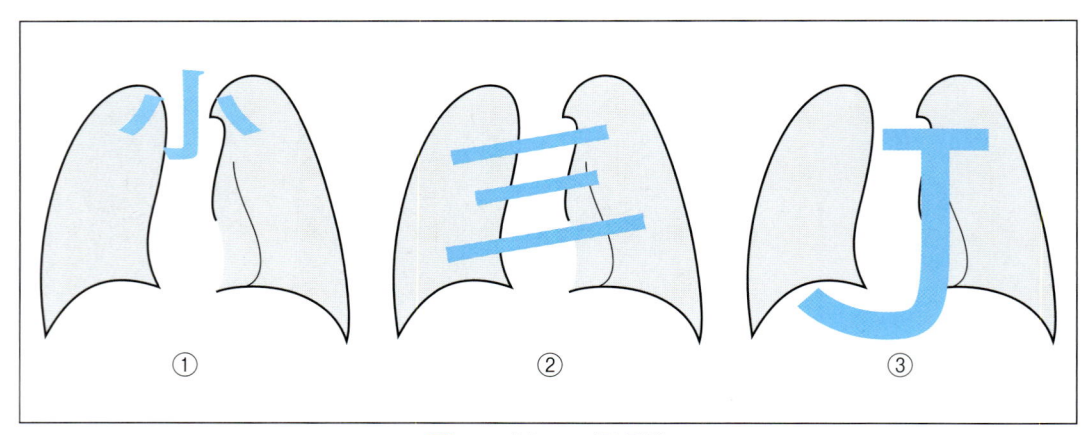

図22. 「小三J」読影法

① 「小」：気管の透亮像と両側肺尖部の肺野を比較しながら確認する。
② 「三」：両側の肺野を比較しながら，上肺野，中肺野，下肺野，および肺門構造を確認する。
③ 「J」：「J」の字を書くように，水平に上縦隔を確認したあと，下行大動脈に沿って心臓に重なった肺野を追う。胃泡などを確認したあと，右横隔膜に隠れた肺野を確認する。

（文献10.より引用改変）

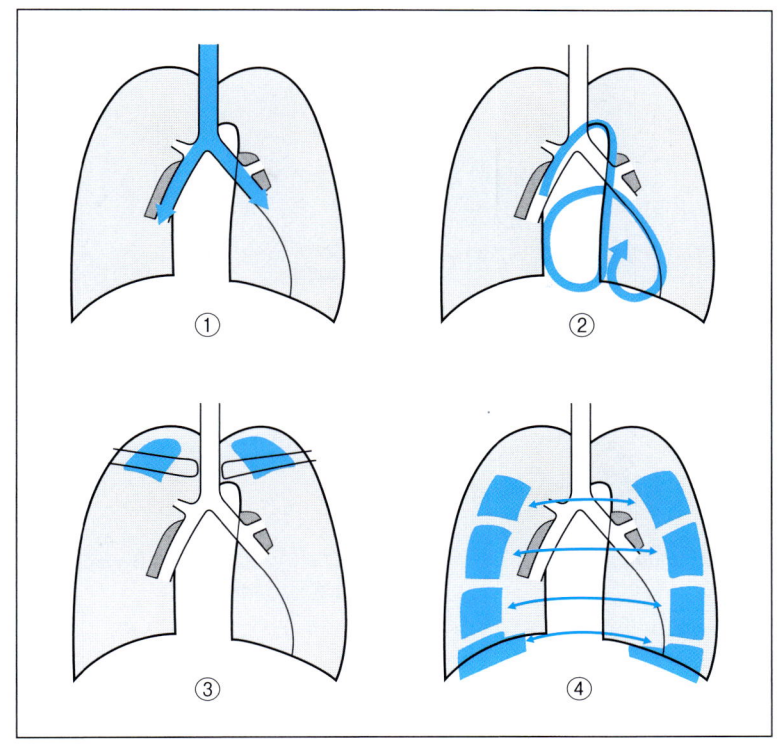

図 23. 「人の肺(ハイ)」読影法

① 「人」：人の字のように，縦隔肺門構造に目を走らせる。
② 「の」：上行大動脈から，下行大動脈に沿って目を動かしたあと，心陰影をぐるっと観察する。
③ 「ハ」：両側肺尖部の肺野を「ハ」の字のように確認する。
④ 「い」：両側肺野を比較しながら，いくつかのブロックの「い」の字に分けて比較しながら読影する。

(文献 11. より引用改変)

「J」：最後に，「J」の字を書くように，水平に上縦隔を確認したあと，下行大動脈に沿って心臓に重なった肺野を追う。胃泡などを確認したあと，右横隔膜に隠れた肺野を確認する。

(2)「人の肺(ハイ)」読影法（図 23）[11]

「人」：人の字のように，縦隔肺門構造に目を走らせる。

「の」：上行大動脈から，下行大動脈に沿って目を動かしたあと，心陰影をぐるっと観察する。

「ハ」：両側肺尖部の肺野を「ハ」の字のように確認する。

「い」：両側肺野を比較しながら，いくつかのブロックの「い」の字に分けて比較しながら読影する。

3 病変と間違えやすい所見

病変と間違えやすい加齢性変化，肺外病変について述べる。

1) apical cap[12]（図 24）

両側肺尖の辺縁に沿った辺縁が軽度不整な 5 mm 以内の陰影で，胸膜下の非特異的な線維化を表す。明らかな左右差があった場合に腫瘍性病変などの可能性も考慮する。また，骨破壊像の併存にも注意を払う。

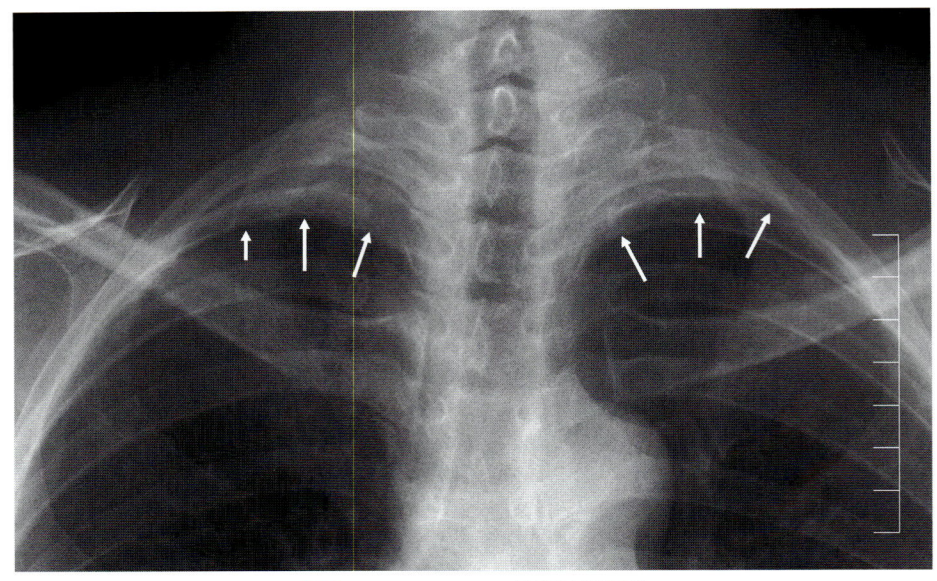

図 24. apical cap：胸部 X 線写真

両側肺尖に，辺縁が不整な帯状影を認める（矢印）。明らかな左右差がある場合には腫瘍性病変の除外が必要である。

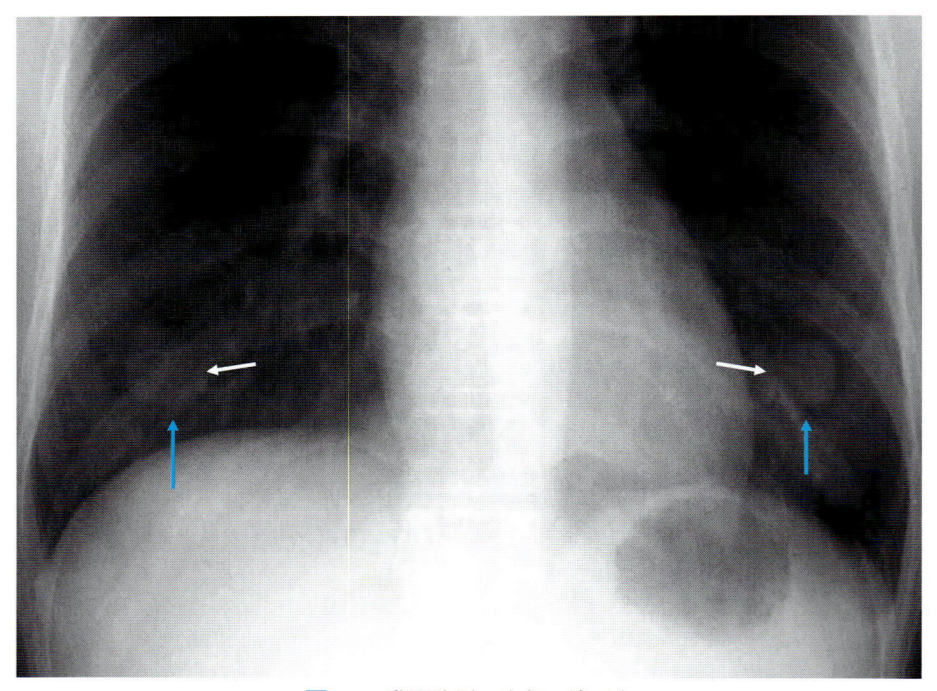

図 25. 乳頭陰影：胸部 X 線写真

下肺野に両側性に存在する場合（青矢印）には，診断に困ることはないが，片側性にのみ認められる場合には，肺内結節との鑑別が困難である。典型的には，この症例のように，乳頭陰影の内側は境界が不明瞭である（fading margin：白矢印）。

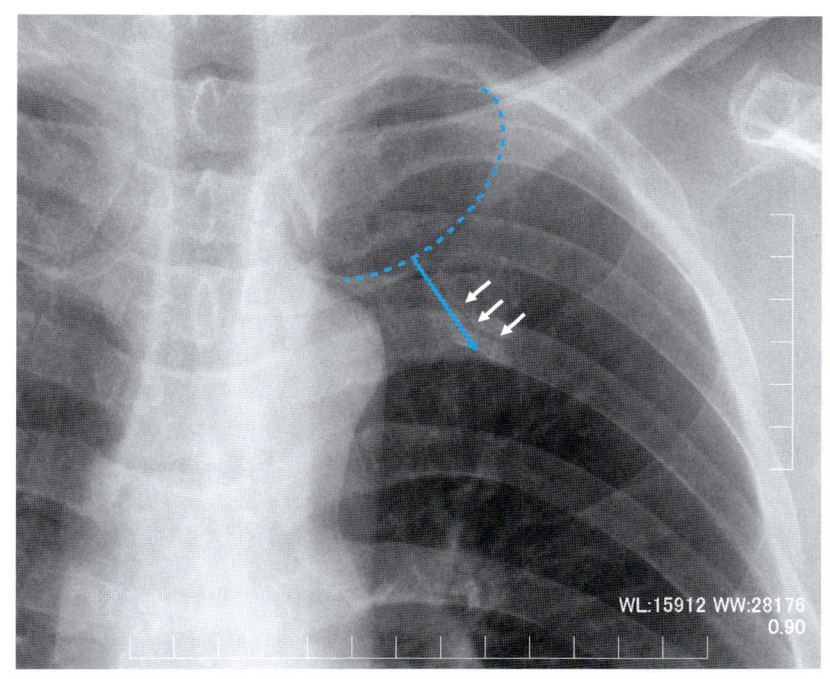

図 26. 第 1 肋骨・肋軟骨接合部：胸部 X 線写真

同部の過剰骨化は，しばしば上肺野の結節と紛らわしいことがある。典型的には，同所見は第 1 肋骨上縁（青破線）を越えて上方には進展せず，下方に伸長すること（青矢印），内部に関節面に相当する透亮線が確認できること（白矢印）などの特徴があるが，後者はすべてにみられるものではない。

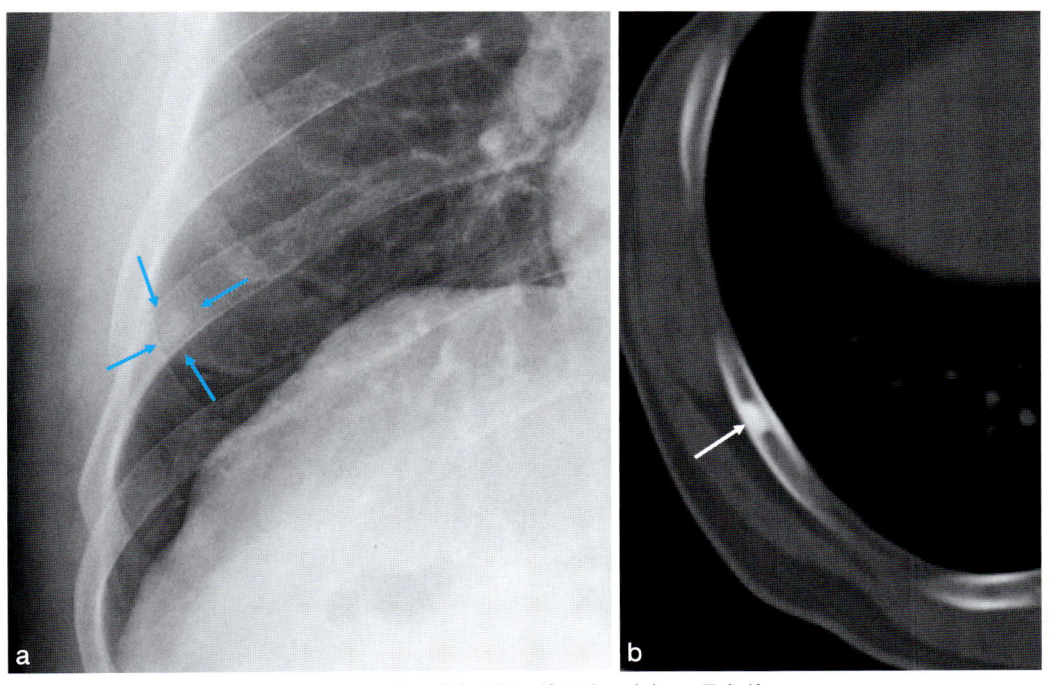

図 27. 骨島：(a)胸部 X 線写真，(b) CT 骨条件

a：右下肺野に辺縁が軽度不明瞭な結節陰影を認める（矢印）。
b：CT では，肋骨の限局性硬化性陰影に相当することがわかる（矢印）。骨島の所見である。

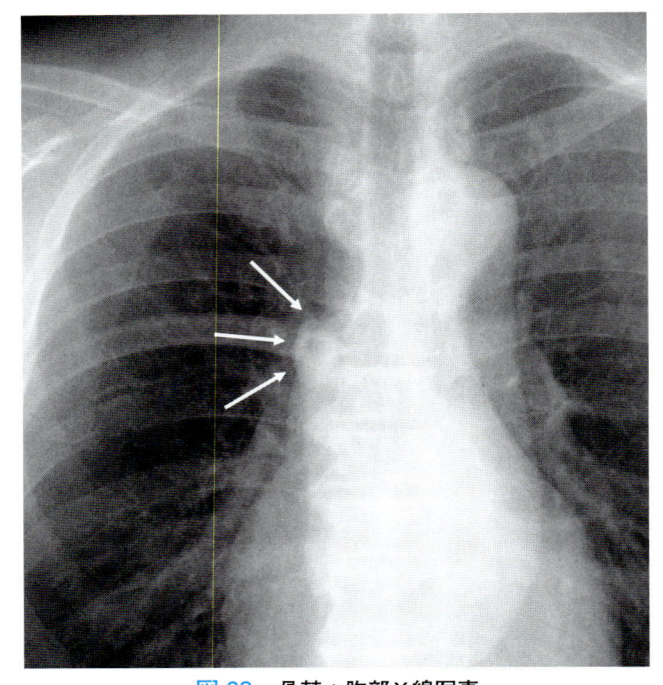

図 28. 骨棘：胸部 X 線写真
胸椎の骨棘が結節状の陰影となり、肺門構造に重なって描出されている（矢印）。

2）乳　頭[2)12)]（図 25）

典型的には，外側は明瞭で，内側は不明瞭であるが，所見には個人差が大きい。乳頭の向き，フィルム面への圧着の仕方によっては，必ずしも左右対称には描出されない。

3）腕頭動脈の蛇行[2)12)]

高齢者において拡張蛇行した腕頭動脈が，上縦隔に腫瘤性の陰影を形成することがある。下行大動脈が蛇行する所見を同時に示す場合が多い。このほか，鎖骨上部では辺縁が不明瞭になる，気管が偏位しないなどの特徴がある。

4）肋軟骨の石灰化[2)13)]（図 26）

25歳以降では，肋軟骨の石灰化が生じ，第1肋骨・肋軟骨接合部の石灰化が多くみられる。しばしば腫瘤様の陰影を形成し，また左右差も多く，病変と間違えやすい。下方に伸長することが多いこと，内部に縦走する関節面が描出されることなどの特徴がある。

5）骨島[13)]・化骨（図 27）

骨島は肋骨に多くみられる骨髄内の緻密骨である。辺縁が周囲の骨梁に移行していくために不明瞭である。また，外的圧迫を受けやすい肋骨は骨折後の仮骨形成が多い場所でもある。

6）胸椎の骨棘（図 28）

胸椎の変性性変化に伴い骨棘形成が認められ，肺内に突出した場合には肺内病変と間違えやすい。

（髙橋雅士・丹羽　宏）

文 献

1) 大場 覚. 胸部X線検査とそのX線写真. 胸部X線写真の読み方 第2版(大場 覚編), pp1-8, 中外医学社, 2005.
2) 大場 覚. 正面像読影の実際. 胸部X線写真のABC(片山 仁, 大澤 忠, 大場 覚編), pp58-99, 日本医師会, 1990.
3) 新野 稔. X線解剖と読影のポイント. 胸部X線診断の基礎知識(新野 稔編), pp65-126, 医学書院, 1992.
4) 大場 覚. 胸部正面像における肺・縦隔境界線. 胸部X線写真の読み方 第2版(大場 覚編), pp79-87, 中外医学社, 2005.
5) 大場 覚. 肺門影. 胸部X線写真の読み方 第2版(大場 覚編), pp96-104, 中外医学社, 2005.
6) Chotas HG, Ravin CE. Chest radiography : estimated lung volume and projected area obscured by the heart, mediastinum, and diaphragm. Radiology 1994 ; 193 : 403-404.
7) 郡 義明. 読影の前に知っておいてほしいこと. 胸部X線診断に自信がつく本 Generalist Masters シリーズ①(郡 義明編), pp1-19, カイ書林, 2010.
8) 大場 覚. 肺内血管影の異常. 胸部X線写真の読み方 第2版(大場 覚編), pp105-113, 中外医学社, 2005.
9) Berbaum KS, Franken EA Jr, Dorfman DD, et al. Role of faulty visual search in the satisfaction of search effect in chest radiography. Acad Radiol 2000 ; 7 : 1098-1106.
10) 佐藤雅史. 胸部写真読影のコツ 私の胸部単純読影法「小三J読影法」. 胸部写真の読み方と楽しみ方, pp9-27, 秀潤社, 2003.
11) 山口哲生. 基礎編「人の肺」読影法～見逃しのない胸部X線像の読み方. 見逃しなく読める！胸部X線画像診断Q&A「人の肺」読影法と症例演習, pp9-96, 羊土社, 2010.
12) 大場 覚. 胸部正面像と, 異常と誤りやすい正常偏位像(1)軟部陰影. 胸部X線写真の読み方 第2版(大場 覚編), pp9-15, 中外医学社, 2005.
13) 大場 覚. 胸部正面像と, 異常と誤りやすい正常偏位像(1)骨, 石灰化影. 胸部X線写真の読み方 第2版(大場 覚編), pp16-25, 中外医学社, 2005.

第 IV 章
肺がん検診における判定基準と指導区分

1　肺がん検診の方法

　肺がん検診が，限られた経費のもとで，最大の救命効果を上げるためには，集団検診の標準方式の確立と効果の確認を含めた一定の基準による精度管理が必要である[1]。『肺癌取扱い規約』では「肺癌集団検診の手引き」が示され，そこでは肺がん検診の原則的項目について，現時点で最小限具備すべき条件が提示されている[1]。

　市町村事業における肺がん検診では，その対象は40歳以上の成人男女とされ，適切な検診間隔が確立されるまで，最低年1回の経年受診を勧奨するとされている（表1)[1,2]。検診方法は，検査項目として，問診，胸部X線検査，喀痰細胞診が定められている。

1）問　診

　問診は，検診受診者全員に必ず実施し，受診者の登録ならびに高危険群の選別に用いられる[1]。肺門部肺癌の高危険群は，①50歳以上の男女で，喫煙指数（1日平均喫煙本数×喫煙年数）が600以上の者（過去喫煙者を含む），②40歳以上の男女で，6カ月以内に血痰のあった者，③職業性などその他の高危険群と考えられる者，とされている[1]。

　問診では，通常の受診者情報に加え，喫煙歴（1日平均喫煙本数，喫煙開始年齢，過去喫煙者の場合には禁煙時年齢），胸部の自覚症状（6カ月以内の血痰），職業歴，肺がん検診受診歴を聴取する[1,2]。

　問診は，トレーニングを受けた保健師，看護師が行い，高危険群に対して喀痰細胞診の必要性を説明し，採痰の指導を行う[1]。

表1．市町村事業におけるがん検診 指針の内容[2,16]

種類	検査項目	対象者	受診間隔
乳がん検診	問診，視診，触診，乳房エックス線検査（マンモグラフィ）	40歳以上	2年に1回
子宮がん検診	問診，視診，子宮頸部の細胞診及び内診（有症状者は，まず医療機関の受診を勧奨。なお，希望する場合には子宮頸部の細胞診に引き続き子宮体部の細胞診を実施）	20歳以上	2年に1回
大腸がん検診	問診，便潜血検査	40歳以上	1年に1回
胃がん検診	問診，胃部エックス線検査	40歳以上	1年に1回
肺がん検診	問診，胸部エックス線検査，喀痰細胞診	40歳以上	1年に1回

2）胸部X線検査

胸部X線検査は，検診受診者全員に必ず実施する。肺癌診断に適格な胸部X線撮影を行う必要がある。背腹1方向撮影1枚による場合，適格な胸部X線写真とは，肺尖，肺野外側縁，横隔膜，肋骨横隔膜角などを含むように正しく位置付けされ，適度な濃度とコントラストおよび良好な鮮鋭度をもち，中心陰影に重なった気管，主気管支の透亮像ならびに心陰影および横隔膜に重なった肺血管が観察できるものをいう[1]。

胸部X線写真の読影は，肺がん検診の中で最も重要な作業であり，見落としを極力避けなければならないと同時に，不必要な精検を避ける必要がある。そのため，二重読影（ダブルチェック）および比較読影が行われる[1)2)]。

二重読影（ダブルチェック）は，見落としを防ぐため行われ，2人以上の医師がそれぞれ独立して読影し，うち1人は十分な経験を有することとされている[2]。少なくとも1人の読影者によって，精査を要する可能性あり（仮判定区分d・e）と判定されたX線像については必ず比較読影を行う。比較読影は，受診者の経済的・精神的負担をできるだけ軽減し，不必要な精検を避けるため行われ，過去のX線像と比較して要精検者を絞り込む。すなわち，胸部X線検査では，二重読影により仮判定され，次いで比較読影をも含めて決定判定が行われる。決定判定は二重読影を行った読影者の合意のもとに行われることが望ましいとされている。比較読影は仮判定が，d・eのものに対して行われるもので，少しでも比較読影が必要と判断した場合には，仮判定はd・eとして比較読影で決定判定をする。また，可能な施設では，仮判定b・cについても比較読影で決定判定をすることが望ましい。

3）喀痰細胞診

検診受診者中の高危険群に必ず実施する。胸部X線検査で捕捉できない肺門部の癌の発見を目

表2. 集団検診における喀痰細胞診の判定基準と指導区分[1]

判定区分	細 胞 所 見	指 導 区 分
A	喀痰中に組織球を認めない	材料不適，再検査
B	正常上皮細胞のみ 基底細胞増生 軽度異型扁平上皮細胞 線毛円柱上皮細胞	現在異常を認めない 次回定期検査
C	中等度異型扁平上皮細胞 核の増大や濃染を伴う円柱上皮細胞	程度に応じて6カ月以内の追加検査と追跡
D	高度（境界）異型扁平上皮細胞または悪性腫瘍の疑いある細胞を認める	直ちに精密検査
E	悪性腫瘍細胞を認める	

注1）個々の細胞の判定ではなく，喀痰1検体の全標本に関する総合判定である。
　2）全標本上の細胞異型の最も高度な部分によって判定するが，異型細胞少数例では再検査を考慮する。
　3）扁平上皮細胞の異型度の判定は異型扁平上皮細胞の判定基準，および細胞図譜を参照して行う。
　4）再検査とは検体が喀痰ではない場合に再度検査を行うことを意味する。
　5）追加検査とはC判定の場合に喀痰検査を追加して行うことを意味する。
　6）再検査や追加検査が困難な時には，次回定期検査の受診を勧める。
　7）D・E判定で精密検査の結果，癌が発見されない場合には常に厳重な追跡を行う。

的として実施される[1)2)]。

　喀痰は起床時の早朝痰を原則とし，最低3日間の蓄痰または3日間の連続採痰とする。採取された喀痰（細胞）は，固定後パパニコロウ染色を行い，顕微鏡下で観察する。細胞のスクリーニングと判定は，呼吸器の細胞診に習熟した検査技師と医師のチームによって行われることが望ましい。検査機関に委託する場合は，当該検査機関における呼吸器の細胞診を担当する検査技師，医師などの資格，人数ならびに設備の条件，その他を十分に把握し精度管理に留意する必要がある。喀痰細胞診の判定と指導は日本肺癌学会が定めた喀痰細胞診の判定基準と指導区分に則って行われる（表2）[1)]。なお，喀痰細胞診 D 判定では，胸部 X 線検査の判定基準と異なり，悪性腫瘍の疑いも含まれることに注意を要する。

2　胸部 X 線検査の判定基準と指導区分

　胸部 X 線検査の二重読影による仮判定および比較読影による決定判定は，日本肺癌学会により定められた胸部 X 線検査の判定基準と指導区分により行われている（表3）[1)]。日本肺癌学会集団検診委員会および胸部 X 線写真による肺癌検診小委員会では，判定基準をよりわかりやすいものとするために 2012 年 1 月に補足を定めた（表4）。以下に，この判定基準，指導区分および補足について概説する。

1）判定区分 A

　仮判定区分 a および決定判定区分（以降，判定区分）A における X 線所見は「読影不能」と判定され，再撮影が指示される。撮影条件不良，現像処理不良，位置付不良，フィルムのキズ，アーチファクトなどで読影不能のものが該当する。A 判定の多くはフィルムや現像機の管理不良や撮影者の不注意に起因している。現実的には再撮影が困難な場合が少なくないため，A 判定が出た場合には読影者は撮影者や管理者に具体的な注意を行い，A 判定写真がなくなるように指導する必要がある。

2）判定区分 B

　判定区分 B における X 線所見は「異常所見を認めない」と判定され，定期検診が指導される。第1肋軟骨石灰化，肋骨の随伴陰影などの骨性胸壁所見，肺尖部胸膜肥厚，乳頭・乳房などの軟部胸壁所見，心臓横隔膜角の心膜外脂肪塊，横隔膜穹分割（scalloping），横隔膜内側の不鮮明化およびテント化等の横隔膜所見などの正常亜型も判定区分 B に該当する。少しでも肺癌が否定できないと考えられた場合は仮判定は d・e として比較読影で決定判定をすることが望ましい。

（1）骨性胸壁

　第1肋軟骨石灰化はときに非対称で下方に膨隆することがあり，肺野結節との鑑別が難しい場合がある。その場合には仮判定 e として比較読影を実施して鑑別する。比較読影ができなかった場合には要精査となるが，その際は肺尖撮影や胸部 CT などを実施し確認する必要がある。

　第2肋骨や肋骨横隔膜洞直上の肋骨の内側縁に沿って幅 2〜3 mm 程度の肋骨の随伴陰影がみられることがある。胸壁の脂肪組織により形成されるもので，左右対称で肥満者にみられやすい。

表3. 肺がん検診における胸部X線検査の判定基準と指導区分[1]

二重読影時の仮判定区分	比較読影を含む決定判定区分	X線所見	二重読影時の仮指導区分	比較読影を含む決定指導区分
a	A	「読影不能」撮影条件不良，現像処理不良，位置付不良，フィルムのキズ，アーチファクトなどで読影不能のもの	再撮影	
b	B	「異常所見を認めない」	定期検診	
c	C	「異常所見を認めるが精査を必要としない」明らかな石灰陰影，線維性変化，気管支拡張症，気腫性変化，広範囲な陳旧性病変などで精査や治療を必要としないと判定できる陰影		
d	D	「異常所見を認めるが肺癌以外の疾患が考えられる」	比較読影	肺癌以外の該当疾患に対する精査
d1	D1	「活動性肺結核」 治療を要する肺結核を強く疑う		
d2	D2	「活動性非結核性病変」 肺炎，気胸など治療を要する状態		
d3	D3	「循環器疾患」 冠状動脈石灰化，大動脈瘤など心大血管異常		
d4	D4	「その他」 縦隔腫瘍，胸壁腫瘍など精査を要する状態		
e	E	「肺癌の疑い」		肺癌に対する精査
e1	E1	「肺癌の疑いを否定し得ない」		
e2	E2	「肺癌を強く疑う」 孤立性陰影，陳旧性病変に新しい陰影が出現，肺門部の異常(腫瘤影，血管・気管支などの肺門構造の偏位など)，気管支の狭窄・閉塞による二次変化(区域・葉・全葉性の肺炎，無気肺，肺気腫など)，その他肺癌を疑う所見		

(2) 軟部胸壁

　肺尖部胸膜肥厚は臓側胸膜の線維化・肥厚あるいは胸膜外脂肪組織により形成され多くは左右対称性であるが，一側の肥厚が対側に比べて厚い場合や辺縁が不整な場合，肺野病巣を伴う場合は注意を要する。

　乳頭は左右でみえていれば乳頭と考えて問題ないが，片側性の場合にはときに肺野結節と紛らわしいことがある。乳房陰影との関係，対側肺を注意深く観察することで確認できる。通常乳頭の内側縁はボケていることが多い。確定的でない場合は仮判定eとして比較読影を実施して鑑別する。

(3) その他

　心臓横隔膜角には心膜外縦隔に脂肪が沈着し，心陰影辺縁が不鮮明となることがある。両側性の場合は問題ないが，片側性，特に右側の場合は心膜嚢腫，横隔膜ヘルニアとの鑑別が問題となる。

表 4. 肺がん検診における胸部 X 線検査の判定基準(補足)

A:「読影不能」
　撮影条件不良,現像処理不良,位置付不良,フィルムのキズ,アーチファクトなどで読影不能のもの。

B:「異常所見を認めない」
　正常亜型(心膜傍脂肪組織,横隔膜のテント状・穹窿状変形,胸膜下脂肪組織による随伴陰影,右心縁の二重陰影など)を含む。

C:「異常所見を認めるが精査を必要としない」
　陳旧性病変,石灰化陰影,線維性変化,気管支拡張像,気腫性変化,術後変化,治療を要しない奇形などで,精査や治療を必要としない,あるいは急いで行う必要がないと判定できる陰影。

D:「異常所見を認め,肺癌以外の疾患で精査や治療を要する状態が考えられる」
　肺癌以外の疾患を疑うが,急いで精査や治療を行わないと,本人や周囲の人間に大きな不利益があるようなもの。疾患が疑われても急いで精査や治療を必要としない場合には「C」と判定する。肺癌を少しでも疑う場合には「E」に分類する。肺がん検診としての「スクリーニング陽性」は「E」のみである(下記注を参照のこと)。
　D1:「活動性肺結核」　　　　　治療を要する結核を疑う。
　D2:「活動性非結核性肺病変」　肺炎,気胸など治療を要する状態を疑う。
　D3:「循環器疾患」　　　　　　大動脈瘤など心大血管異常で治療を要する状態を疑う。
　D4:「その他」　　　　　　　　縦隔腫瘍,胸壁腫瘍,胸膜腫瘍など治療を要する状態を疑う。

E:「肺癌の疑い」
　E1:「肺癌の疑いを否定し得ない」
　E2:「肺癌を強く疑う」
　孤立性陰影,陳旧性病変に新しい陰影が出現,肺門部の異常(腫瘤影,血管・気管支などの肺門構造の偏位など),気管支の狭窄・閉塞による二次変化(区域・葉・全葉性の肺炎・無気肺・肺気腫など),その他肺癌を疑う所見。したがって「E」には,肺炎や胸膜炎の一部も含まれることになる。転移性肺腫瘍を疑う所見は「E」に分類する(ただし,転移性肺腫瘍は発見肺癌には含めない)。「E2」の場合には,至急呼び出しによる受診勧奨なども含め,精密検査に関する受診勧奨をより強く行うことが望ましい。

注 1)比較読影を含む決定指導区分において,E1 判定とは,きわめてわずかでも肺癌を疑うものを意味し,E2 判定とは,肺癌を強く疑うものを意味する。一方,D 判定は,肺癌以外の疾患を疑うものを意味する。
　 2)肺がん検診の胸部 X 線検査における要精検者とは,比較読影を含む決定指導区分における E1 および E2 を指す。
　 3)比較読影を含む決定指導区分における D 判定は肺がん検診としての要精検者とは認めない。
　 4)肺がん検診の集計表における胸部 X 線検査における要精検者数とは,E1 と E2 の合計数を意味する。
　 5)肺がん検診の集計表における肺癌確診患者数(検診発見肺癌)とは,E1 および E2 判定となった要精検者の中から原発性肺癌と確診された患者数を意味する。
　 6)したがって,D 判定者の中から肺癌が発見されたとしても,検診発見肺癌とは認めない。

3)判定区分 C

　判定区分 C における X 線所見は「異常所見を認めるが精査を必要としない」と判定され,定期検診が指導される。陳旧性病変,石灰化陰影,線維性変化,気管支拡張像,気腫性変化,術後変化,治療を要しない奇形などで精査や治療を必要としない,あるいは疾患が疑われても急いで精査や治療を行う必要がないと判定できる陰影が該当する。
　また,前年判定区分 D あるいは E とされた例で,当該疾患に対する精密検査等により問題ないとされ,かつ当該年度の胸部 X 線検査にて悪化を示唆する所見が認められなかったものについて

は判定区分Cに含める。

下記に項目として挙げた所見でも，初回の検診時で精査が必要な場合や比較読影で病変の悪化があり（肺癌は疑わないが），急いで精査や治療が必要と判断される場合などは仮判定あるいは決定判定でDとする。

(1) 陳旧性病変

陳旧性炎症性瘢痕に伴う線維性変化・線状影・索状影は判定区分Cに該当する。肺尖部胸膜肥厚に肺野病巣，線維性変化などを伴う場合は陳旧性肺結核の可能性が高く病的意義は低い。ただし，片側性胸膜肥厚に肺野病巣を伴う際，特に肋骨に骨破壊像を伴う場合はパンコースト腫瘍を疑う必要がある。

(2) 石灰化陰影

孤立性結節内の石灰化は，その病変が良性であることを示す最も重要な所見であり，結核腫などの炎症性肉芽腫や良性腫瘍の可能性が高い。びまん性，ポップコーン状，層状，リング状の石灰化が認められた場合は良性病変の可能性が高い。偏心性，点状の石灰化は原発性あるいは転移性肺腫瘍でも認められることがあり，辺縁の性状など他の所見と併せて判断する必要がある。

石灰化を伴う散布性陰影としては結核性肉芽腫，珪肺症があり，結核の既往や珪肺症の可能性について病歴を聴取することが重要である。「じん肺法」によると，塵肺は「粉塵を吸入することによって肺に生じた線維増殖性変化を主体とする疾病」と定義される。塵肺の多くは職業性の無機粉塵の曝露が原因となっている。原因物質の種類により，石炭（炭鉱夫塵肺），遊離珪酸（珪肺），珪酸化合物（石綿肺，滑石肺，珪藻土肺，セメント肺），炭素（炭素肺，黒鉛肺），酸化鉄（溶接工肺），アルミニウム（アルミニウム肺），ベリリウム（ベリリウム肺）などに分類され，それぞれ職種・職場に特徴がある。最も頻度が高い珪肺の胸部X線所見は，粒状影や不整形陰影などの小陰影および直径1cm以上の大陰影で，主として上葉に粒状影として出現し，進行すると塊状影を形成する。肺門リンパ節腫大および卵殻状石灰化を伴う[3]。

胸膜の石灰化の多くは結核性胸膜炎，外傷後の既往による変化で，多くは陳旧性の変化で病的意義は低い。また，「石綿関連所見」として胸膜プラークがあり，この存在は石綿曝露の指標として重要である。主として壁側胸膜に生じる両側性の不規則な板状の肥厚で石灰化を伴うことが多く，胸部X線でときに石灰化陰影として認められることがある。通常両側性で，胸壁背外側第7〜10肋骨レベル，外側第6〜9肋骨レベル，前胸壁第4肋骨レベル，傍脊椎領域，横隔膜ドームが好発部位とされている。肺尖部や肋骨横隔膜角には通常みられない[4]。

(3) 線維性変化

陳旧性炎症性瘢痕に伴う線維性変化および種々の原因による間質性肺炎が該当する（表5）[5]。胸部X線写真では間質性パターンは，①KerleyのA line，B line，②胸膜直下の間質の浮腫，③KerleyのC line，網状影，小不整形陰影，④気管支壁・気管支血管周囲間質の肥厚，⑤蜂巣肺，⑥肺門を構築する血管影辺縁のボケと肺門周囲の淡い濃度上昇などが認められる。また，陰影の形状では，粒状，粒状輪状（粒状網状），多発輪状，肺野縮小が認められる[6]。

(4) 気管支拡張像

気管支拡張像は判定区分Cに該当する。気管支拡張は気管支内腔の慢性，不可逆的な拡張をきたす病態で，本症の病因には多くの病態がある（表6）[7]。胸部X線写真では気管支壁肥厚（tram line）あるいは囊胞様陰影として認められる。

表5. 間質性肺炎の分類[5]

1. 特発性間質性肺炎(IIPs)
   特発性肺線維症(IPF)
   非特異性間質性肺炎(NSIP)
   急性間質性肺炎(AIP)
   特発性器質化肺炎(COP)
   剥離性間質性肺炎(DIP)
   呼吸細気管支炎を伴う間質性肺疾患(RB-ILD)
   リンパ球性間質性肺炎(LIP)
2. IIPs以外の原因不明疾患
   サルコイドーシス
   慢性好酸球性肺炎
   急性好酸球性肺炎
   リンパ脈管筋腫症(LAM)
   肺胞蛋白症
   Hermansky-Pudlak症候群
   鉄肺症
   アミロイドーシス
   肺胞微石症
3. 職業・環境性肺疾患
   過敏性肺炎(夏型過敏性肺炎,農夫肺,鳥飼病,ほか)
   塵肺(珪肺,石綿肺,慢性ベリリウム肺,アルミニウム肺,超硬合金肺,ほか)
4. 膠原病(結合組織疾患)
   関節リウマチ
   多発性筋炎/皮膚筋炎(PM/DM)
   全身性エリテマトーデス(SLE)
   強皮症(全身性硬化症)
   混合性結合組織疾患
   シェーグレン症候群
   ベーチェット病
   Wegener肉芽腫症
   結節性多発動脈炎
   顕微鏡的多発血管炎
   Churg-Strauss症候群
   ANCA関連肺疾患
5. 医原性肺疾患
   薬剤性肺炎
   放射線肺炎
   酸素中毒

(文献5.を改変)

(5) 気腫性変化

気腫性病変を有する慢性閉塞性肺疾患(COPD),気腫性肺嚢胞などが該当する。

慢性閉塞性肺疾患(COPD)では,胸部X線は進行した気腫性病変の診断に有用で,肺の透過性亢進,血管陰影の細小粗像化,横隔膜の低位平定化,滴状心による心胸郭比の減少,肋間腔の開大などが認められるが,非進行例では明らかな所見を呈しないため注意を要する[8]。診断には呼吸機能検査が有用で,胸部高分解能CTは自覚症状のない早期の気腫性病変を検出することが可能である。

気腫性肺嚢胞は終末細気管支より末梢で嚢胞壁が肺胞で形成される異常な含気空間で,臓側胸膜の2層の弾力板を破壊し2層の間に空気が入り込んだものをbleb(ブレブ)といい,弾力板の内側にとどまっているものはbulla(ブラ)と呼ばれる[9]。これらは一般に無症状であるが,肺嚢胞が大きな場合は仮判定をdとして比較読影を行うことが好ましい。比較読影で進行し巨大化する場合,液面形成や周囲浸潤影の出現があり,感染を伴った場合(感染性肺嚢胞)は決定判定でDとして精査あるいは治療を要する。また,気腫性肺嚢胞は肺癌の危険因子とされていることから経過観察に際しては注意が必要である[10]。

(6) その他

術後変化,治療を要しない奇形,肋骨奇形(頸肋,フォーク状肋骨,融合肋骨など),骨島,陳旧性骨折などが該当する。肋骨の限局的な骨硬化像である骨島は,肺野結節との鑑別が難しい場合がある。この際も仮判定eとして比較読影を実施して決定判定で鑑別する。比較読影ができなかった

表 6. 発症要因による気管支拡張症の分類[7]

1. 先天性の気管支壁異常・気管支軟骨の形成不全など
    1) William-Campbell 症候群
    2) yellow nail（黄色爪）症候群
2. 気道の粘液線毛輸送の障害
    1) 副鼻腔気管支症候群
    2) primary ciliary dyskinesia（Kartagener 症候群，immotile cilia）
    3) cystic fibrosis
    4) Young 症候群
    5) γ-グロブリン欠損症・低下症
3. 反復・持続的な炎症によるもの
    1) 細菌・ウイルス感染（特に小児期のマイコプラズマ肺炎）
    2) 肺線維症（牽引性気管支拡張）
    3) アレルギー性炎症（アレルギー性気管支肺アスペルギルス症）
    4) 結核・結核後遺症
    5) 非結核性抗酸菌症
    6) 慢性閉塞性肺疾患
    7) サルコイドーシス

場合には要精査となる。精査に際して骨条件での撮影が有用である。なお，「石綿関連所見」のうち，石綿肺，びまん性胸膜肥厚も急いで精査や治療を必要としないと考えられることから判定区分 C とする。

4）判定区分 D

判定区分 D における X 線所見は「異常所見を認め，肺癌以外の疾患で精査や治療を要する状態が考えられる」と判定され，比較読影ののち肺癌以外の該当疾患に対する精査が指導される。肺癌以外の疾患を疑うが，急いで精査や治療を行わないと，本人や周囲の人間に大きな不利益があるようなものが該当し，疾患が疑われても急いで精査や治療を必要としない場合には判定区分 C する。

判定区分 D は，判定区分 D1「活動性肺結核」：治療を要する肺結核を疑う，判定区分 D2「活動性非結核性病変」：肺炎，気胸など治療を要する状態，判定区分 D3「循環器疾患」：大動脈瘤など心大血管異常で治療を要する状態，判定区分 D4「その他」：縦隔腫瘍，胸壁腫瘍，胸膜腫瘍などで治療を要する状態の 4 つに分類されている。

なお，少しでも肺癌を疑った場合には決定判定を E1 判定として精査することが好ましい。

（1）活動性肺結核（判定区分 D1）

肺結核の胸部 X 線所見は，上肺野背側（S^1，S^2，S^{1+2}，S^6）に好発すること，気道散布性，境界明瞭で比較的陰影の濃度が高いことが特徴とされている。結核の活動性を示唆する胸部 X 線所見としては，空洞形成や散布影を伴う浸潤影，結節影，びまん性小粒状影，胸部 CT 所見としては，分岐状線状構造，空洞，小葉性浸潤影，細葉性結節，すりガラス陰影などが示されている[11]。

（2）活動性非結核性病変（判定区分 D2）

肺炎，気胸など治療を要する状態を疑うものが該当する。胸部 X 線上肺炎像を呈する場合は肺癌との鑑別が困難なことがあり注意を要する。

表7. 縦隔の区分と主な縦隔疾患[12]

	前縦隔	中縦隔	後縦隔
嚢胞性	胸腺嚢胞 心膜嚢胞	気管支嚢胞 食道嚢胞	髄膜瘤
充実性	胸腺原発腫瘍 ・胸腺腫 ・胸腺癌 ・胸腺カルチノイド ・胸腺脂肪腫 胚細胞性腫瘍 ・奇形腫 ・悪性胚細胞性腫瘍 悪性リンパ腫	縦隔内甲状腺腫 食道腫瘍 悪性リンパ腫	神経原性腫瘍 ・神経鞘腫 ・神経線維腫 ・神経節細胞腫 ・傍神経節腫 ・神経芽腫

(3) 循環器疾患（判定区分D3）

大動脈瘤など心大血管異常で治療を要する状態を疑うものが該当する。動脈硬化に伴い胸部大動脈の蛇行，拡張，過長が認められる場合，胸部X線で大動脈瘤と鑑別することは難しく，下行大動脈が蛇行していることが鑑別の参考になる。判断に迷った場合には仮判定をdとして比較読影で血管径の変化をみる。精密検査として胸部造影CTで確認する。

(4) その他（判定区分D4）

縦隔腫瘍，胸壁腫瘍，胸膜腫瘍など治療を要する状態を疑うものが該当する。縦隔腫瘍を示す疾患を表7に示す[12]。石綿関連疾患のうち中皮腫は判定区分D4とする。

縦隔腫瘍，縦隔リンパ節腫大は，胸部X線では縦隔から肺野に突出する腫瘤影として示されるが，縦隔の早期の異常を見逃さないためには，縦隔のX線解剖を理解するとともに，前接合線，後接合線，傍気管線，傍脊椎線，奇静脈食道陥凹，aortic-pulmonary windowなどの縦隔胸膜線の異常の認識と解析が重要である[13]。縦隔腫瘍，縦隔リンパ節腫大と鑑別を要する疾患として，血管性病変（胸部大動脈，腕頭動脈の蛇行，肺動脈拡張），横隔膜ヘルニア（モルガニ孔ヘルニア，食道裂孔ヘルニア），脊椎由来の骨病変，胸膜病変（胸膜腫瘍，胸膜炎に伴う胸膜肥厚，限局性胸水貯留など），心嚢液貯留などがある[13]。胸部大動脈，腕頭動脈の蛇行は前述したように，胸部X線写真で大動脈瘤や腫瘤性病変と鑑別することは難しいが，下行大動脈が蛇行していることや腕頭動脈の蛇行は気管透亮像を偏位させないなどの所見が参考となる。疑わしい時は仮判定eとして比較読影を行う。比較読影で判断がつかない場合には決定判定E1として胸部造影CTで確認する必要がある。食道裂孔ヘルニアでは心陰影に重なった腫瘤影がみられ，内部に水面形成が認められれば食道裂孔ヘルニアとして問題ない。

5) 判定区分E

判定区分EにおけるX線所見は「肺癌の疑い」と判定され，比較読影ののち肺癌に対する精査が指導される。

判定区分Eは，判定区分E1「肺癌の疑いを否定しえない」，判定区分E2「肺癌を強く疑う」の2つに分類される。具体的に「肺癌を疑う」X線所見として，孤立性陰影，陳旧性病変に新しい陰影が出現，肺門部の異常（腫瘤影，血管・気管支などの肺門構造の偏位など），気管支の狭窄・閉塞に

よる二次変化(区域・葉・全葉性の肺炎,無気肺,肺気腫など)などが示されている.したがって,「E」には,肺炎や胸膜炎の一部も含まれることになる.

転移性肺腫瘍を疑う所見は「E」に分類する(ただし,転移性肺腫瘍は発見肺癌には含めない).「E2」の場合には,至急呼び出しによる受診勧奨なども含め,精密検査に関する受診勧奨をより強く行うことが望ましい.

以上のように判定区分Dを「肺癌以外の疾患疑い」,判定区分Eを「肺癌疑い」と定めている.以前はDやEの運用は地域により異なり,D+E判定を要精検としたり,E判定のみを要精検としたりする地域があり,市町村別の精度比較に支障を生じていた[14].平成21年3月に日本肺癌学会集団検診委員会委員長名で,「肺がん検診としての胸部X線検査の要精検は今後E判定のみとする」旨の連絡が各市町村に配布されたことにより,少しでも肺癌を疑う所見はE1とすることが徹底された.そのため,D判定から発見された場合の肺癌は検診発見肺癌に含まれなくなった.

3 肺がん検診における要精検率

肺がん検診において,要精検率は一定の基準以下に抑える必要がある.がん検診が適切に実施されるためには精度管理が不可欠であり,その向上のためには3つの段階(「目標と標準の設定」,「質と達成度のモニタリング・分析」,「改善に向けた取組」)が基本的な構造として示されている[15].「目標と標準の設定」では市町村事業におけるがん検診の事業評価指標(アウトカム指標,プロセス指標,技術・体制的指標)が示されている.がん検診の目的は癌による死亡率減少(アウトカム指標)であるが,短期的にがん検診の事業評価を行うことは困難であり,継続的に検診の質を確保するという観点から,プロセス指標,技術・体制的指標の評価が重要とされている.プロセス指標には,がん検診受診率,要精検率,精検受診率,陽性反応的中度,癌発見率などが含まれ,指標値として,要精検率3.0%以下,癌発見率0.03%以上,陽性反応的中度(癌/要精検)1.3%以上などが示されている.すなわち,受診者の経済的・精神的負担を軽減し不必要な精検を避けるため,要精検率の指標値は3.0%以下とされている[15].

(吉村明修・遠藤俊輔・小林　健)

文　献

1) 日本肺癌学会編.肺癌取扱い規約 第7版,9.肺癌集団検診の手引き.金原出版,2010.
2) がん予防重点健康教育及びがん検診実施のための指針.厚労省 健発第0331058号.平成20年3月31日.
3) 審良正則.Ⅶ.びまん性肺疾患 6.塵肺(症).胸部のCT 第2版(村田喜代史,上甲　剛,池添潤平編),pp199-250,メディカル・サイエンス・インターナショナル,2004.
4) 石綿ばく露労働者に発生した疾病の認定基準に関する検討会報告書.石綿ばく露労働者に発生した疾病の認定基準に関する検討会.平成15年8月26日.
5) 日本呼吸器学会びまん性肺疾患診断・治療ガイドライン作成委員会編.特発性間質性肺炎 診断と治療の手引き(改訂第2版),第Ⅰ章 びまん性肺疾患と特発性間質性肺炎.pp1-4,南江堂,2011.
6) 日本医学放射線学会胸部放射線研究会編.びまん性肺疾患の画像診断指針,1.びまん性肺疾患診断における単純X線写真とその役割.pp1-6,医学書院,1998.
7) 内藤映理,冨田桂公,東田有智.Ⅲ閉塞性肺疾患,気管支の異常 B囊胞性肺疾患,気管支異常 気管支拡張症.日本臨牀 別冊 呼吸器症候群(第2版)Ⅰ,pp733-736,日本臨牀社,2008.
8) 日本呼吸器学会COPDガイドライン第3版作成委員会編.COPD(慢性閉塞性肺疾患)診断と治療のためのガイドライン第3版.第Ⅱ章 診断.pp31-68,

社団法人日本呼吸器学会,2009.
9) 富永 滋,佐々木真一,吉岡泰子,他.Ⅲ 閉塞性肺疾患 B 嚢胞性肺疾患,気管支異常 気腫性肺嚢胞.日本臨牀 別冊 呼吸器症候群(第2版)Ⅰ,pp748-750,日本臨牀社,2008.
10) Hanaoka N, Tanaka F, Otake Y, et al. Primary lung carcinoma arising from emphysematous bullae. Lung Cancer 2002 ; 38(2) : 185-191.
11) Leung AN. State of the Art. Pulmonary tuberculosis : The essentials. Radiology 1999 ; 210 : 307-322.
12) 富山憲幸,池添潤平.Ⅴ.縦隔腫瘍の CT, MRI. 胸部の CT 第2版(村田喜代史,上甲 剛,池添潤平編),pp199-250,メディカル・サイエンス・インターナショナル,2004.
13) 田中 修.4.主要な異常所見読影の実際.(12)縦隔腫瘤・肺門リンパ節腫大.胸部 X 線写真の ABC(片山 仁,大澤 忠,大場 覚編),pp216-230,日本医師会,1990.
14) 中山富雄.肺がん検診の現状と問題点(精度管理の面から).肺癌 2010 ; 50 : 461.
15) 今後の我が国におけるがん検診事業評価の在り方について報告書(案).がん検診事業の評価に関する委員会(平成20年3月).

第 V 章

判定区分ごとの実例

1. A 判 定

　A判定におけるX線所見は「読影不能」と判定され，再撮影が指示される。撮影条件不良(図1〜3)，現像処理不良，位置付不良(図3〜6)，フィルムのキズ(図3)，アーチファクト(図7，8)などで読影不能のものなどが該当する。

　図1は露出が過剰で肺野が暗く結節影の発見が困難である。図2は露出不足であり，中央陰影や横隔膜，骨構造と重なる結節影の発見ができない。撮影では検診マニュアルに準じた撮影を心がける必要がある。露出に対しては自動露出調整器(フォトタイマー)を用いたり，ない場合には受診者の胸の厚さや体格によって適切な撮影時間，撮影電流を調節することが大切である。図3〜6は肺野が撮影範囲から欠けている。上は肺尖部から下は肋骨横隔膜角まで十分に含んだ撮影を行わなければならない。体格が大きく撮影範囲に収まらないと予想される場合には，2回に分けて肺野を完全に含んだ撮影をするなど工夫する必要がある。図7では上肺野に髪の束が写し込まれている。髪の毛の束が入らないように，また，ボタン，装飾類，シャツの金属刺繍，ブラジャーなどが写り込まないように，撮影時には装飾のない薄い下着に替えて撮影するように徹底することが必要である。図8は撮影後の画像処理で生じた傷であるが，爪の跡や指紋，現像機のローラー痕，スクリーンの埃など画像内にアーチファクトが生じないように撮影機器や現像機器，画像処理機器の管理も良好な検診胸部画像を撮影するために大切である。

　A判定とされると再撮影が求められるが，現実的には再撮影が困難なことが少なくない。
　読影者はA判定と思われる撮影をみた際には，専門家にコンサルトするなどして原因を突き止め，再発の防止を徹底するように指導することが大切である。

58　第Ⅴ章　判定区分ごとの実例

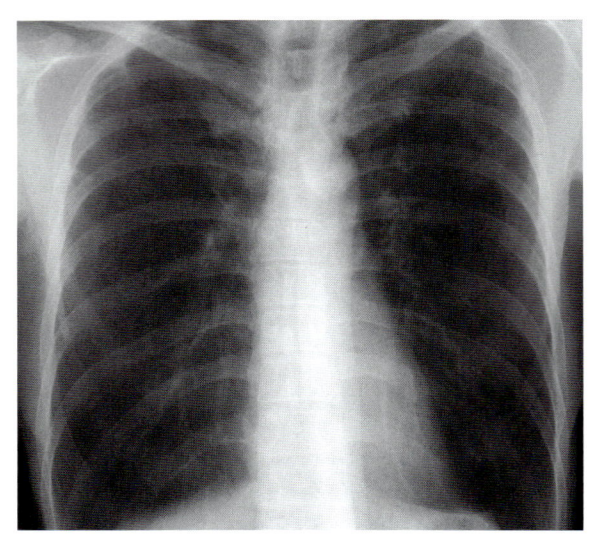

図 1.　露出過剰で肺野の上下方が欠ける

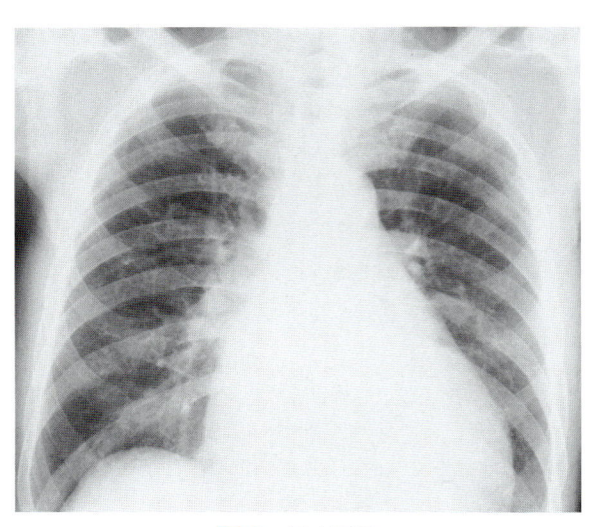

図 2.　露出不足

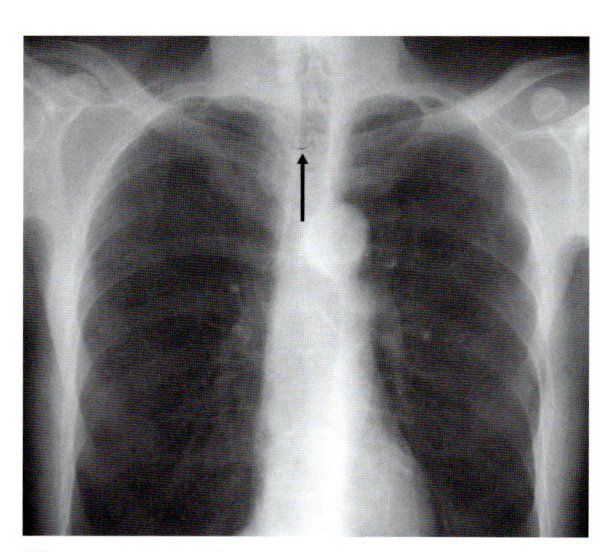

図 3.　露出過剰で肺野の下方が欠ける。上方にフィルムのキズ（矢印）がある

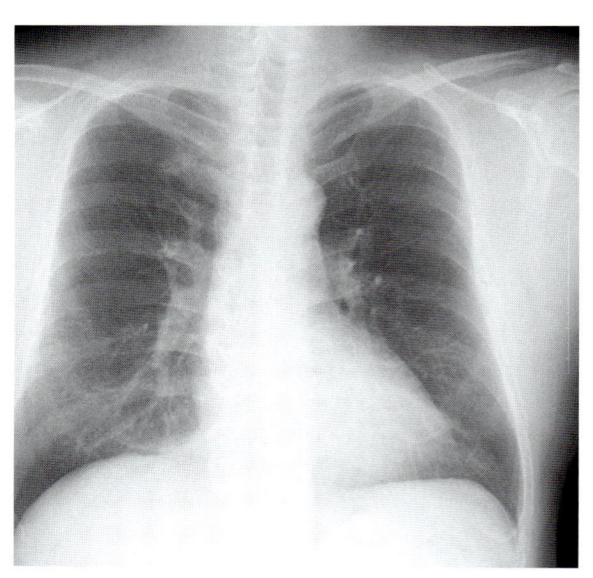

図 4.　肺野の右下側が欠ける

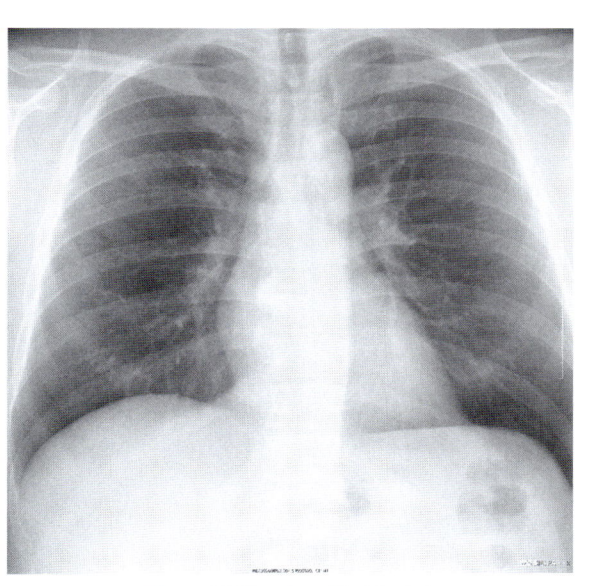

図5. 肺野の左下側が欠ける

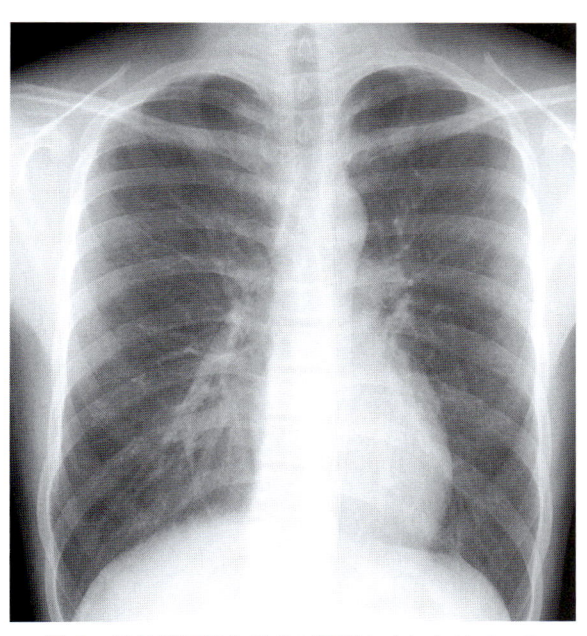

図6. 肋骨横隔膜角部分が両側ともに欠けている

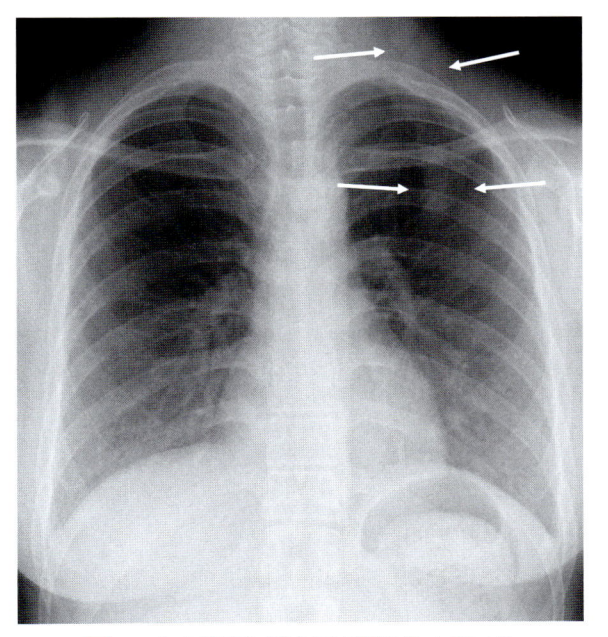

図7. 左上肺野に髪の束が写り込んでいる

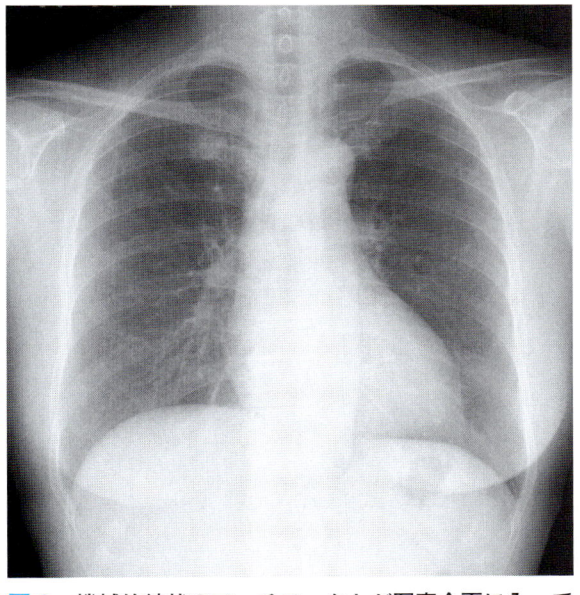

図8. 機械的縞状のアーチファクトが写真全面に入っている

2. B 判 定

　判定区分 B における X 線所見は「異常所見を認めない」と判定され，定期検診が指導される。胸部写真には肺以外に骨構造や心臓，縦隔構造，胸壁などの正常構造が重なり合って描出されている。これらの構造の正常亜型の中には肺癌と紛らわしいものがある。正常構造のみならず骨構造や中央陰影，胸壁の正常亜型の画像を熟知して読影に臨むことで，より精度の高い読影が可能となる。ただし，胸部写真には診断能に限界があるため，少しでも肺癌を疑った場合には仮判定を「e1」判定として比較読影を行い，必要に応じて精査に回すように心がける。

- ■胸郭　　　図 9～13
- ■胸膜　　　図 14
- ■中央陰影　図 15～18
- ■横隔膜　　図 19～20

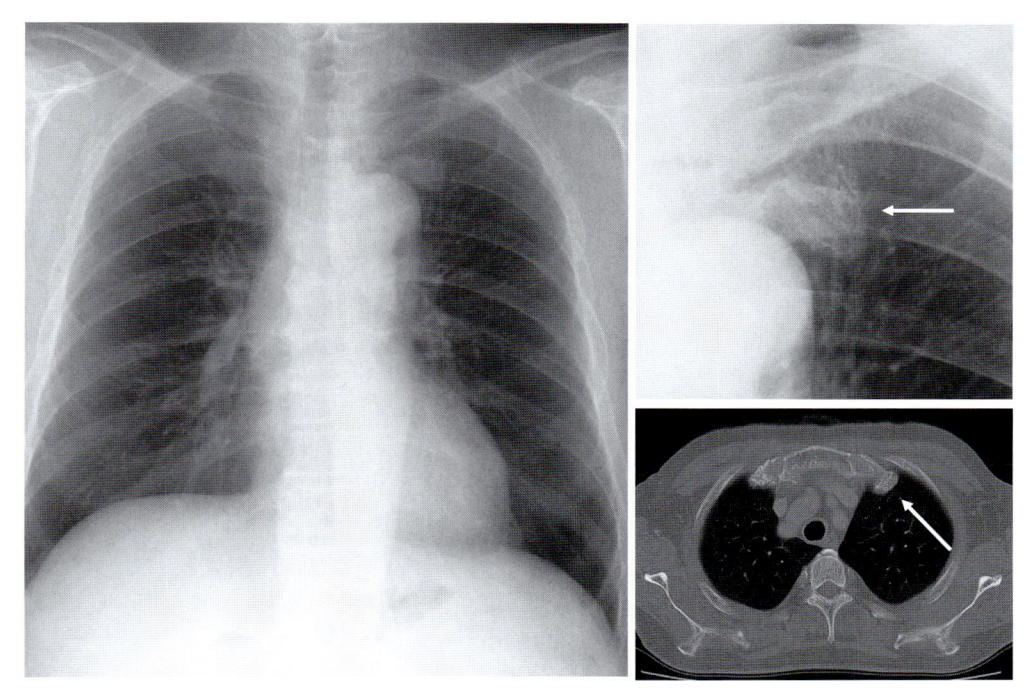

図 9. 左右第 1 肋骨・肋軟骨部の石灰化(1)

第 1 肋骨・肋軟骨部の石灰化はしばしば，肋骨の幅を越えて肺野に突出することがある。左右差があることも稀ではない。境界を丁寧に観察すること，肋骨との連続性や関節構造の有無をみることで鑑別が可能となる場合が多い。

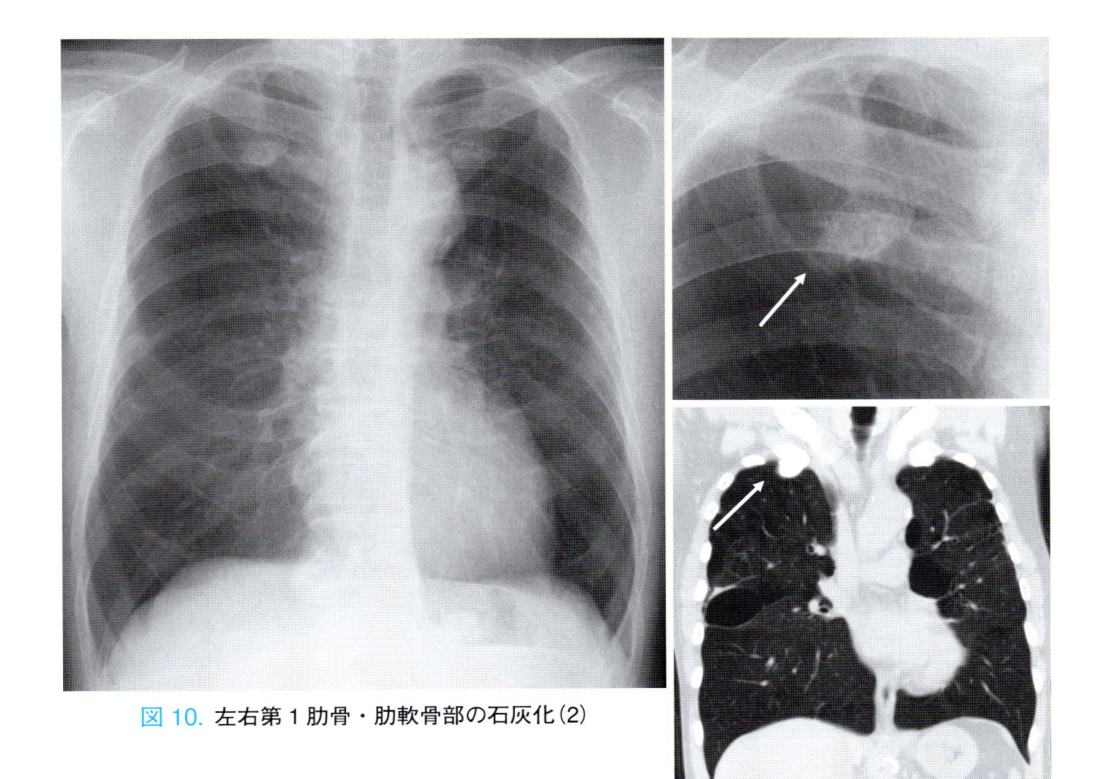

図 10. 左右第 1 肋骨・肋軟骨部の石灰化(2)

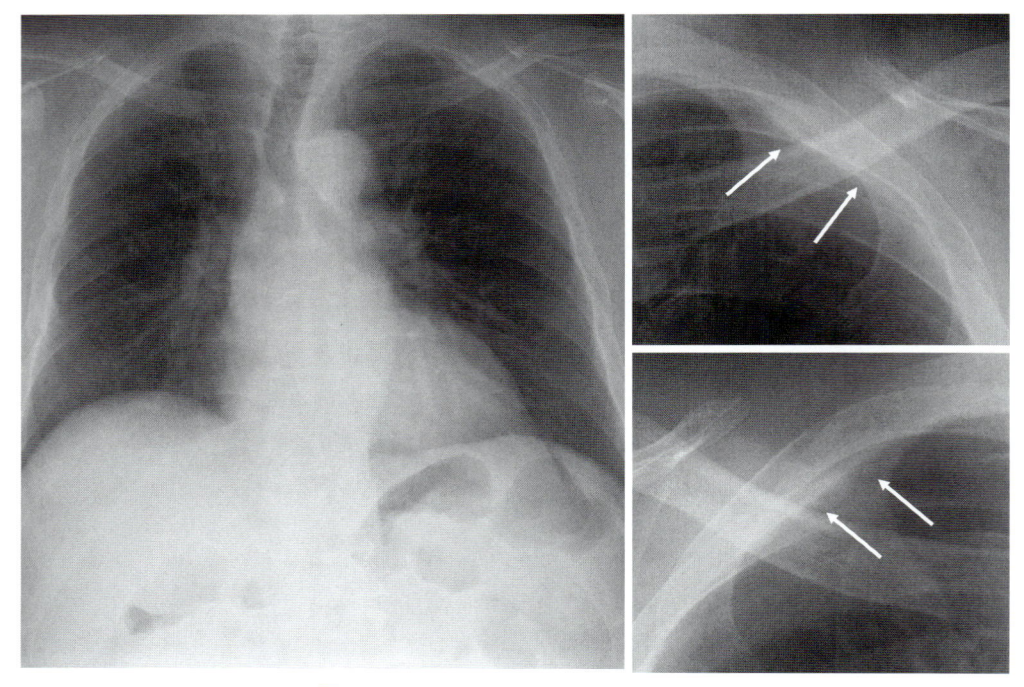

図 11. 随伴陰影（companion shadow）

第2肋骨に沿った3〜4 mm 程度の境界明瞭で平滑な肥厚様所見を両側に認める。胸膜下脂肪組織による陰影で，肥満者にしばしば認められる。

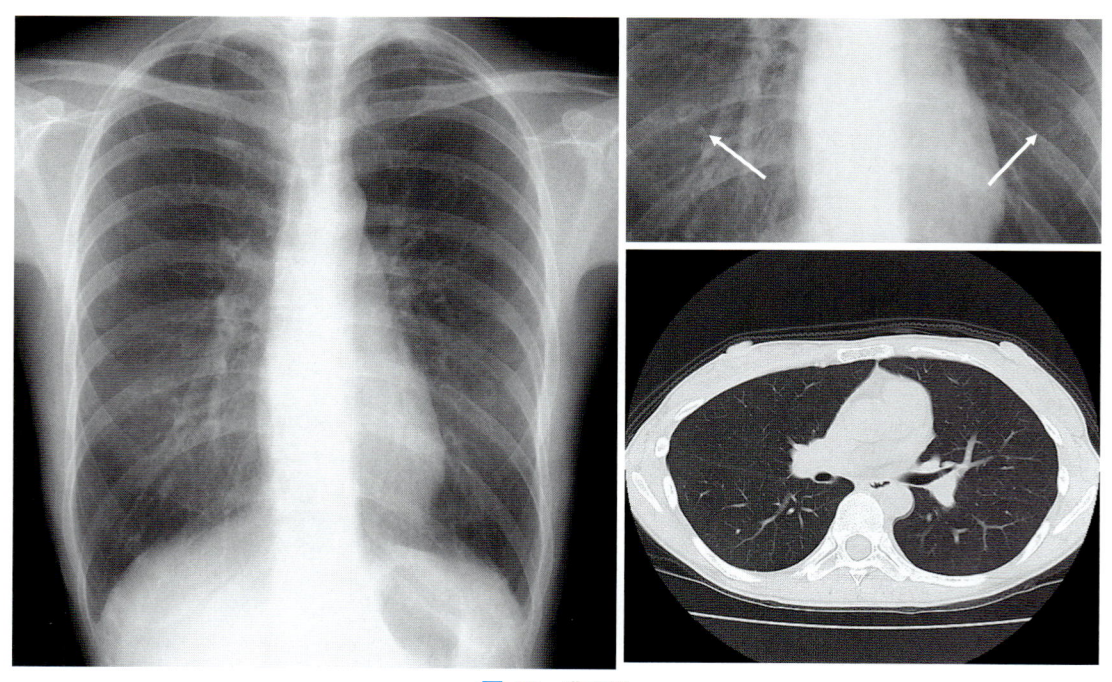

図 12. 乳頭影

女性ではしばしば両側下肺野に類円形の陰影として認められる。両側左右対称に認めたり，内側がぼける（incomplete border sign）などの典型的な所見を呈する場合は問題となることは少ないが，片側のみ認めた場合には乳房の軟部影との関係を評価するなどして鑑別を試みる。それでも肺結節との鑑別が難しい場合がある。

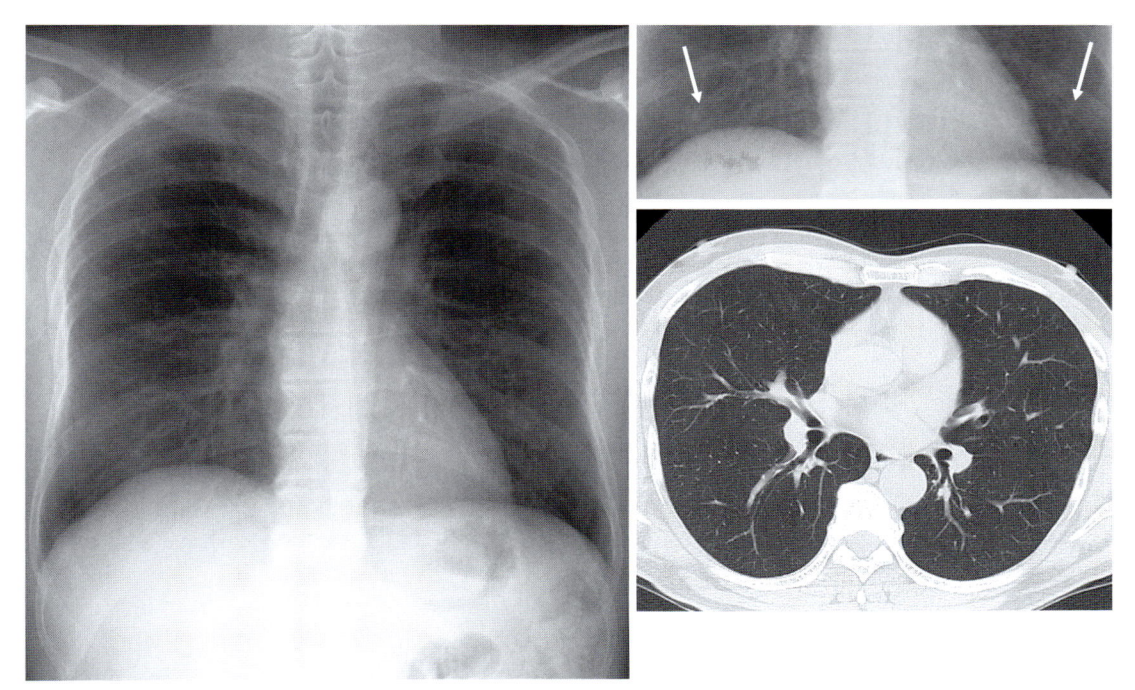

図 13. 男性の乳頭影

男性でも乳頭影が認められる場合がある。一般的には女性より小さい結節状を呈する。女性の場合と同様両側性にないかどうか丹念にみることで判断できる場合が多い。

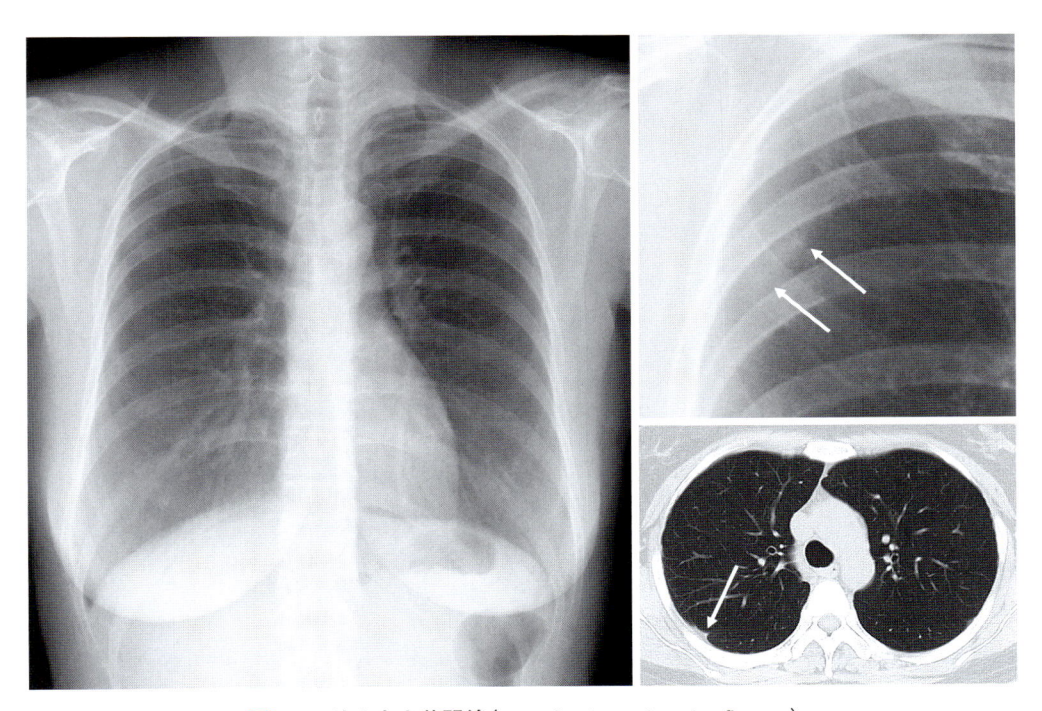

図 14. 外上方大葉間線（superior lateral major fissure）

左右の下葉上部（S^6）辺縁の大葉間裂の脂肪組織により生じ肺門側に陥凹した外側に透過性の低下した陰影として認められることがある。本例では胸部 CT で右大葉間裂の脂肪組織が肺と正面方向で境界を形成しており、この部分をみていると考えられる。

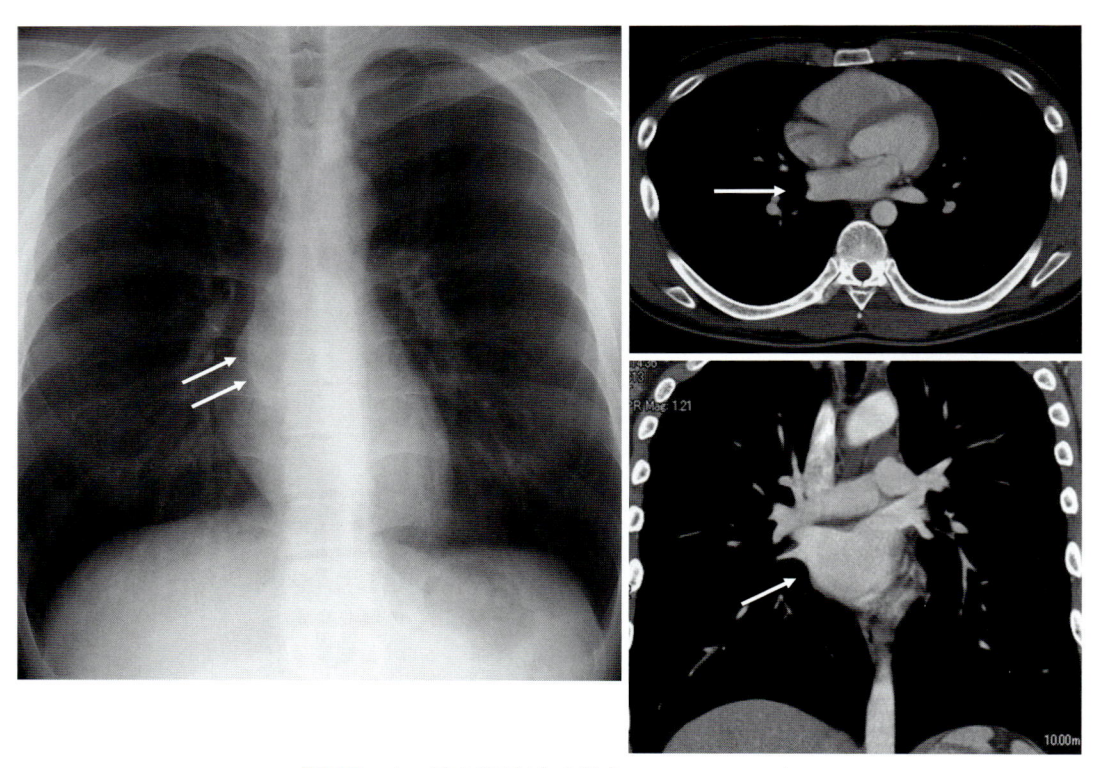

図 15. 右二重心陰影（右心縁の double contour）

右上肺静脈の左房への入口部が肺野と正面からの方向で明確な境界を呈すると認められるものである。心の反時計方向回転，左房右縁により生じる陰影である。縦隔腫瘍との鑑別が問題となる。右肺静脈との連続性を確認することで診断できる場合が多い。

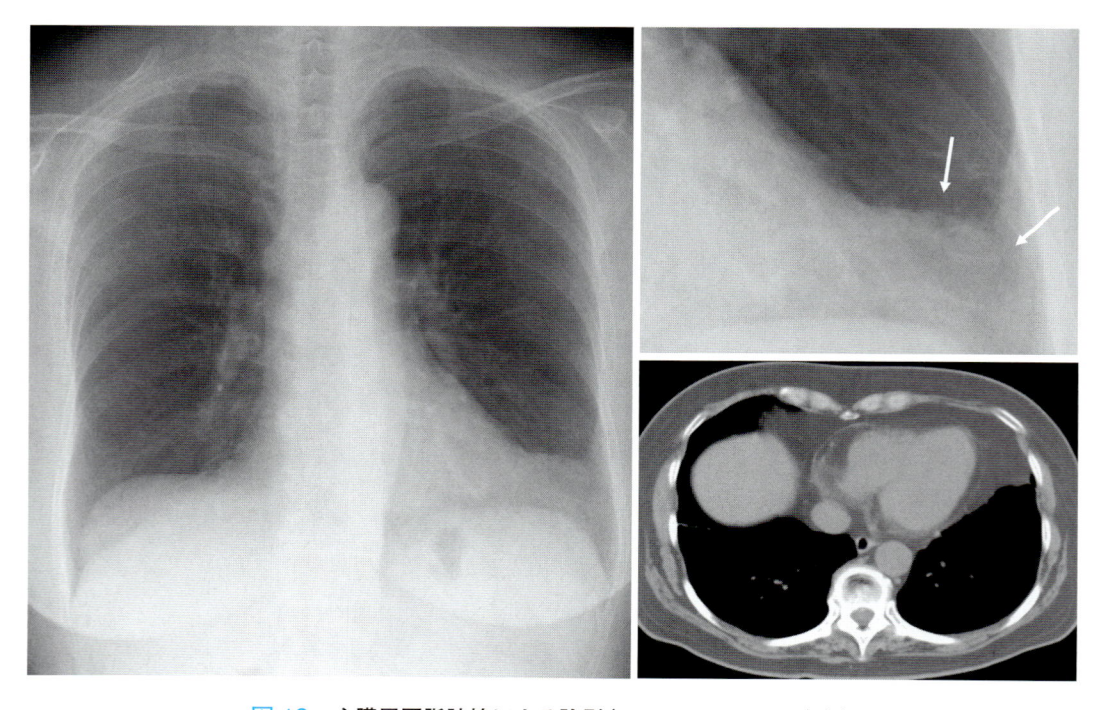

図 16. 心膜周囲脂肪塊による陰影（pericardial fat pad）(1)

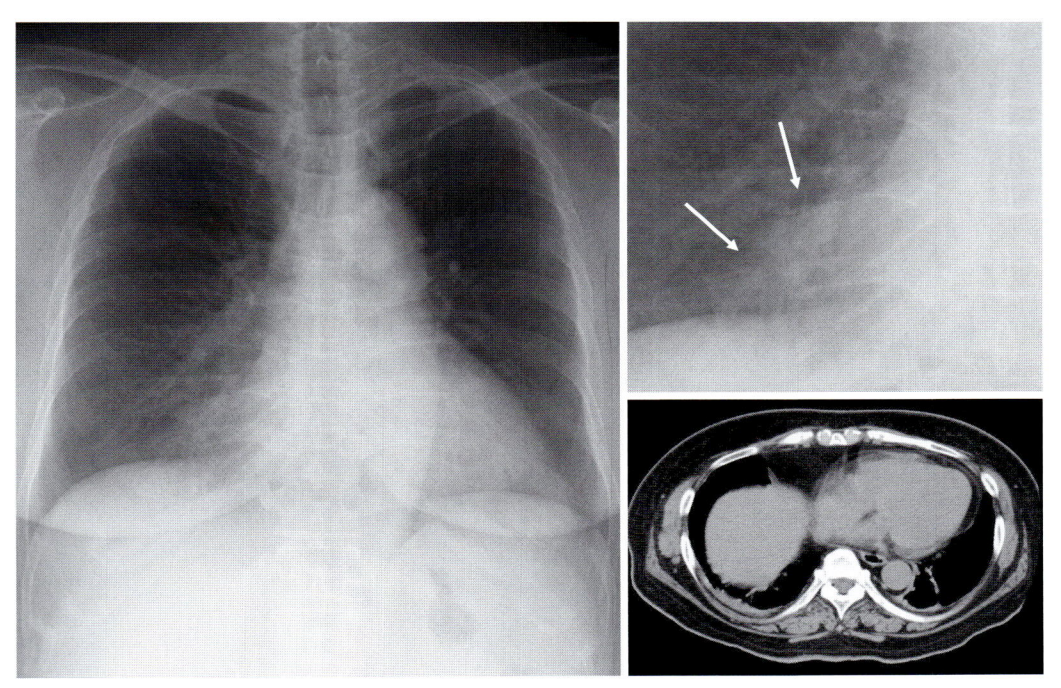

図 17. 心膜周囲脂肪塊による陰影（pericardial fat pad）(2)

心膜周囲に多量の脂肪が蓄積されると中央陰影の右第2弓線や左第4弓線を消失させる腫瘤や浸潤影と見間違う透過性の低下を呈する場合がある。陰影の大きさの割に濃度が低いこと，重なる肺血管が透見できることなどが参考になる。

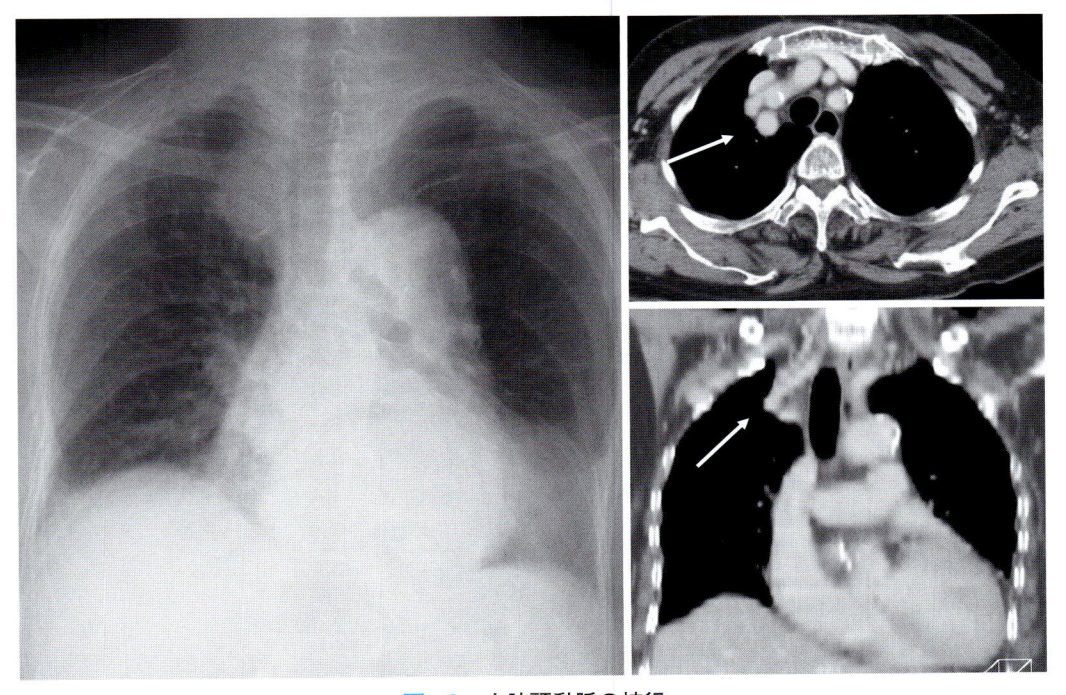

図 18. 右腕頭動脈の蛇行

動脈硬化により右腕頭動脈が延長蛇行するとしばしば上大静脈を右側に圧排し肺野に突出してくる。これにより右上肺野の腫瘤影と鑑別が問題となる。下行大動脈の蛇行や大動脈弓部の石灰化などがあれば鑑別に役立つ。

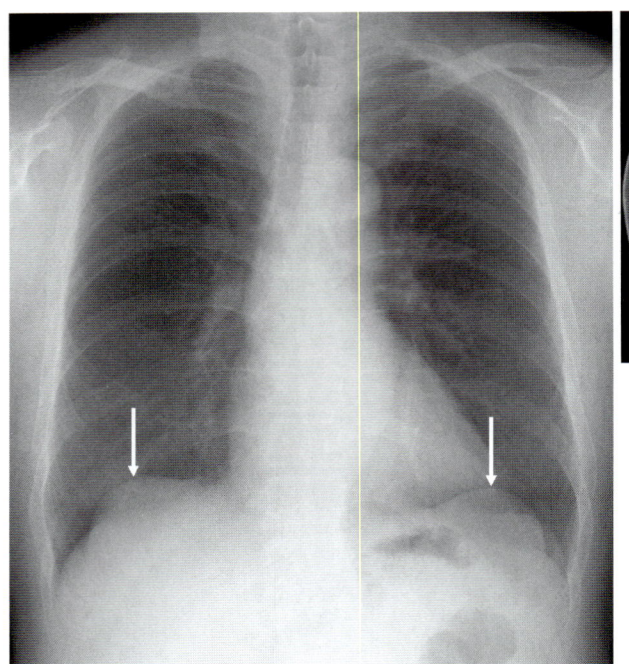

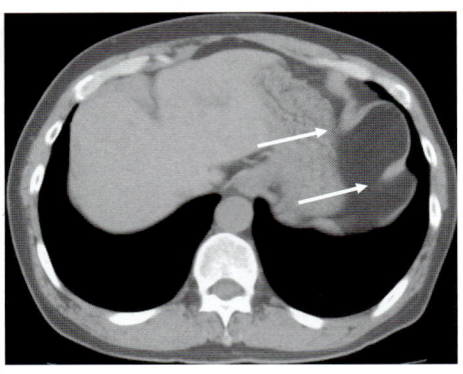

図 19. 横隔膜の穹分割（scalloping）

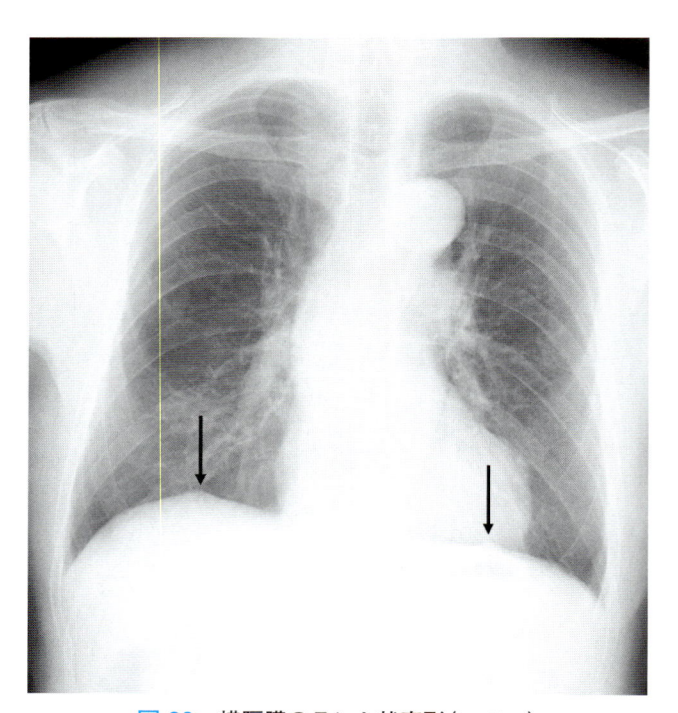

図 20. 横隔膜のテント状変形（tenting）

横隔膜は一般的には平坦でドーム状を呈するが，テント状に変形したり，穹隆状に変形したりすることもある。これらは横隔膜を形成する筋束の変異により生じるとされている。

3. C 判定

　判定区分 C における X 線所見は「異常所見を認めるが精査を必要としない」と判定され，定期検診が指導される。陳旧性病変，石灰化陰影，線維性変化，気管支拡張像，気腫性変化，術後変化，治療を要しない奇形などで精査や治療を必要としない，あるいは疾患が疑われても急いで行う必要がないと判定できる陰影が該当する。

　また，前年判定区分 D あるいは E とされた例で，当該疾患に対する精密検査などにより問題ないとされ，かつ当該年度の胸部 X 線検査にて悪化を示唆する所見が認められなかったものについては判定区分 C に含める。

- ■奇形や陳旧性変化　　　図 21〜31
- ■石灰化影　　　　　　　図 32〜33
- ■線維性変化　　　　　　図 34
- ■気管支拡張症　　　　　図 35
- ■気腫性変化　　　　　　図 36〜37
- ■石綿関連疾患，塵肺症　図 38〜41

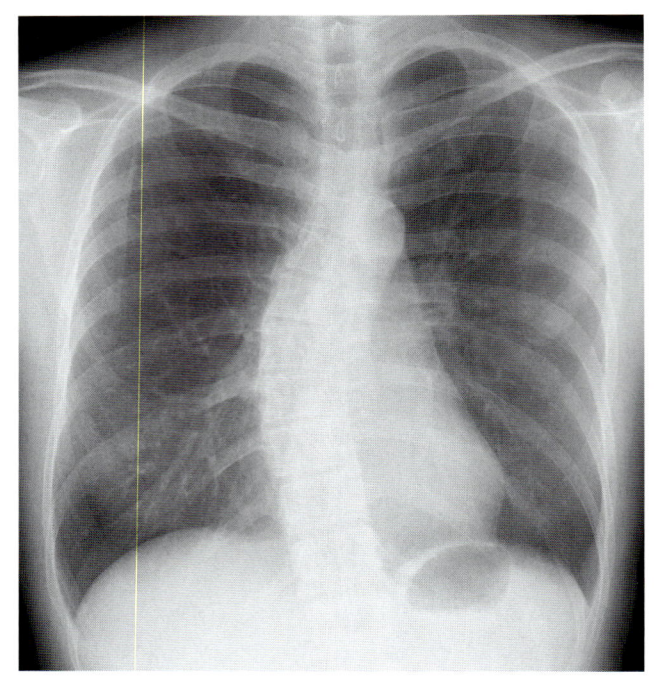

図 21. 軽度側弯症

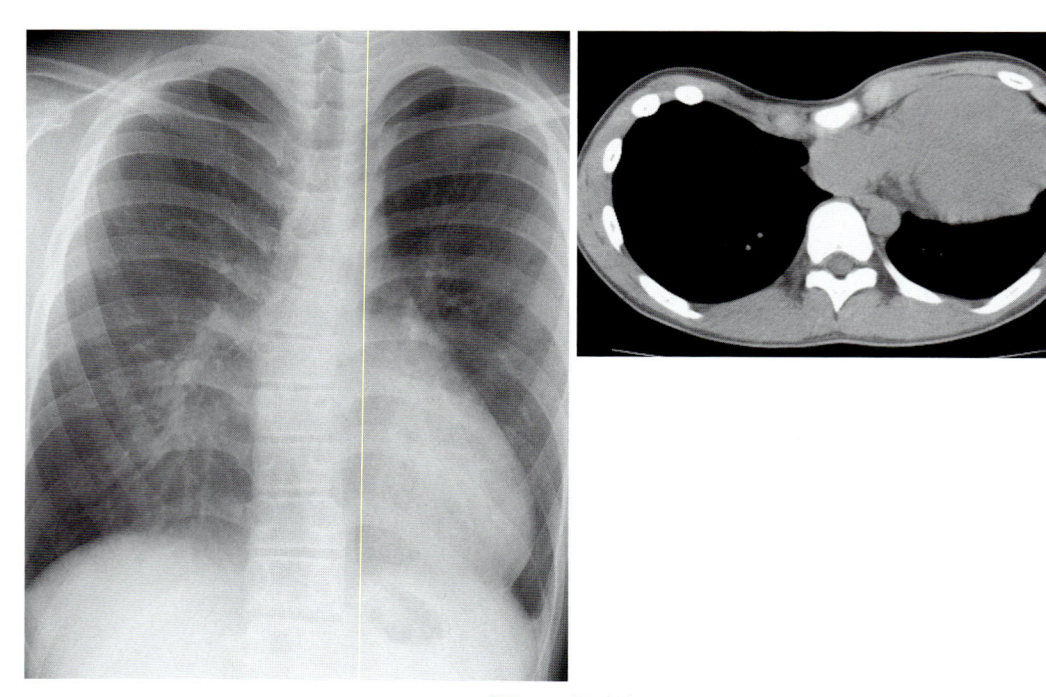

図 22. 漏斗胸

典型的な漏斗胸では前方の肋骨の走行が垂直化し，心陰影が左方へ偏位し，下行大動脈の線が消失するなど特徴のある所見を呈する。

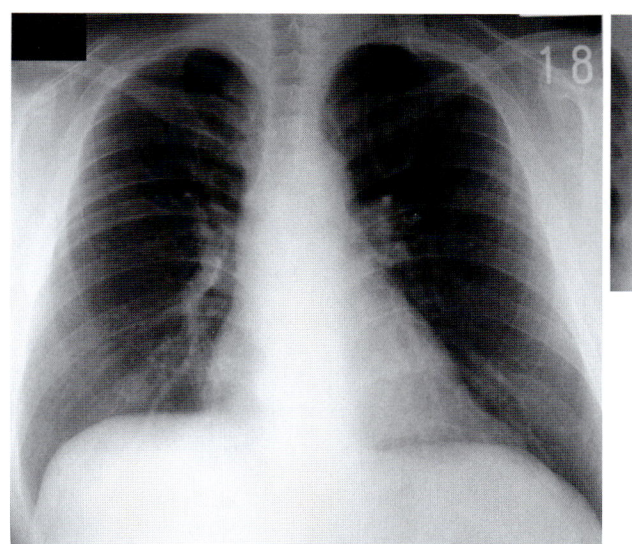

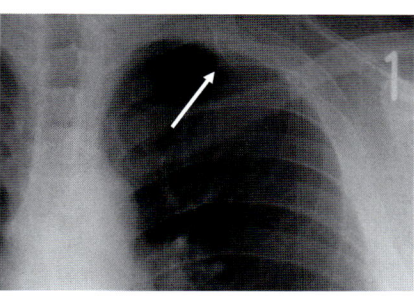

図 23. 頸肋（cervical rib）
第 7 頸椎から生じる過剰肋骨をいう。

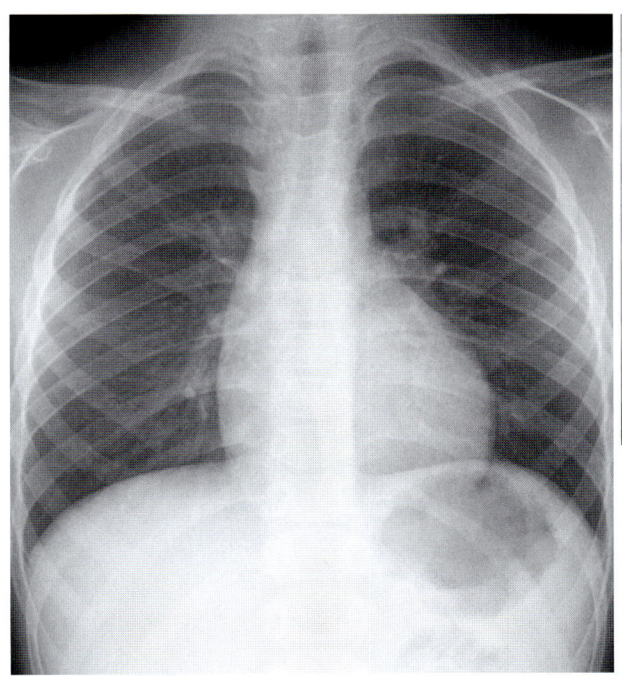

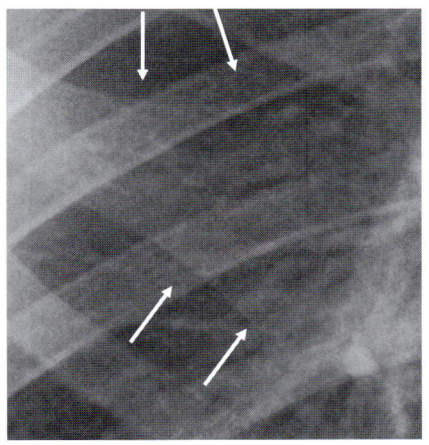

図 24. 肋骨のフォーク状変形
肋骨の癒合分離不全として認められる。

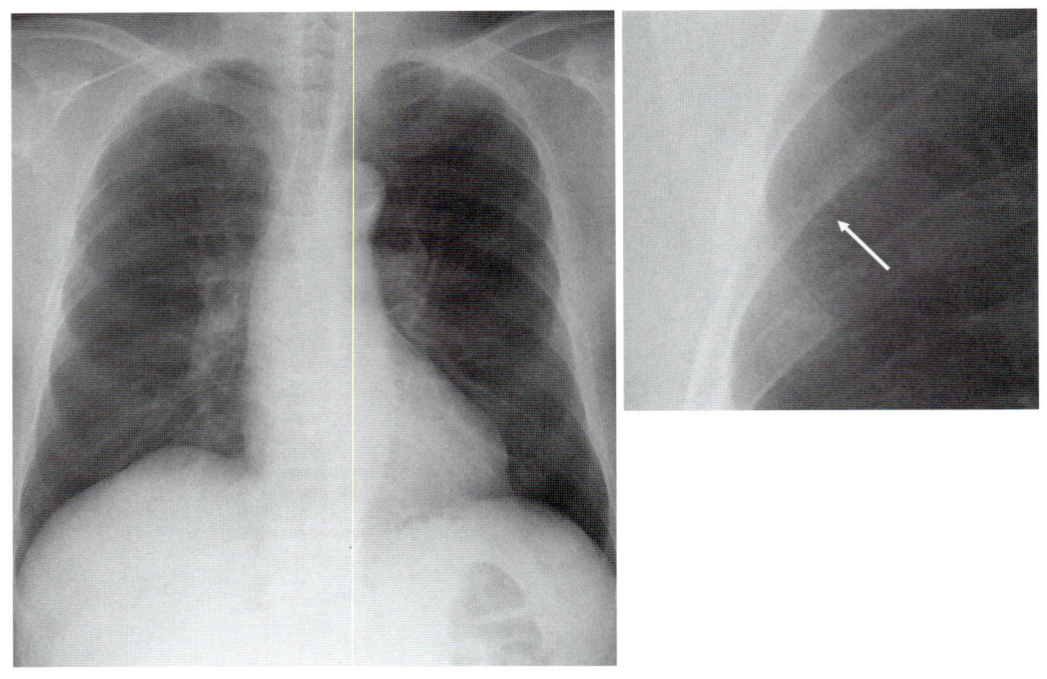

図 25. 肋骨のリボン状変形
肋骨の形成不全として認められる。

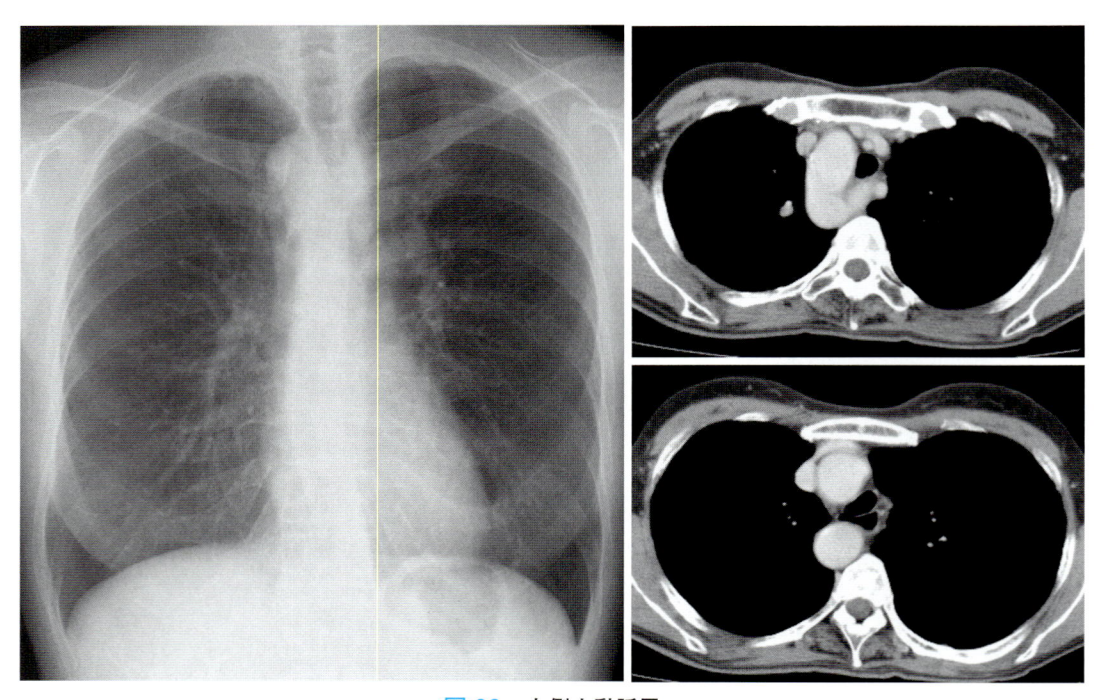

図 26. 右側大動脈弓
大動脈の発生異常の一つである。胎生期の大動脈輪の分離によってさまざまな亜型を生じる。大動脈弓が右側にみえること以外に大動脈弓の高さが高いことや，気管が接する部分で左方に偏位することが知られている。本例は胸部造影 CT にて右側大動脈弓に左鎖骨下動脈が下行大動脈より分岐し，食道や気管の背側を走行する亜型も認められる。

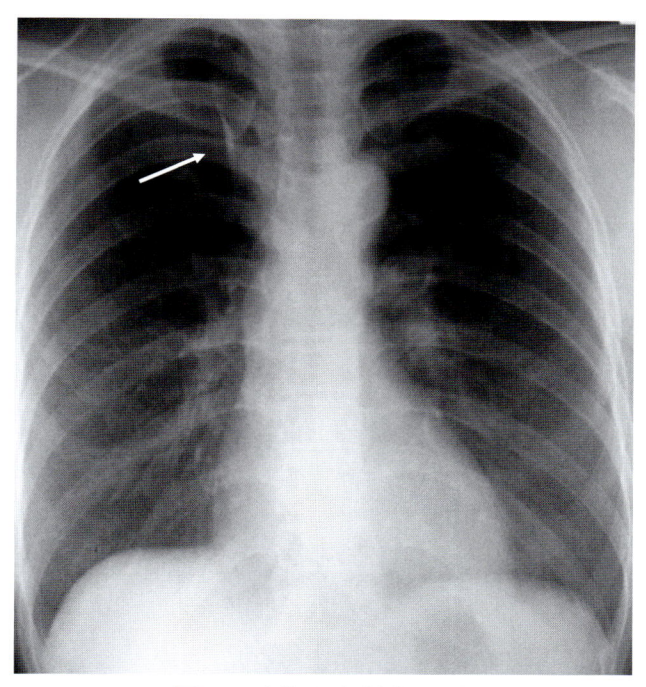

図 27. 奇静脈裂（奇静脈葉）

右上肺野に紡錘形の結節影があり，肺尖から連続する線状影と連続している。奇静脈の発生異常によるもので正常亜型である。

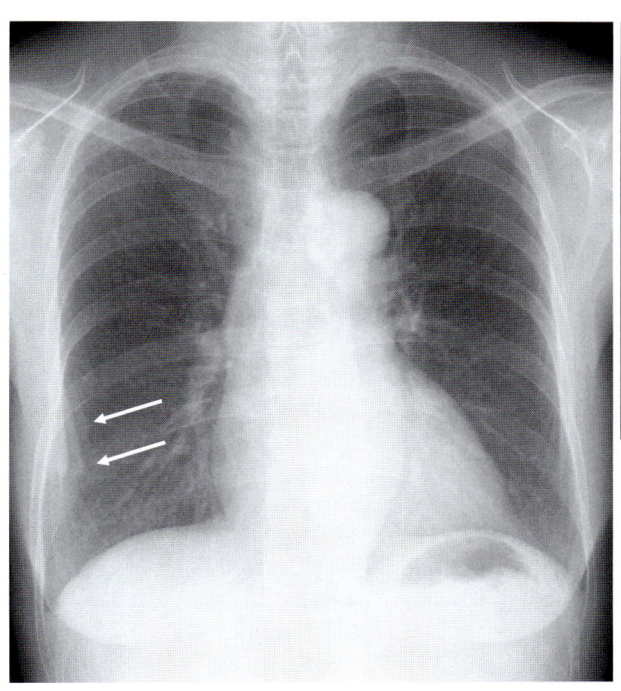

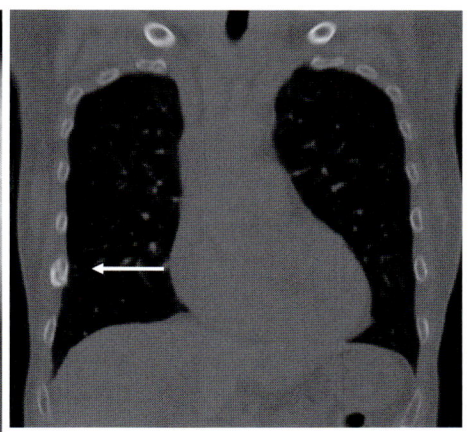

図 28. 右肋骨骨折後

肋骨骨折の後にはしばしば仮骨形成が生じ，結節状や胸膜肥厚様にみえることがある。骨折は並んだ肋骨に多発しやすいことや陰影と肋骨の関係をよくみることで鑑別がつくことが多い。

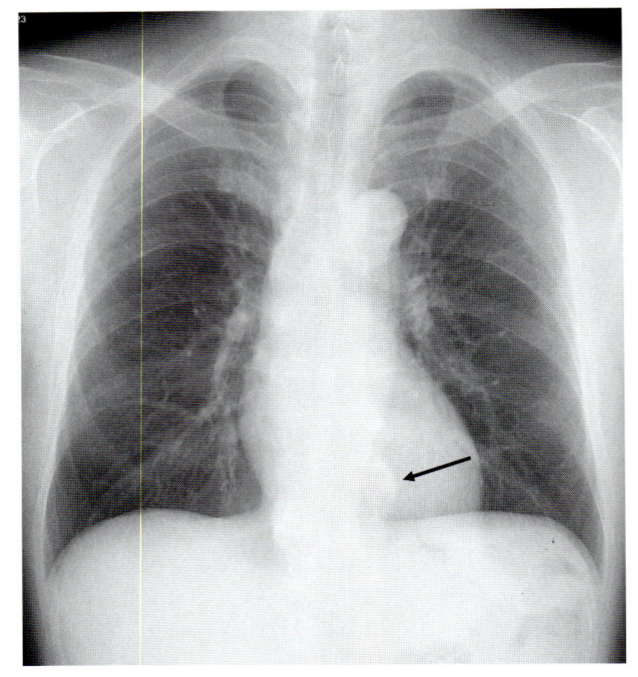

図 29. 胸椎左側の骨棘形成

変形性胸椎症の所見であるが，部位によっては肺結節や縦隔腫瘤と間違われることがある。椎体との連続性を確認することが大切である。

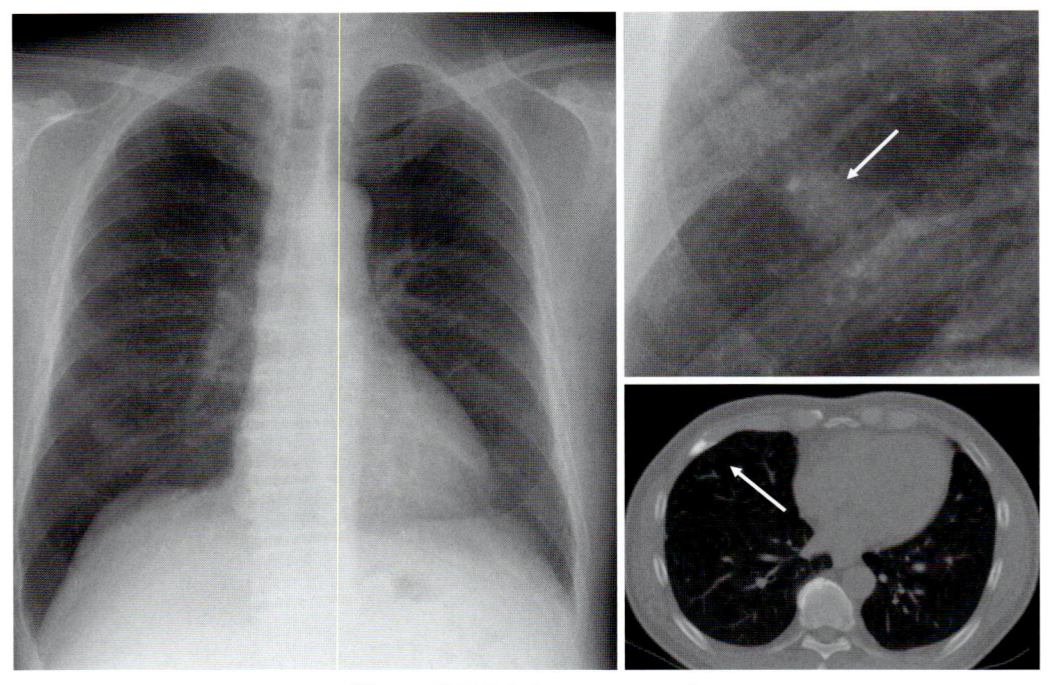

図 30. 肋骨骨島（rib bone island）

肋骨の形成不全による限局性骨硬化所見を骨島と呼ぶ。肺野結節としばしば混同される。肋骨からはみ出ない結節影であること，骨島部分の肋骨に萎縮があるかどうかで鑑別できる場合がある。

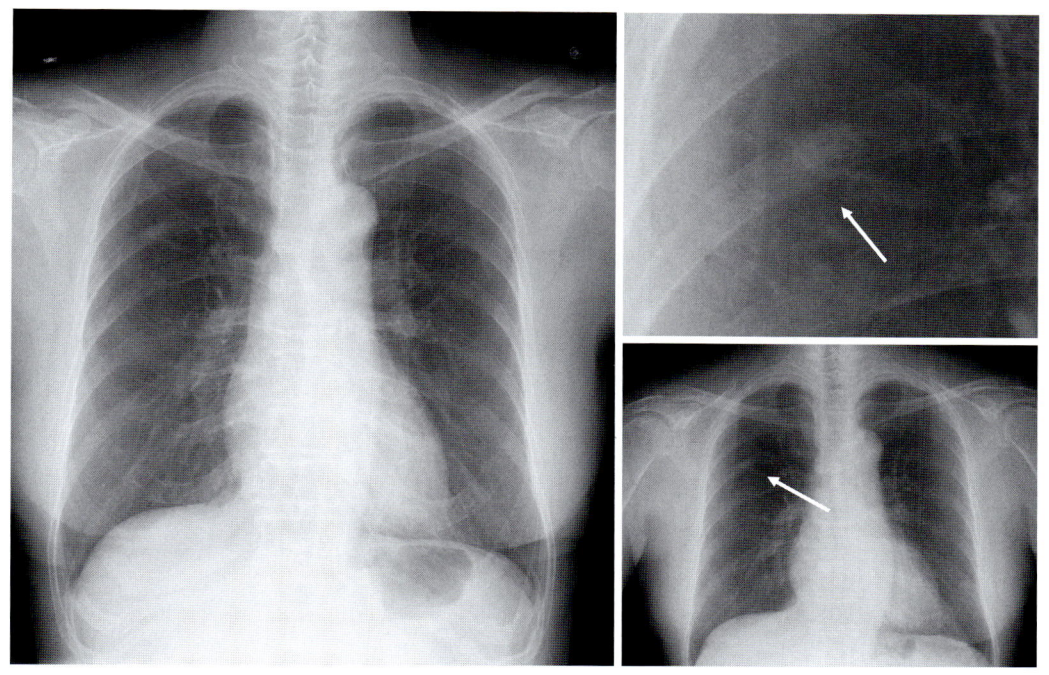

図 31. 肋骨骨島

比較読影では陰影の大きさに変化がないこととともに，陰影と肋骨の関係が変わっていないことが診断に役立つことが多い。

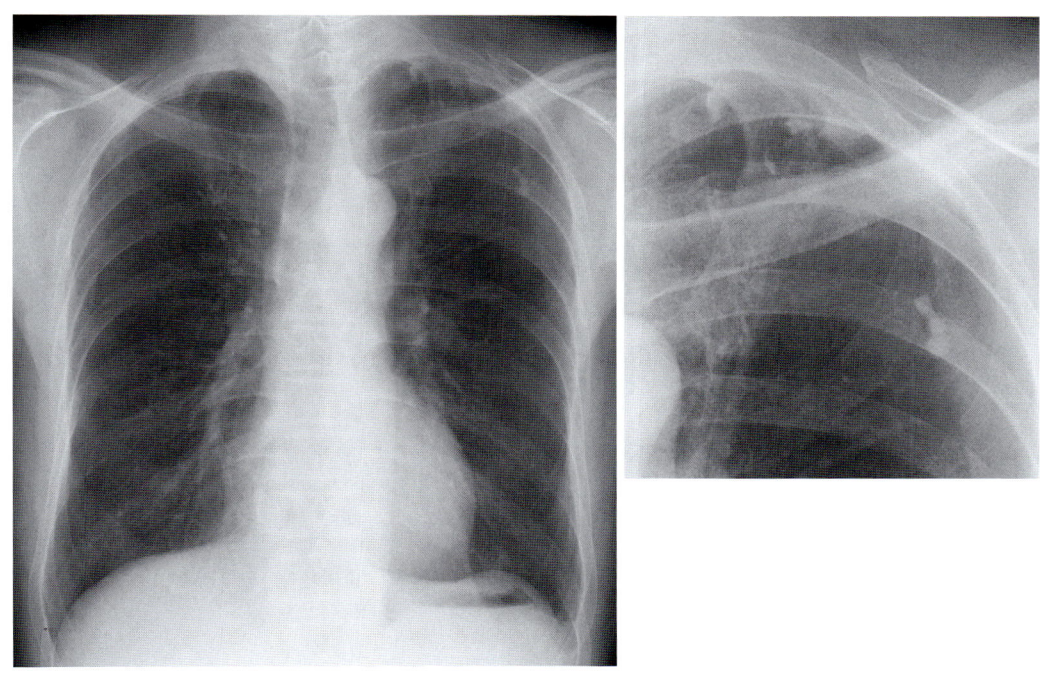

図 32. 石灰化結節

左上肺野に多発する小さく境界明瞭な濃い濃度の結節の集簇を認める。石灰化を伴う結節が集簇しており，日本人では陳旧化した結核腫であることが多い。

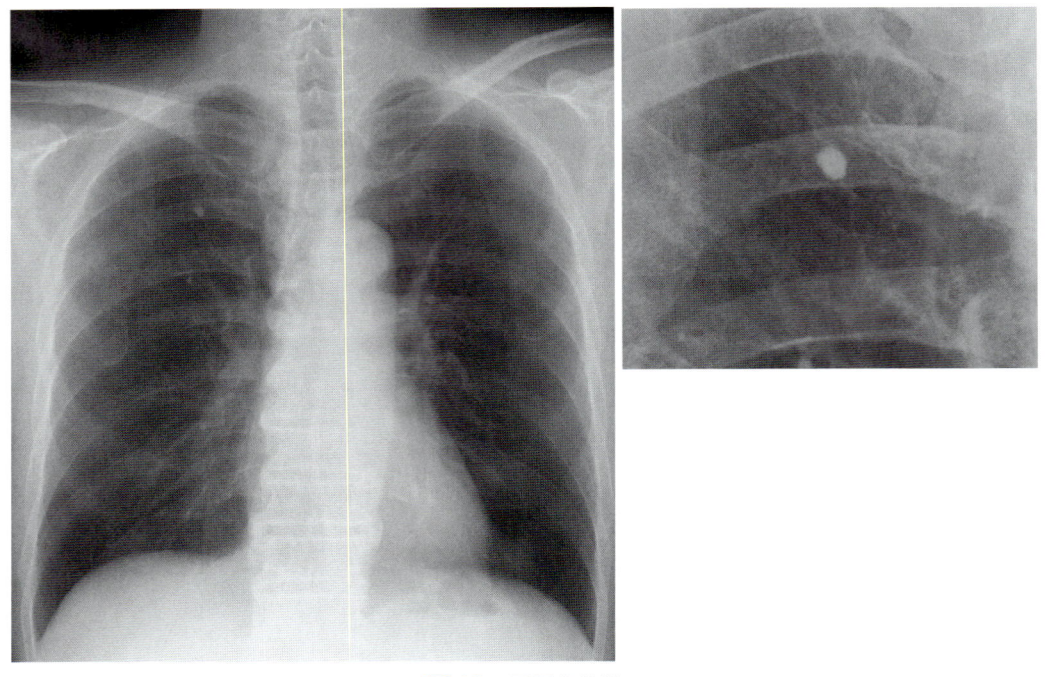

図 33. 石灰化結節

右上肺野に小さく境界明瞭で濃い濃度の結節を認める。胸部 X 線写真での石灰化の評価は難しいこともあるが，この大きさでこの濃度は石灰化としてよい。

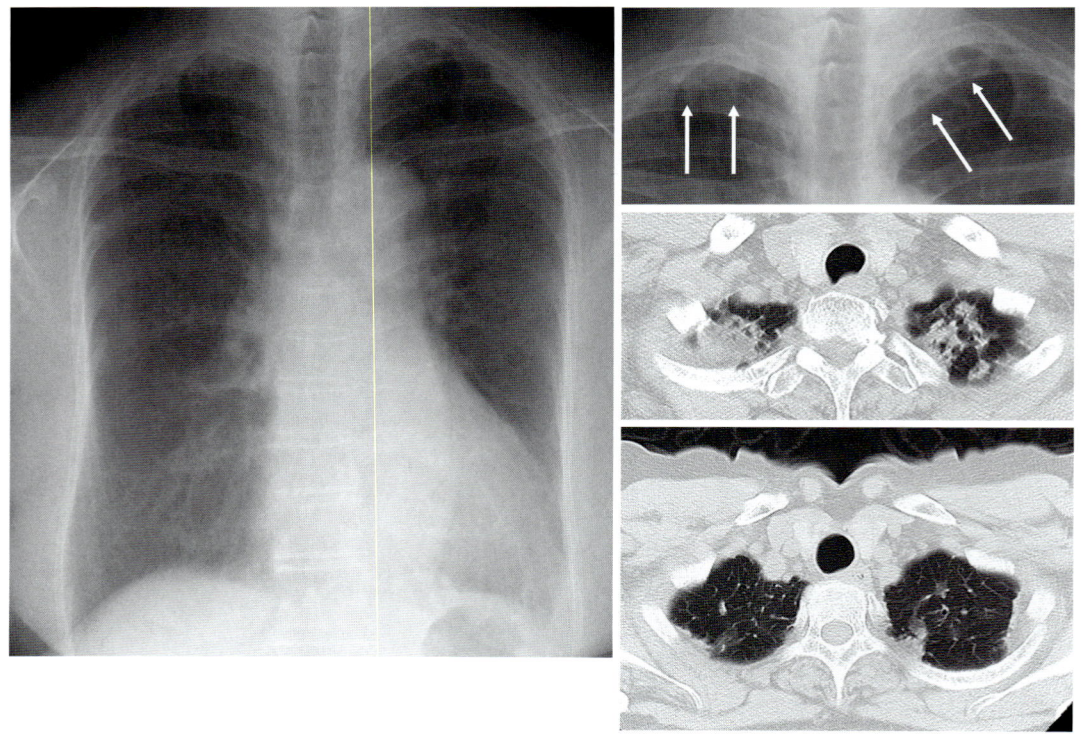

図 34. 両側肺尖胸膜下瘢痕

両側肺尖に胸膜面から肺内に楔状に多発する索状影を認める。陳旧性炎症による変化であり，高齢者では比較的よくみる所見である。

図 35. 気管支拡張

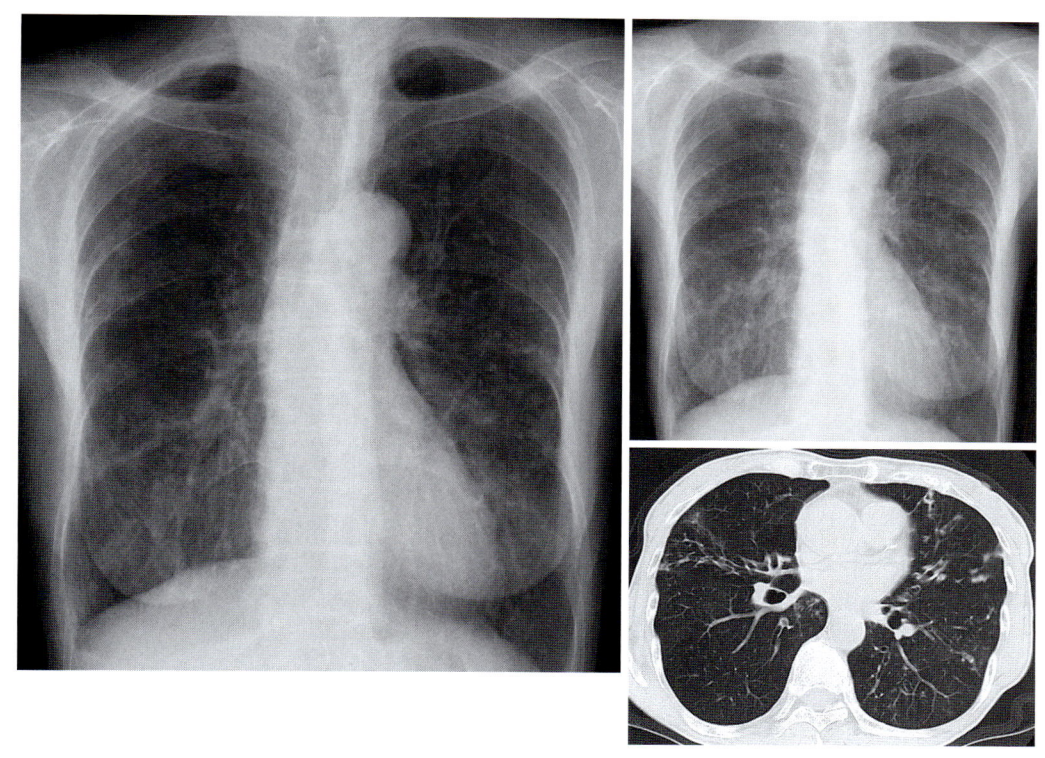

両側下肺野肺門側を優位に網状影があり，横隔膜の平坦化も認める。索状影は気管支血管束に密に連続し tram line を形成している。1 年前の写真（右上）と比較し変化は認めないので肺がん検診としては「C」判定になるが，陰影の増悪があれば「D」判定として精査をする必要がある。

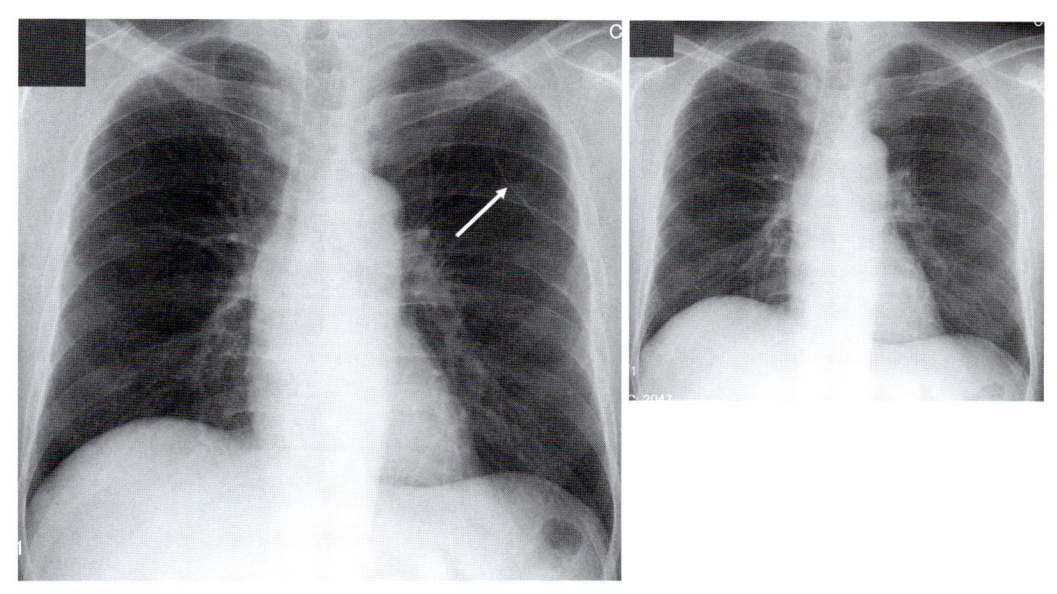

図 36. 気腫性肺囊胞（ブラ）

両側上肺野に境界明瞭で薄い線状の境界を伴う透過性亢進領域を認める。1 年前の写真（右）と比較し変化がないので，肺がん検診では気腫性肺囊胞として「C」判定となる。増大傾向があれば「D2」判定として精査をする必要がある。

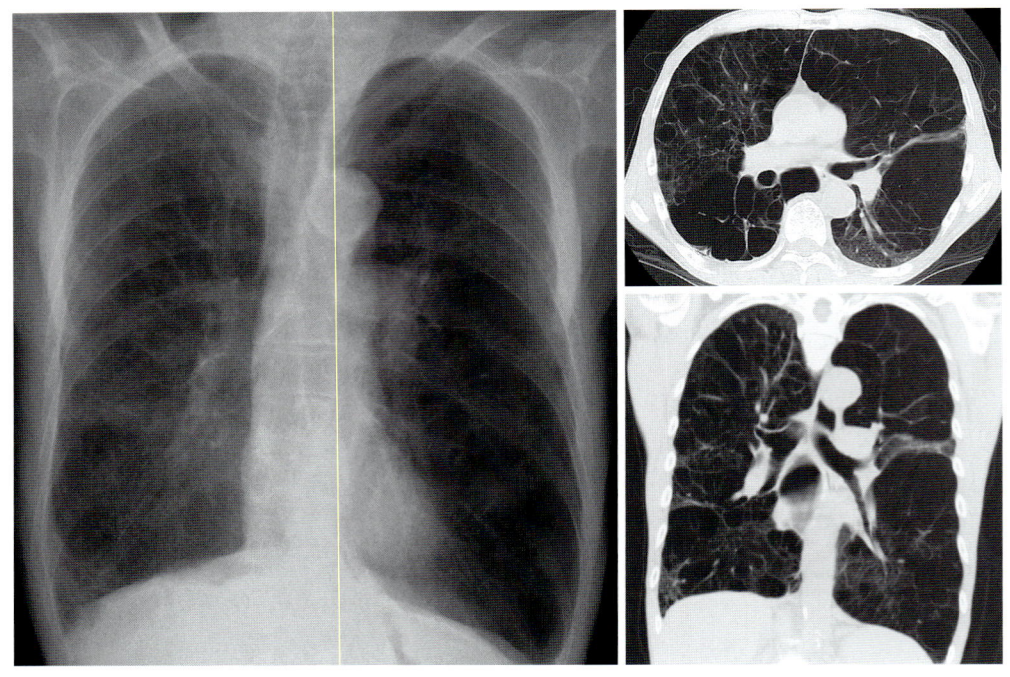

図 37. 肺気腫

両側肺野の透過性が亢進し，両側横隔膜の平坦化を認める。肺門の肺動脈は軽度拡張しているが，末梢の肺血管は細い。肺気腫自体は肺癌の高危険病態であるが，比較読影で変化がなければ「C」判定となる。

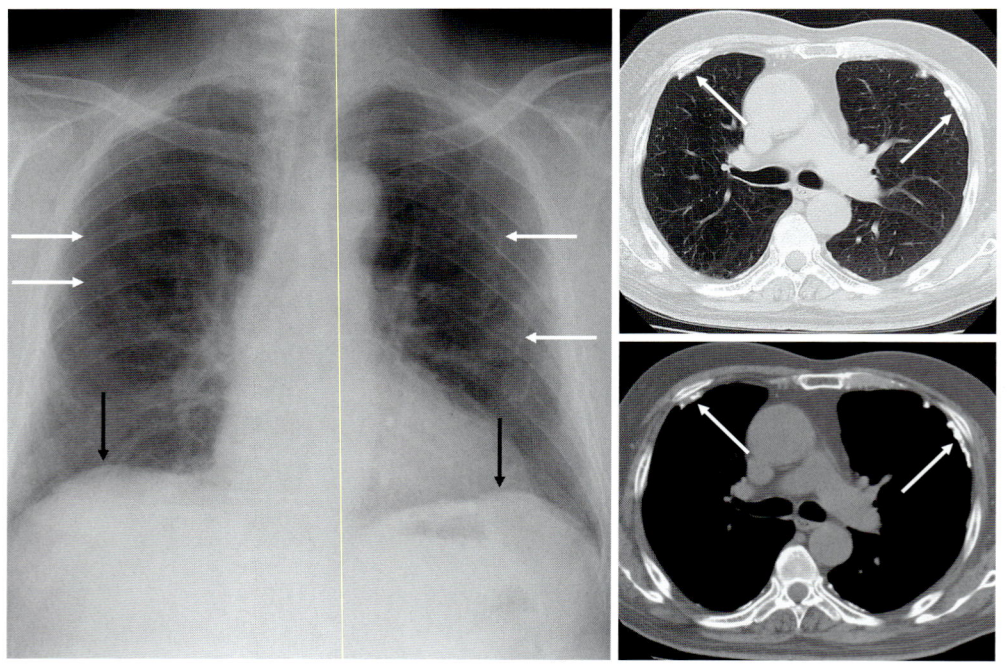

図 38. 胸膜プラーク

両側中下肺野に左右対称に斑状の浸潤影があり（白矢印），横隔膜面には胼胝状の胸膜肥厚を認める（黒矢印）。石綿曝露により生じた胸膜プラークの典型的な所見である。胸膜プラークは壁側胸膜の限局した肥厚のため横隔膜面に認めるような平滑な境界を呈する。前後の胸膜面に生じると非区域分布の浸潤影様の所見を呈し，肺炎などの肺病変と混同されやすい。

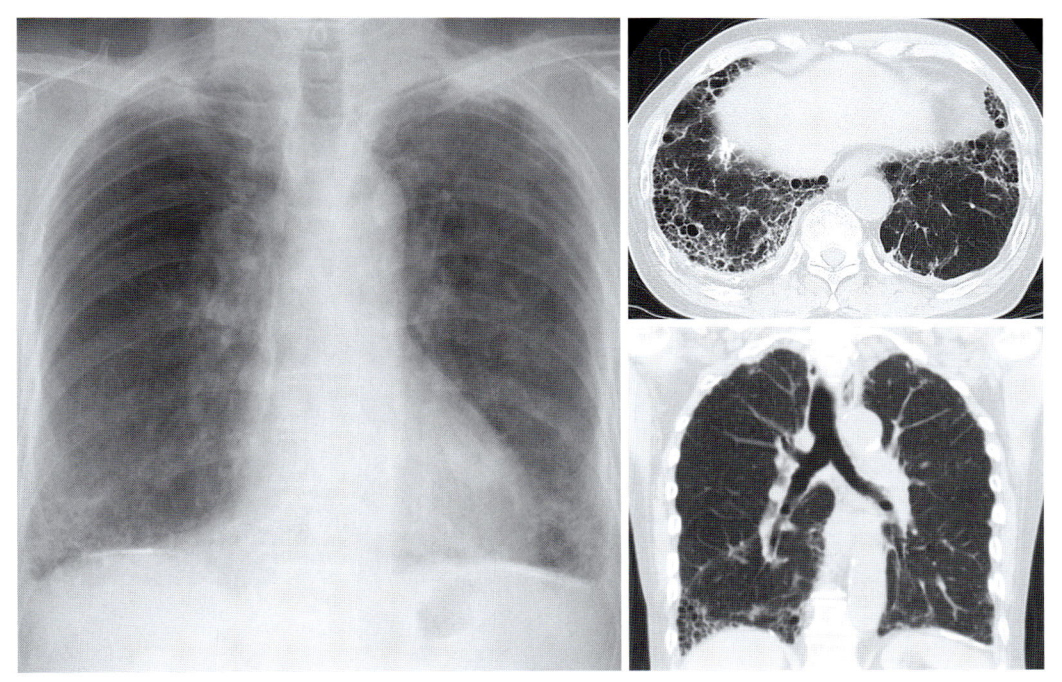

図 39. **石綿肺**

図 38 と同様，横隔膜面に石灰化を伴う胼胝状の胸膜肥厚を認める。さらに両側下肺野優位に網状影があり，肺の線維化も認める。胸膜プラークの存在も考えると石綿肺が強く疑われる。精査の結果，職歴で 10 年以上の石綿作業歴が確認され石綿肺と診断された。

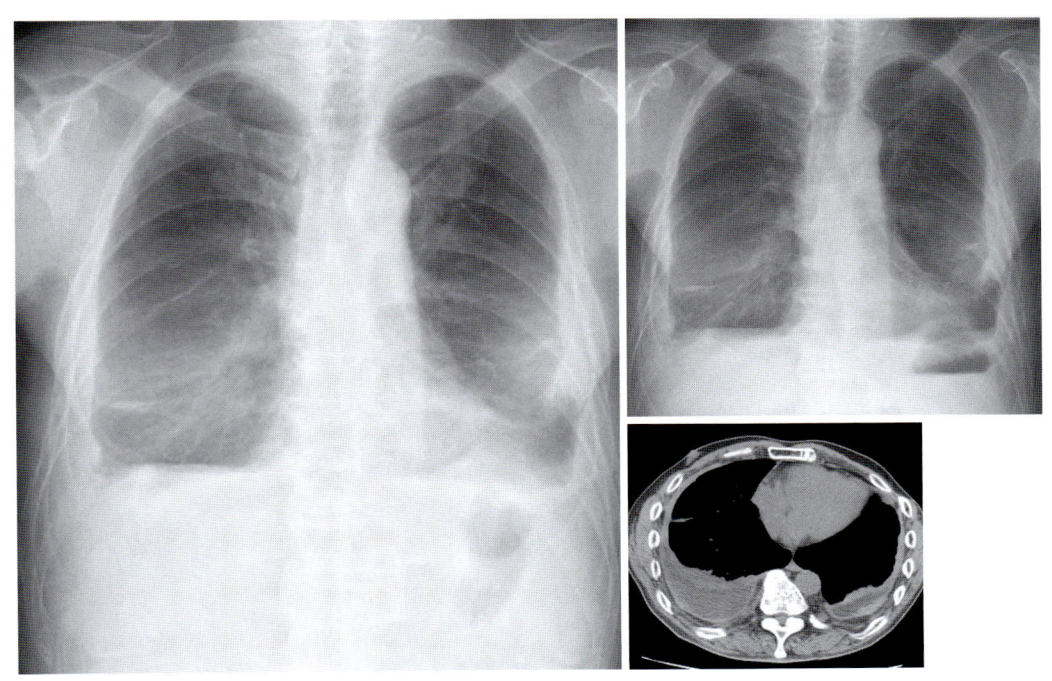

図 40. **良性石綿胸水とびまん性胸膜肥厚**

両側下肺野の透過性低下と肋骨横隔膜角の鈍化があり，両側胸水貯留を認める。3 年前の写真（右上）と比較し変化は認めない。胸部 CT では肥厚した壁側および臓側胸膜肥厚があり，びまん性胸膜肥厚も伴っている。職歴で石綿作業歴が認められた。胸水の細胞診からは悪性細胞は検出されず，良性石綿胸水として経過をみている。

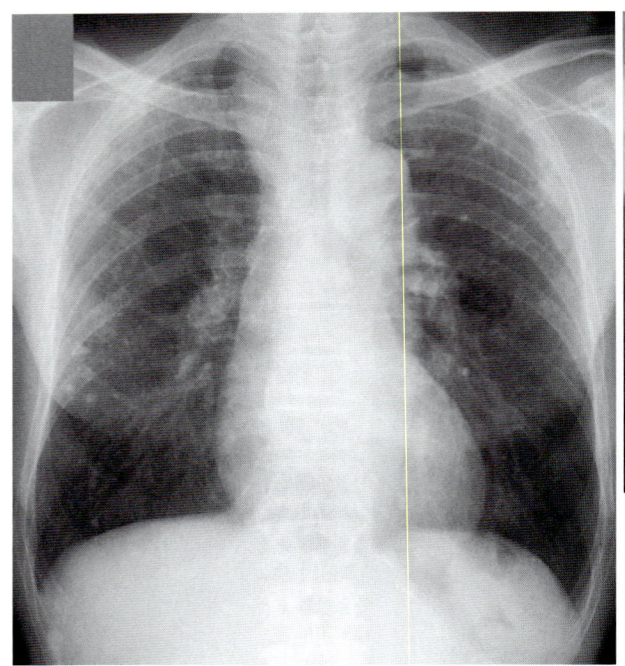

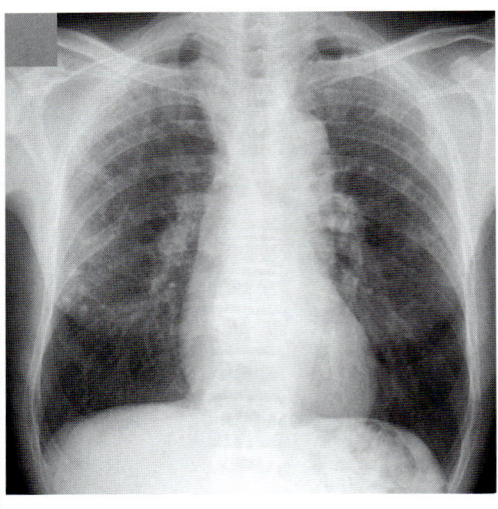

図 41. 珪肺症

両側上中肺野に細かな粒状影を認める。肺門のリンパ節に石灰化があり，珪肺症を考える所見を呈している。1年前の写真（右）と比較し陰影に変化は認めないため，「C」判定とした。

4. D判定

　判定区分Dにおける X 線所見は「異常所見を認めるが，肺癌以外の疾患が考えられる」と判定され，比較読影ののち肺癌以外の該当疾患に対する精査が指導される。肺癌以外の疾患を疑うが，急いで精密検査や治療を行わないと，本人や周囲の人間に大きな不利益があるようなものが該当し，疾患が疑われても急いで精査や治療を必要としない場合には「C」と判定する。

　判定区分 D は，判定区分 D1「活動性肺結核」：治療を要する肺結核を強く疑う，判定区分 D2「活動性非結核性病変」：肺炎，気胸など治療を要する状態，判定区分 D3「循環器疾患」：大動脈瘤など心大血管異常で治療を要する状態，判定区分 D4「その他」：縦隔腫瘍，胸壁腫瘍などで治療を要する状態の 4 つに分類されている。今回はそれぞれの疾患に典型的とされ臨床的に診断の確定した症例の画像所見を提示したが，肺癌でも類似の所見を呈することがあり，少しでも肺癌を疑った場合には決定判定を E1 判定として精査することが望ましい。

- ■ D1「活動性肺結核」　　　図 42～45
- ■ D2「活動性非結核性病変」　図 46～57
- ■ D3「循環器疾患」　　　　図 58～61
- ■ D4「その他」　　　　　　図 62～69

第Ⅴ章 判定区分ごとの実例

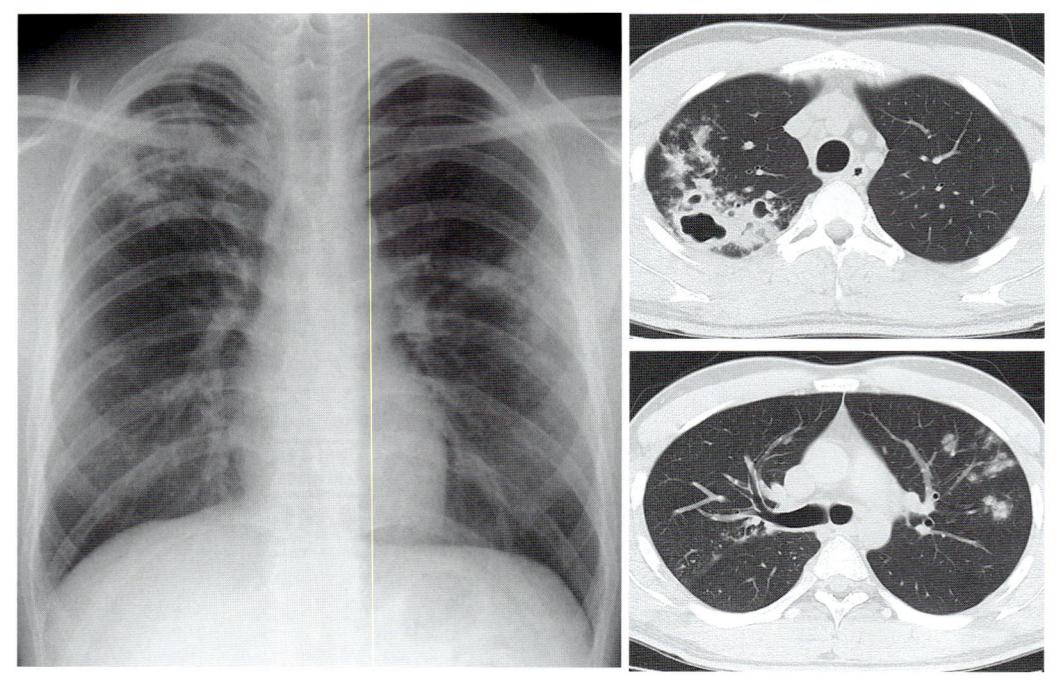

1 D1 判定

図 42. 活動性肺結核(1)

右上肺野と左中肺野に境界が比較的明瞭な結節影の集簇を認める。区域性の分布を呈しており，右上肺野では空洞形成も疑われるため活動性結核を強く疑う所見を呈している。胸部 CT では右上葉，左上区に結節影の集簇と右上葉に空洞を認め，喀痰よりガフキー 3 号が検出された。

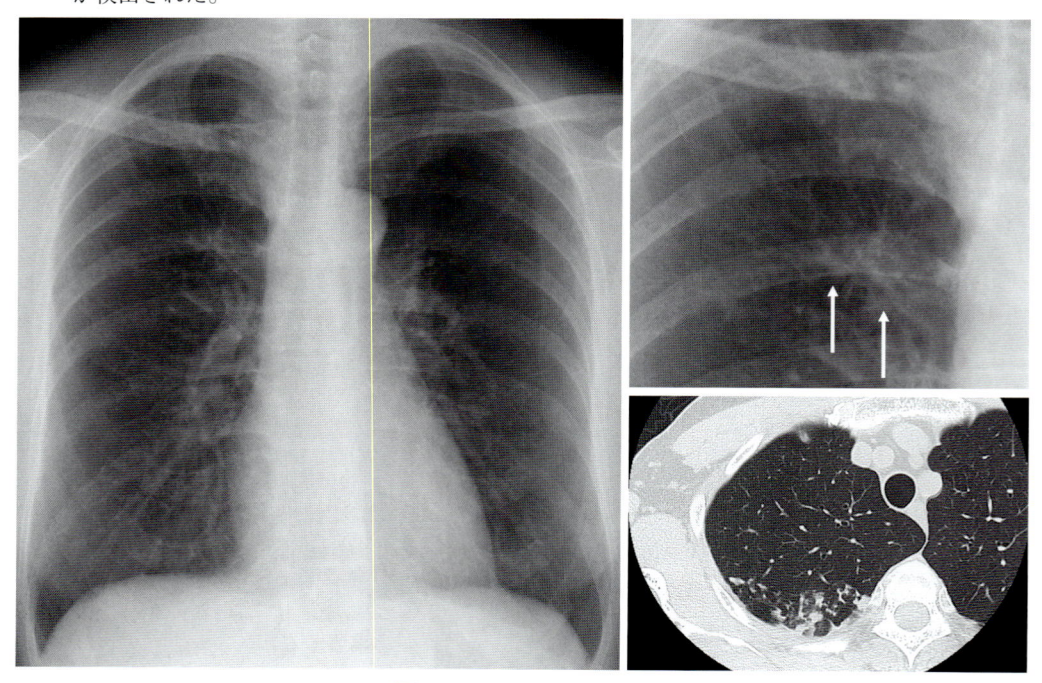

図 43. 活動性肺結核(2)

右上肺野に小さい結節影の集簇を認める。胸部 CT でも気管支に沿った粒状影を呈し，抗酸菌感染症を疑う所見である。胃液培養からガフキー 1 号が検出された。

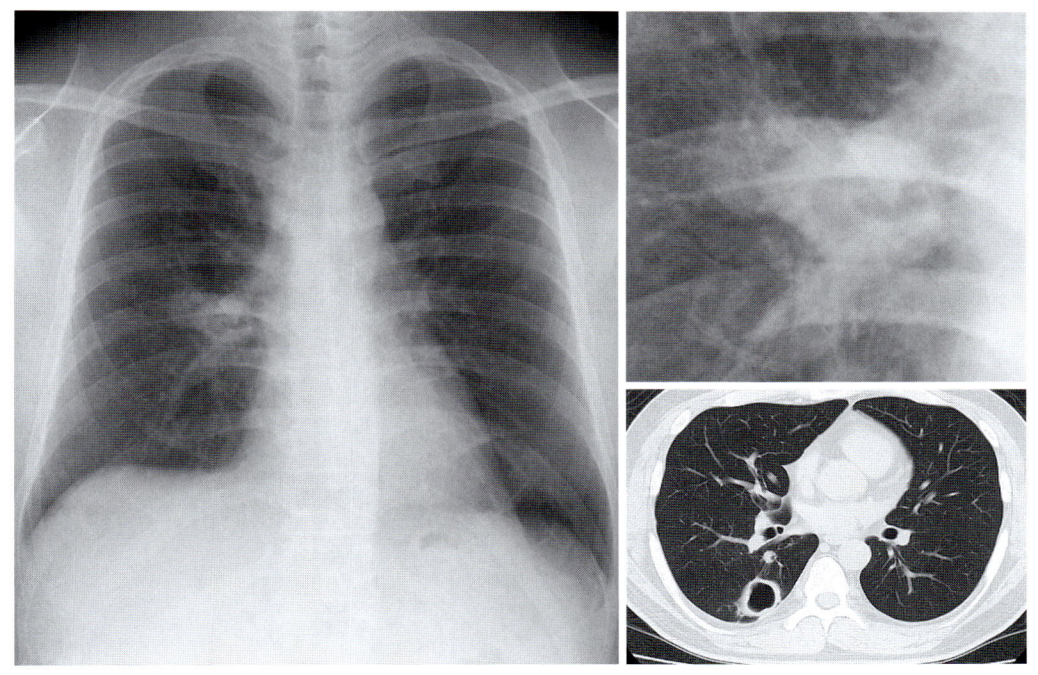

図 44. 活動性肺結核(3)

右肺門に重なり境界明瞭な結節影を認める。内部に小さい空洞形成を疑う透亮像を伴っている。肺がん検診としては「E」判定となるが，精査の胸部 CT で内部に境界明瞭な空洞が認められ周囲に散布結節もあり，喀痰からガフキー 1 号が検出された。結節を形成する肺結核腫の場合は「E」判定として精査に回ることが多い。

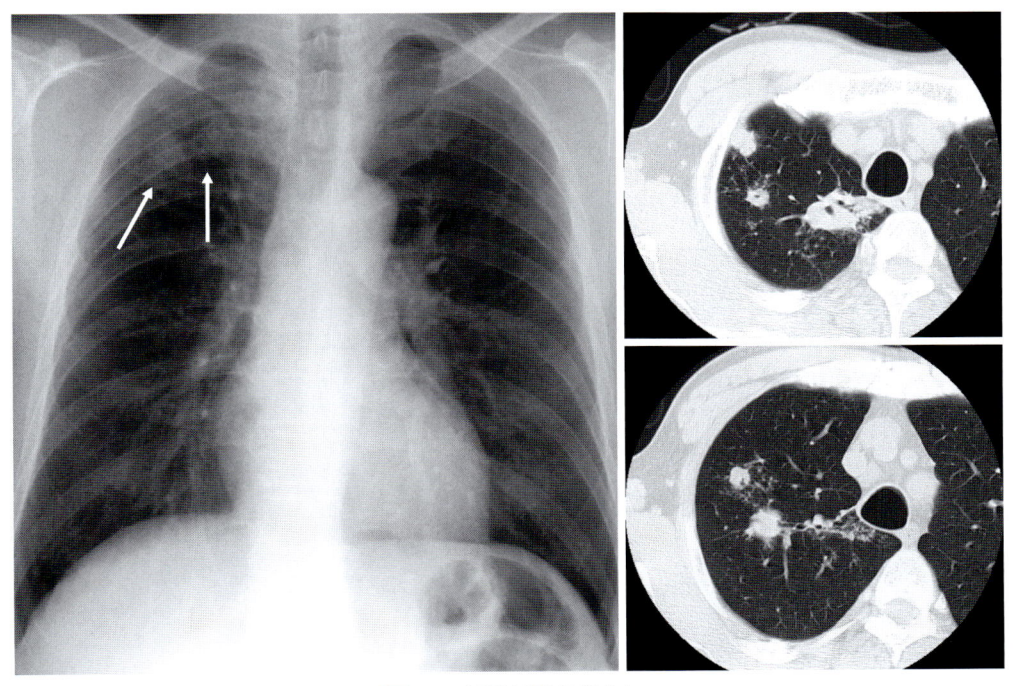

図 45. 活動性肺結核(4)

右上葉に結節影の集簇を認める。結節内に透亮像があり空洞形成を疑うことができる。活動性肺結核を疑い精査すべき所見である。胸部 CT で右上葉に結節影の多発，結節内空洞形成が認められ結核と診断された。

2　D2 判定

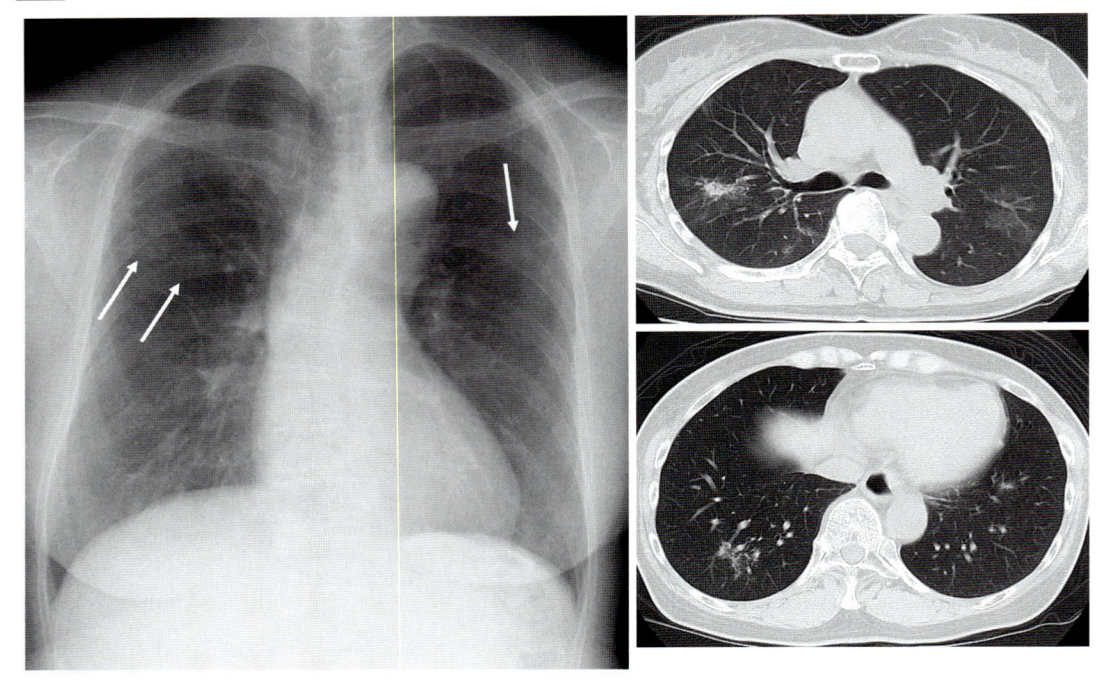

図 46. 肺　炎(1)

右上肺野，左中肺野に淡い浸潤影を認める．浸潤影が多発しており，検診票で咳が出るとの記載があり，気管支肺炎として「D2」判定とした．

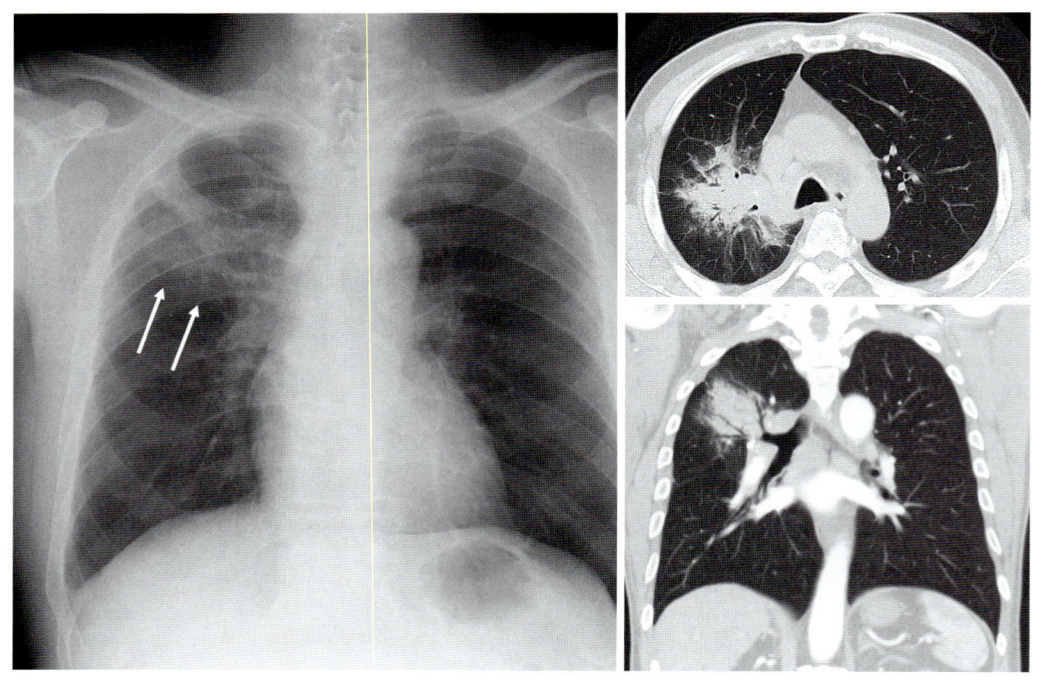

図 47. 肺　炎(2)

右肺門から上肺野に区域性に広がる浸潤影を認める．肺門に腫瘤はなく気管支透亮像も認め，検診票で咳や痰が出るとの記載があり，肺炎と考え「D2」判定とした．

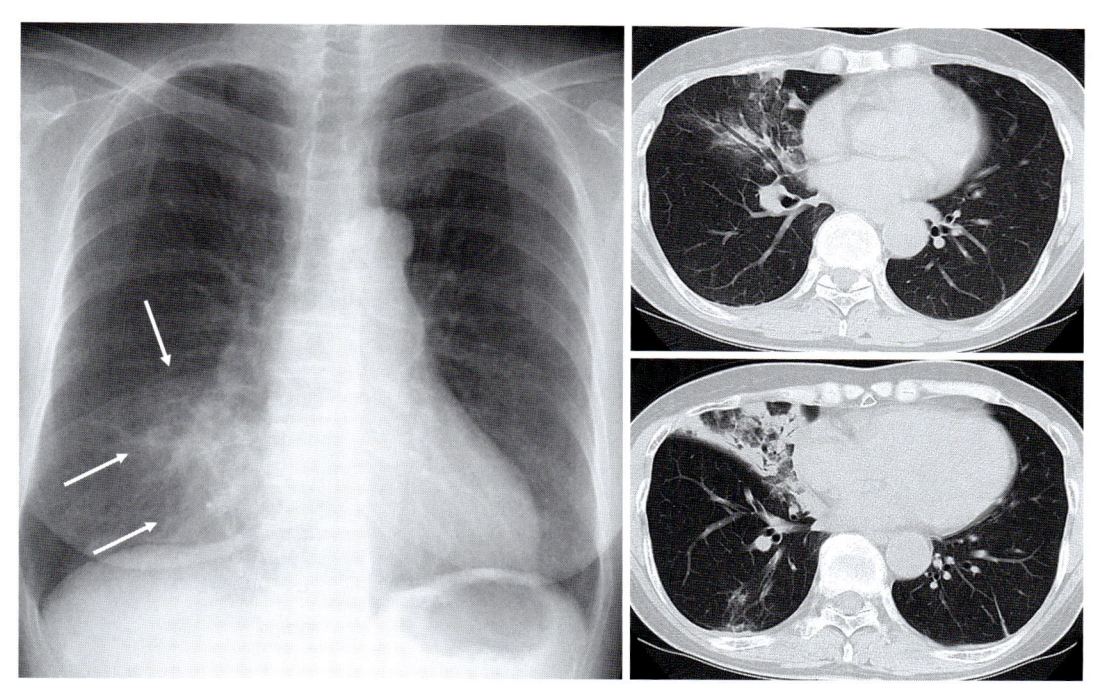

図 48. 肺　炎(3)

右下肺野に肺門から広がる浸潤影を認める。右心陰影が不明瞭となっており，右中葉の浸潤影と判断できる。肺門には腫瘤は指摘できない。検診票で咳や痰があり，発熱があるとの記載があり，肺炎と考え「D2」判定とした。浸潤影が濃く症状がわからない場合には「E1」判定としてもよい所見である。

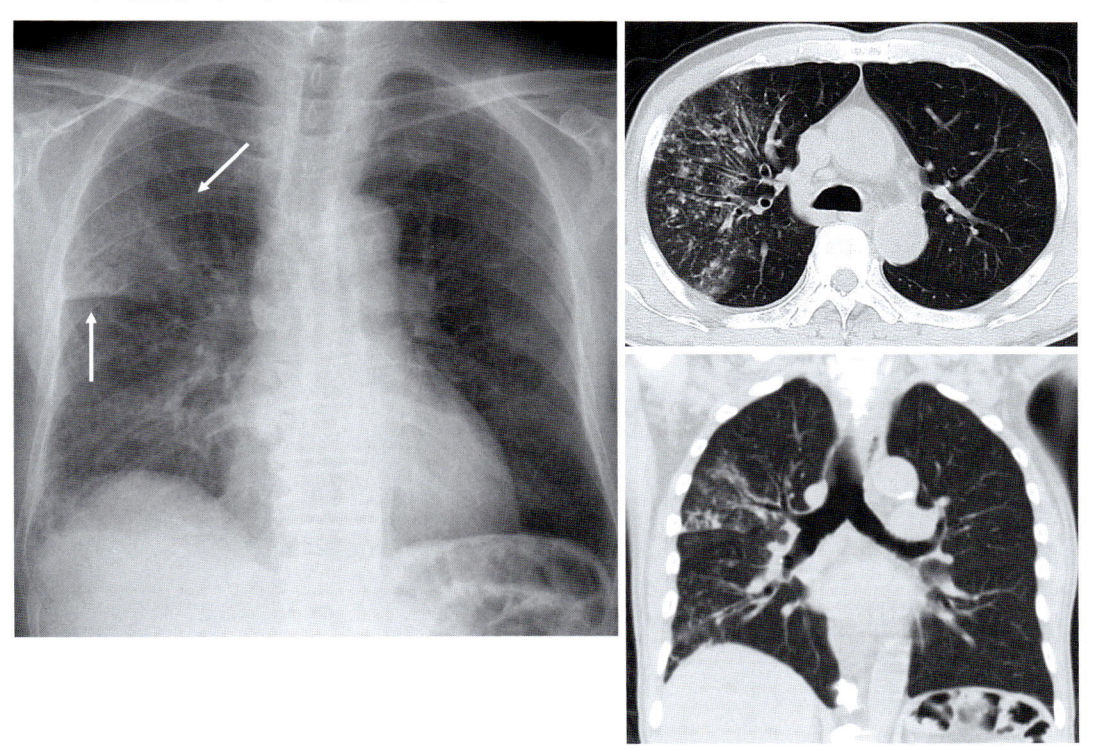

図 49. 肺　炎(4)

右肺に多発する浸潤影を認める。肺門に腫瘤はなく右上葉には気管支透亮像があり，検診票で咳や痰が出るとの記載も参考に肺炎と考え，「D2」判定とした。

84 | 第Ⅴ章　判定区分ごとの実例

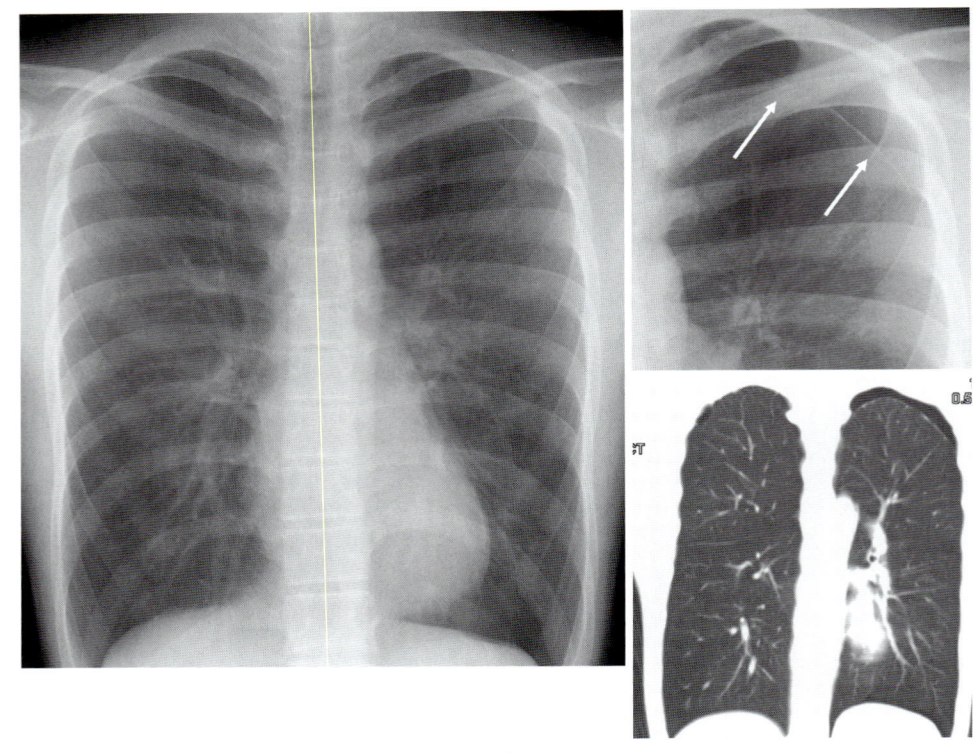

図50. 気　胸

左上肺野に肺門側に弧状に陥凹する透過性亢進を認め，境界明瞭な細い線状影も確認できることから気胸と診断した。検診の場面でも自覚症状の少ない気胸をみることがあるため注意が必要である。

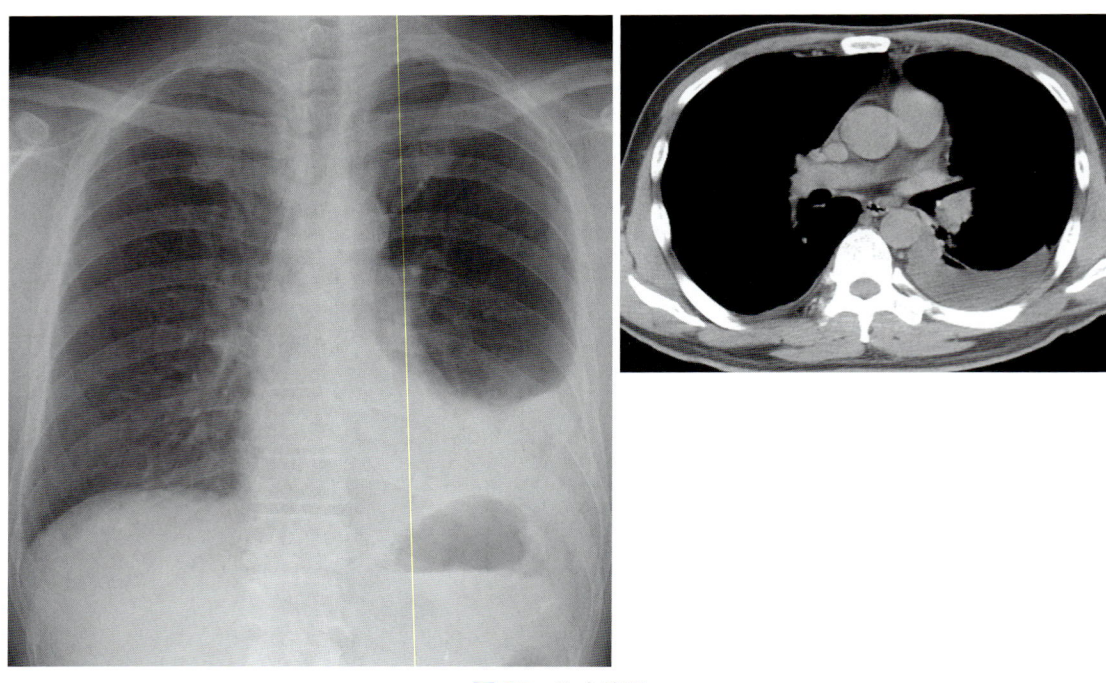

図51. 胸水貯留

左下肺野に外側胸膜面に弧状に広がり，meniscus appearance を呈する透過性低下領域を認める。典型的な胸水貯留の所見である。観察可能な肺野には異常はなく胸膜炎を考えて「D2」判定とした。稀に胸水貯留で発見される肺癌もあるため「E1」判定とする場合もある。

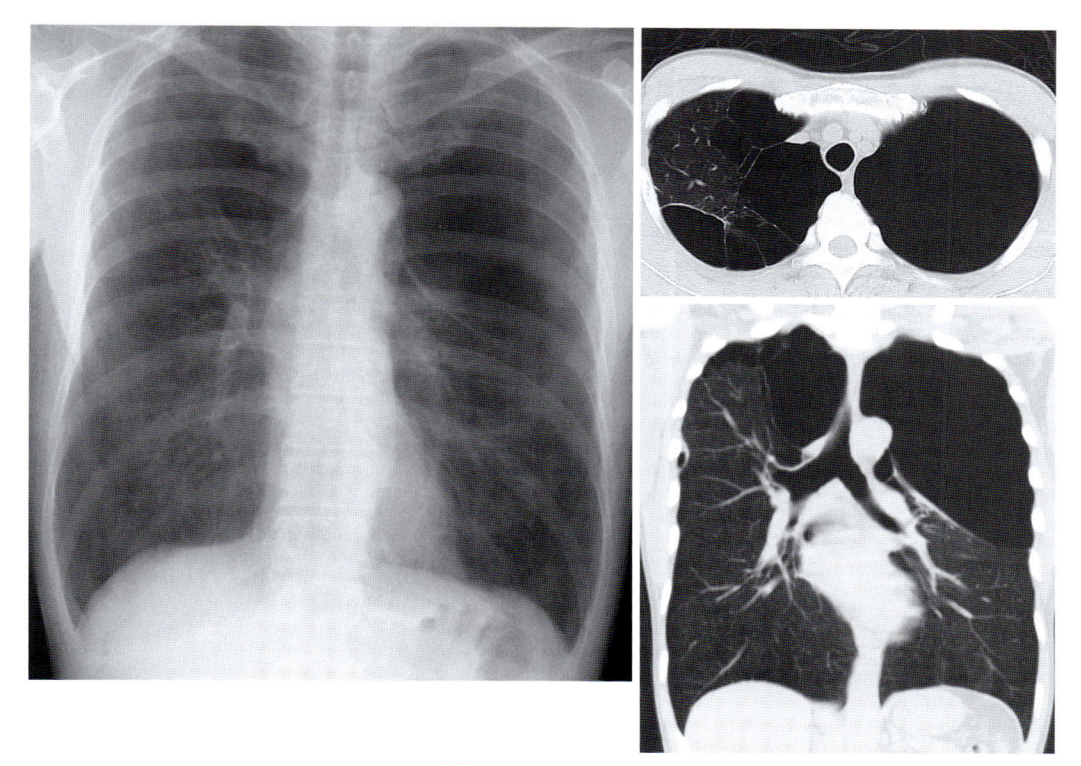

図 52. 巨大肺嚢胞

両側上肺野に多発する肺嚢胞を認める。左上肺野の嚢胞は肺門を超える大きさを呈しており，精査加療が必要と考え「D2」判定とした。

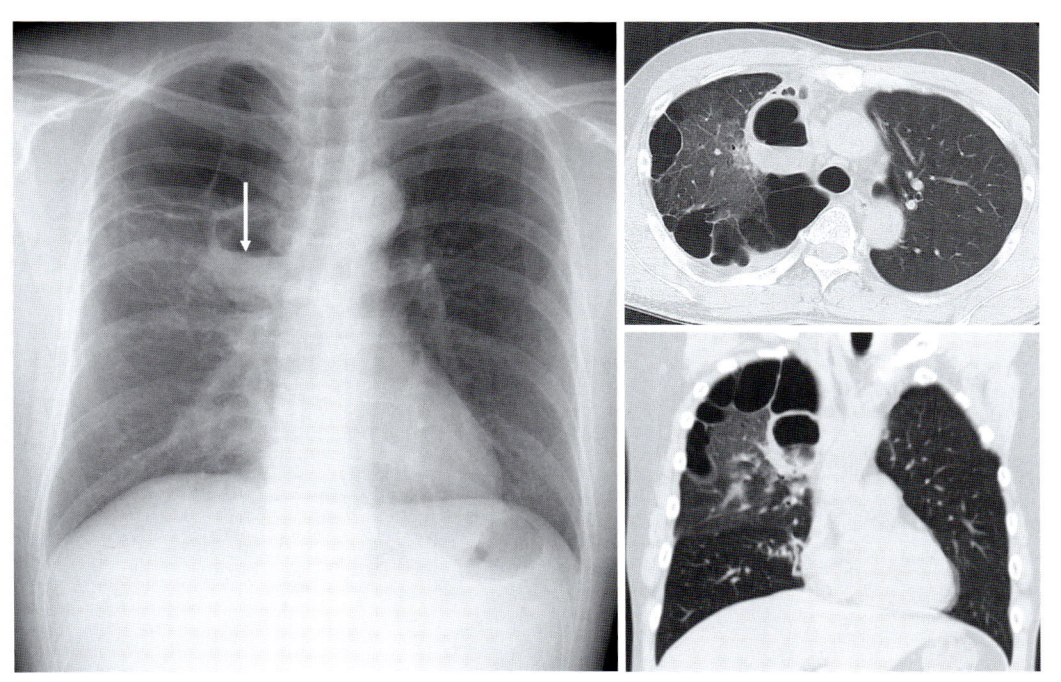

図 53. 感染性肺嚢胞

右上肺野に多発する肺嚢胞があり，肺門に接する部位の嚢胞内に液面形成を認める。また，周囲肺野の透過性も軽度低下しており，右上葉肺炎の炎症波及による感染性肺嚢胞と考え，「D2」判定とした。胸部 CT でも肺炎や嚢胞内液面形成が明らかである。

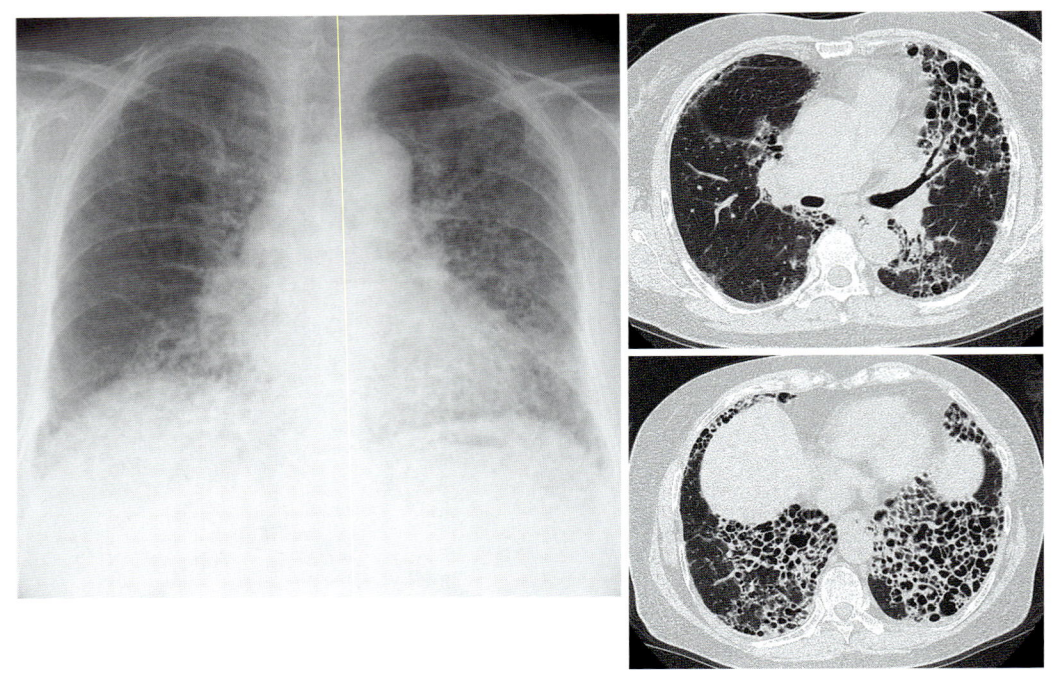

図 54. 肺線維症

両側下肺野胸膜下優位に粗大網状影を認める。両側横隔膜の挙上があり，肺容積の減少も認める。初回の検診では肺線維症として精査が必要である。胸部 CT では両側胸膜下に蜂巣肺の形成があり usual interstitial pneumonia(UIP)型の慢性間質性肺炎であり，精査の結果，特発性間質性肺炎と診断された。

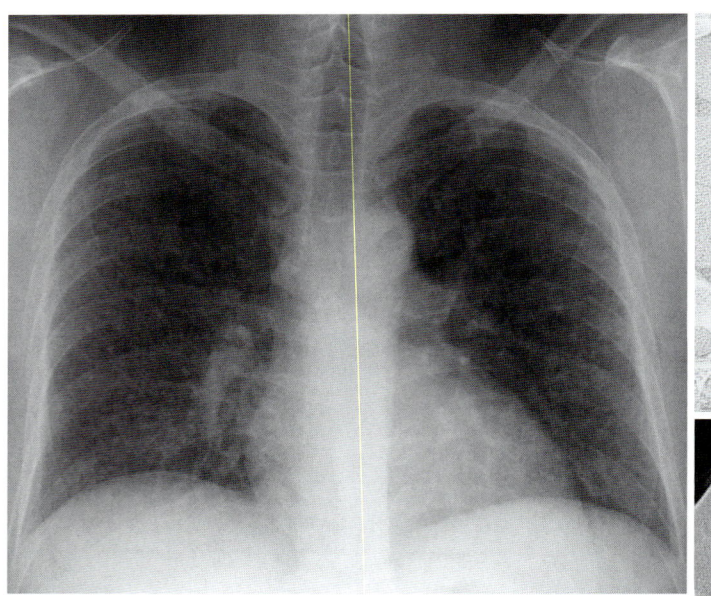

図 55. 肺野型サルコイドーシス

両側肺にびまん性の粒状影を認める。肺野型サルコイドーシスのほか，珪肺症や肺転移，粟粒性結核の鑑別が急いで必要である。胸部 CT では気管支血管束や胸膜面に接する結節形成が主体であり，肺生検でサルコイドーシスと診断された。

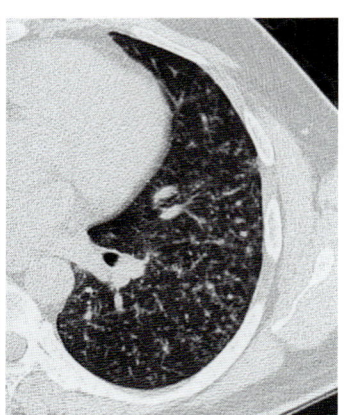

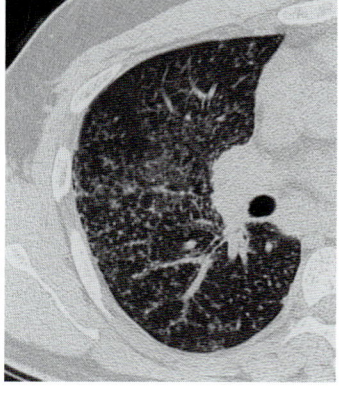

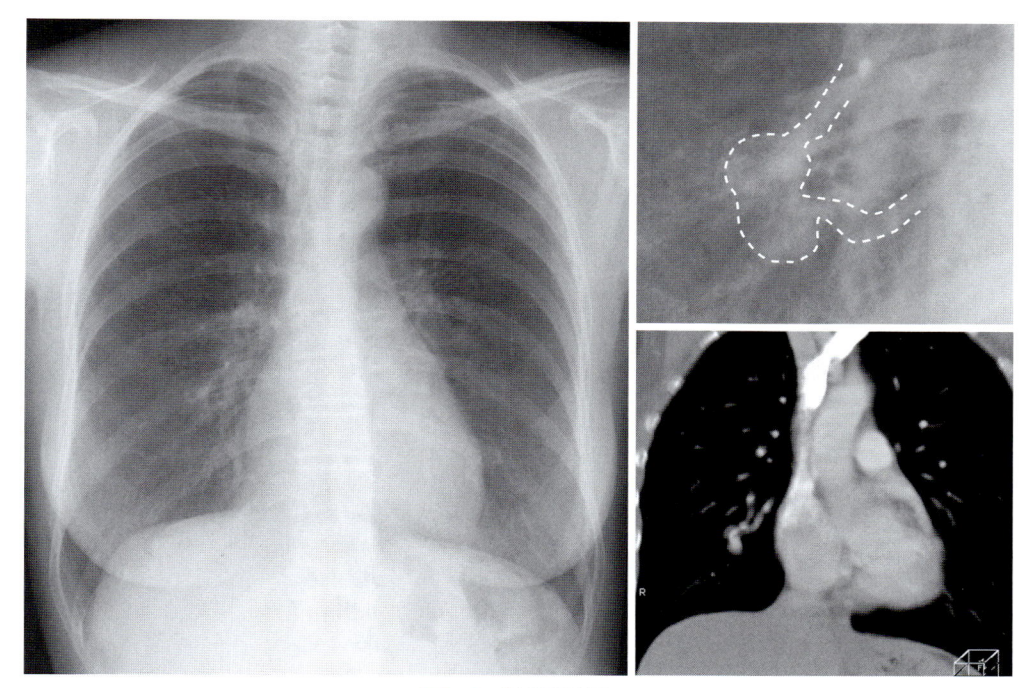

図 56. 肺動静脈瘻

右下肺野肺門側に血管に重なるように境界明瞭な結節影を認める。よくみると結節影は肺門から連続する細まりのない血管とつながっており，肺動静脈瘻と診断できる。脳梗塞を起こす可能性があり，初回の検診では急いだ精査が必要である。胸部CTにて右中葉の肺動静脈瘻と診断が確定し治療が施行された。

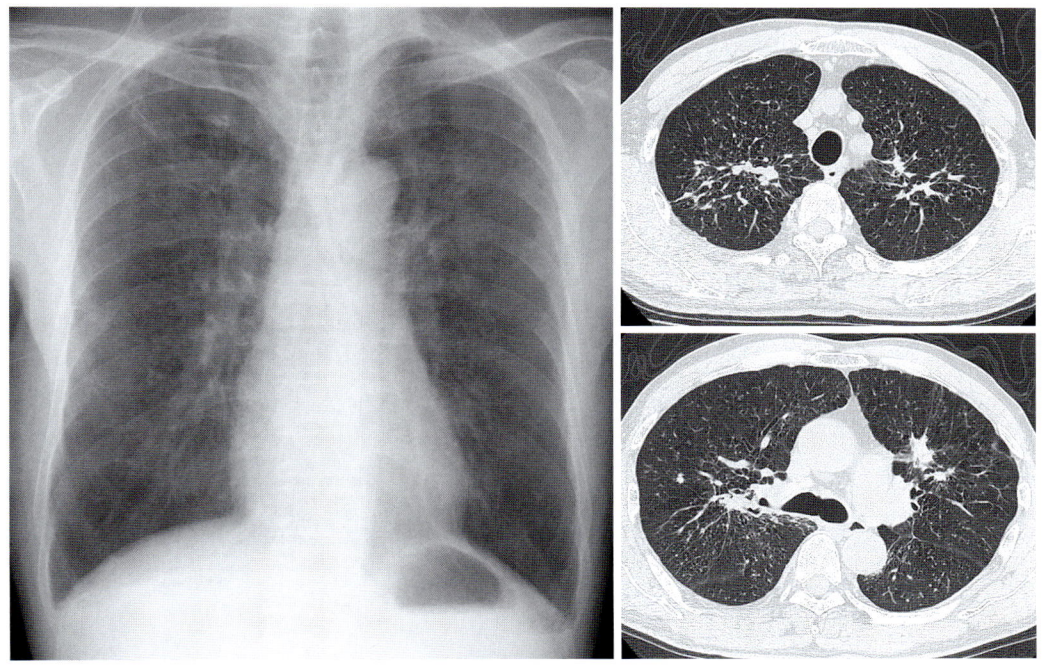

図 57. 珪肺症

両側上中肺野に細かな粒状影を認める。横隔膜は平坦化しており，肺気腫の合併も認められる。初回の検診であり，珪肺症と考えたが「D2」判定とした。胸部CTでは淡い粒状影が気管支周囲に形成され，気管支血管束を巻き込む索状の炎症瘢痕も伴っており，珪肺症として典型的な所見を呈している。長期の粉塵職業歴が確認された。

3 D3 判定

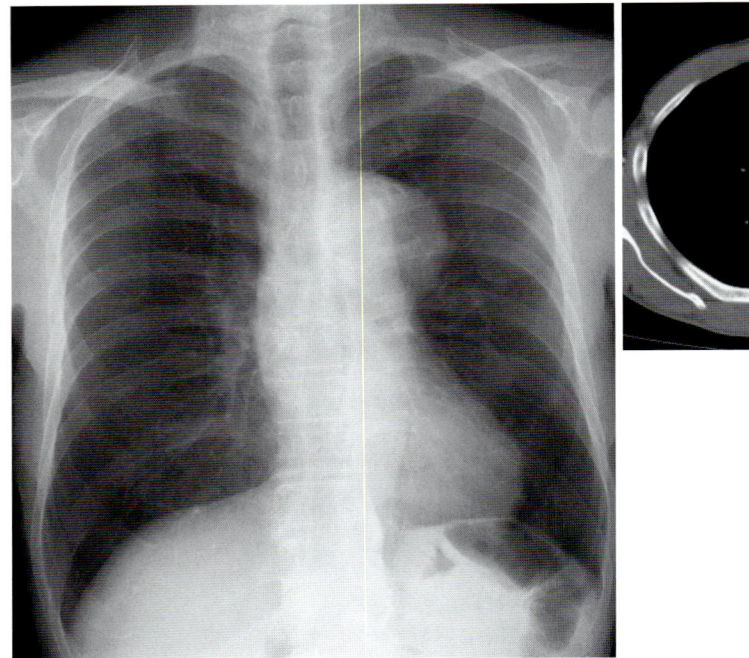

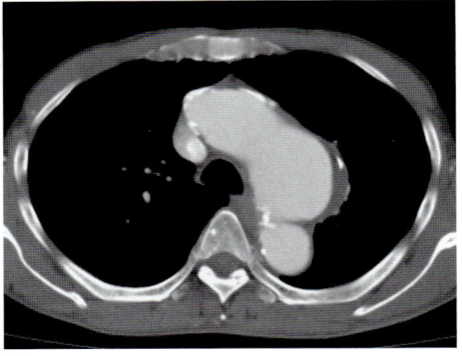

図 58. 胸部大動脈瘤
左第１弓線の突出があり，大動脈瘤を疑う。胸部造影 CT で大動脈瘤と診断された。

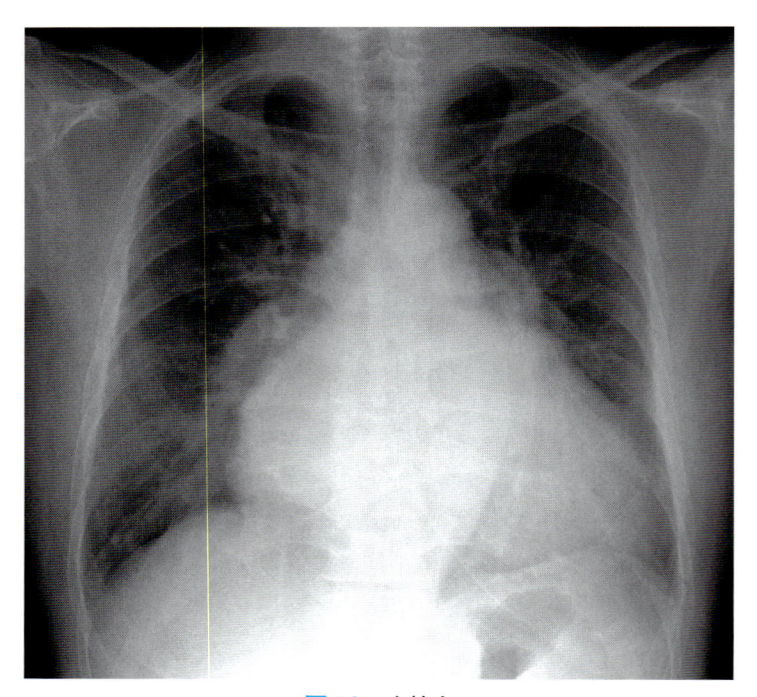

図 59. 心拡大
著明な心拡大を認める。軽度の心拡大は「D」判定の必要はないが，本例のように拡張が著明な場合には拡張型心筋症などを考慮して精査を勧める必要がある。

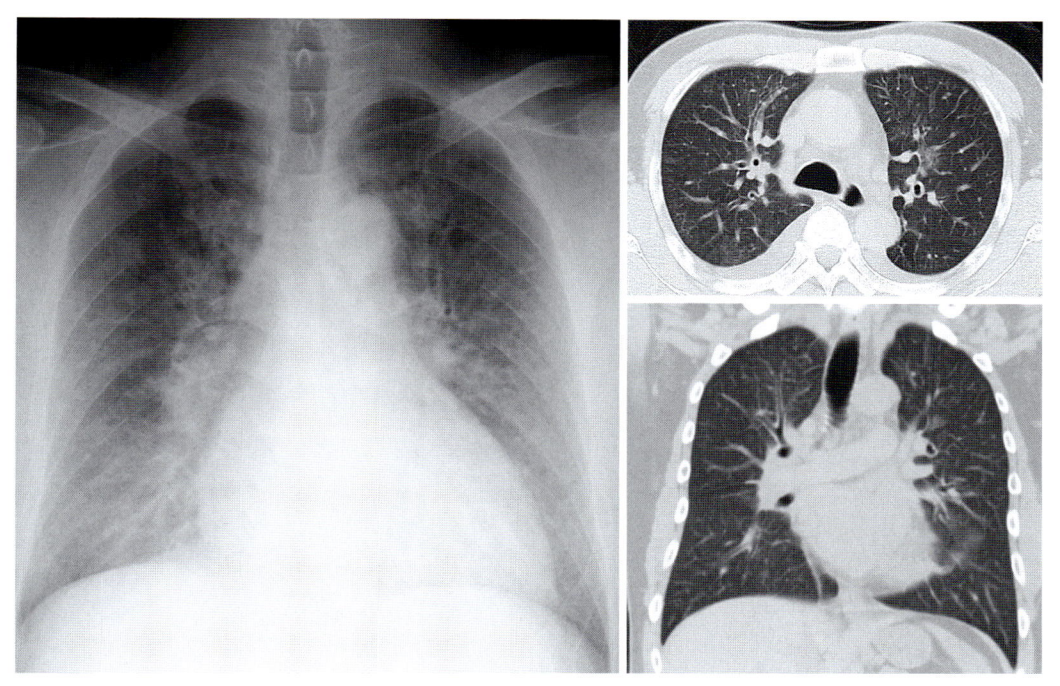

図 60. 肺うっ血

心拡大とともに上肺血管の拡張（血流の再分布），血管気管支束の肥厚，軽度の肺門優位の浸潤影（butterfly shadow）を認める。心不全として精査加療が必要である。

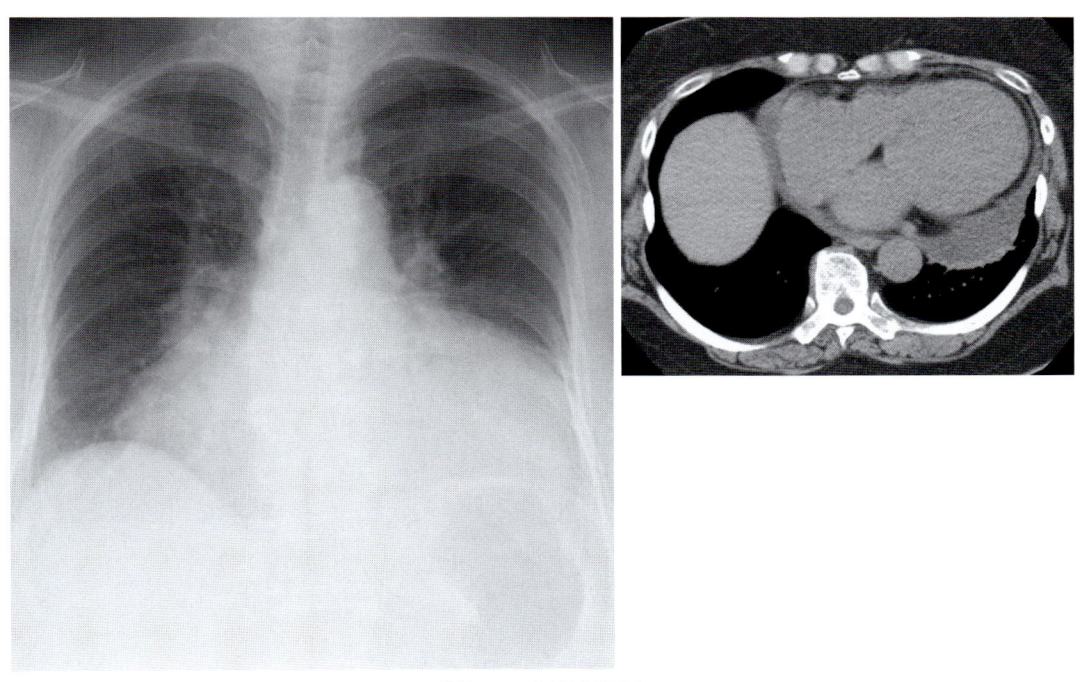

図 61. 心嚢水貯留

著明な心陰影拡大があるが，ポット状を呈している。心嚢水貯留を疑って精査が必要である。

4 D4 判定

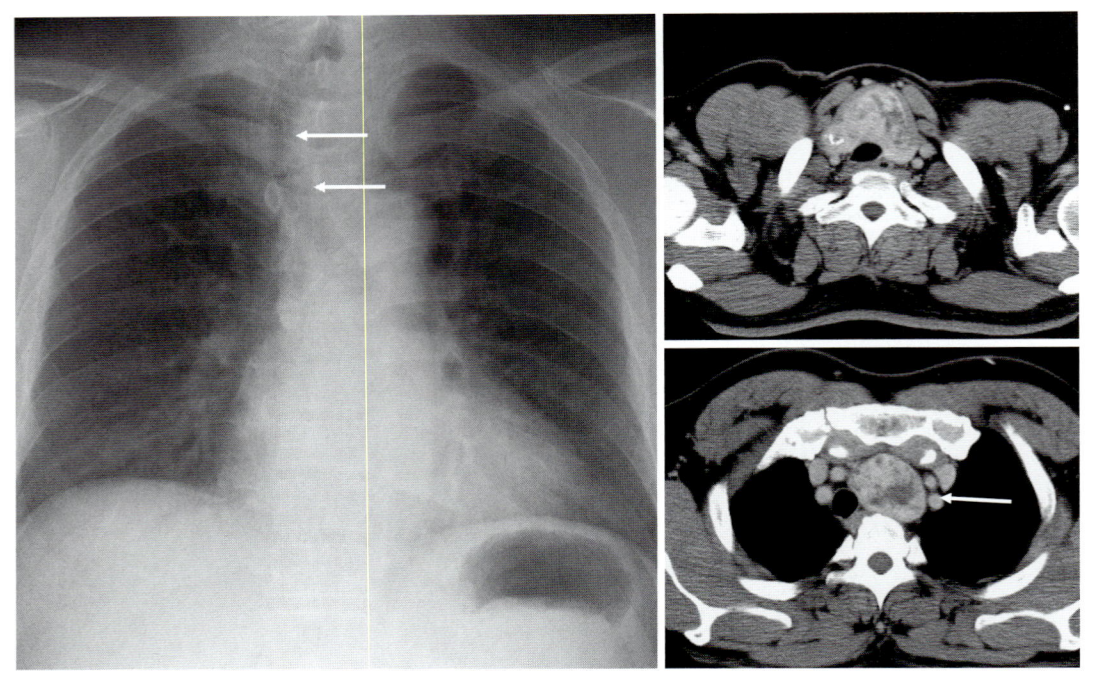

図 62. 胸腔内甲状腺腫

気管の弧状の右側偏位を認め左側甲状腺腫大を強く疑う所見を認める。胸部 CT では腺腫様甲状腺腫による甲状腺左葉腫大が気管を圧排していた。

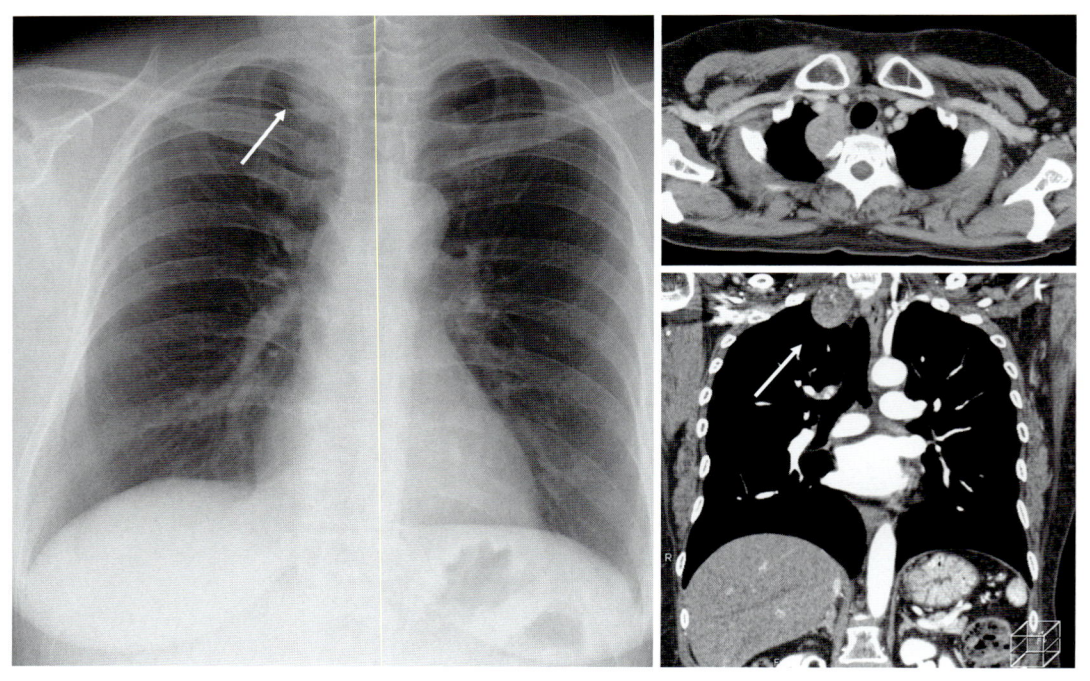

図 63. 神経鞘腫

右肺尖部に肺野との境界が明瞭な腫瘤を認める。胸部 CT では右上縦隔に境界明瞭な腫瘤があり，造影で淡く濃染している。切除にて神経鞘腫と診断された。

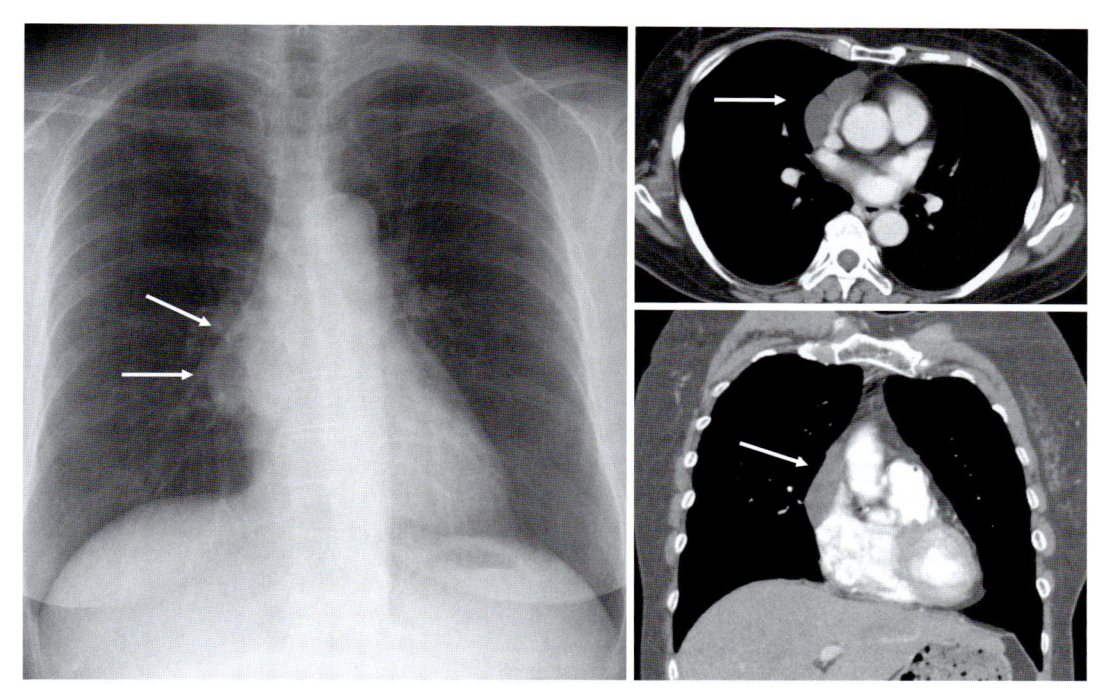

図 64. **心膜嚢胞**

右肺門に重なり境界明瞭で立ち上がりのなだらかな腫瘤を認める。右第1弓線のシルエットが消失しており前縦隔腫瘤と診断できる。胸部造影 CT にて腫瘤は前縦隔にあり，心膜に沿って認められ造影効果がないことから心膜嚢胞と診断された。

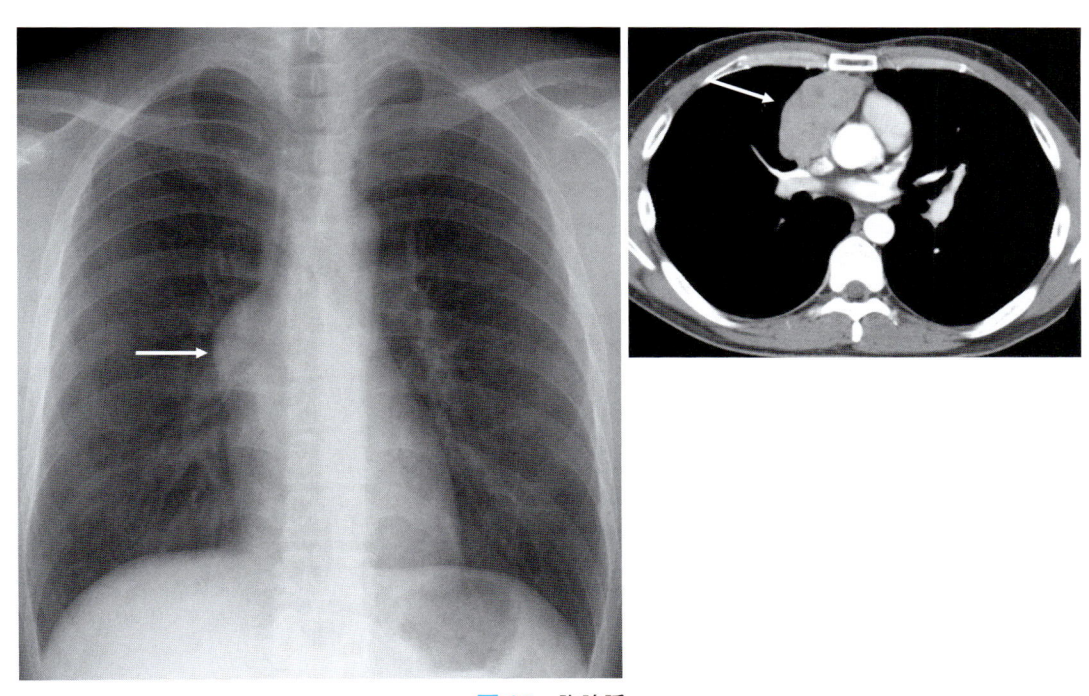

図 65. **胸腺腫**

右肺門に重なり図 64 と同様の腫瘤影を認める。前縦隔腫瘤と診断できる。胸部 CT では右前縦隔に認められ造影で均一に濃染している。手術にて胸腺腫と診断された。

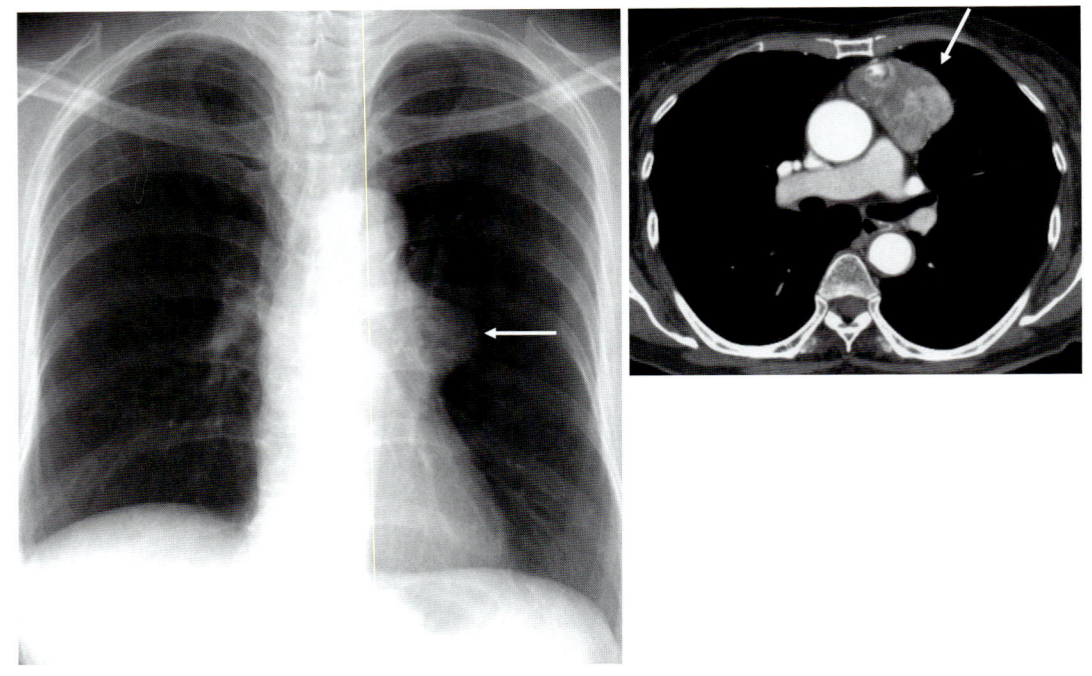

図66. 胸腺腫

左肺門に重なり境界明瞭で立ち上がりのなだらかな腫瘤を認める。左第2弓線が消失し，下行大動脈線が明瞭に同定でき前縦隔腫瘤と診断できる。胸部CTでは造影で濃染しており，被膜や隔壁構造も認められる。手術にて胸腺腫と診断された。

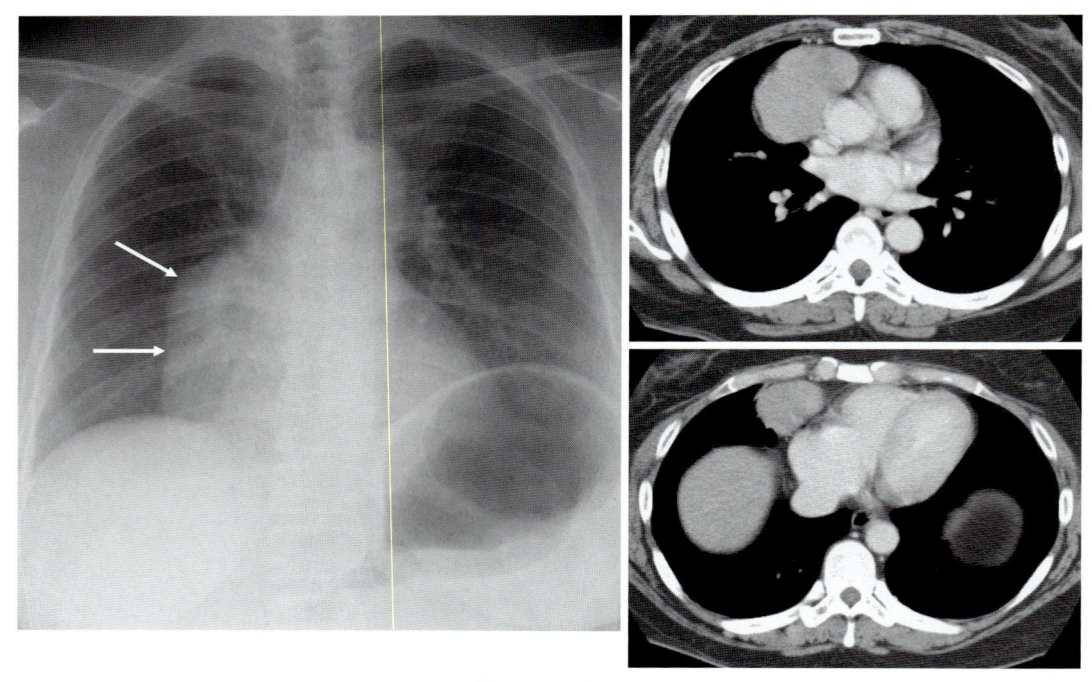

図67. 胸腺腫

右肺門から尾側に進展する境界明瞭な腫瘤を認める。右第2弓線が消失しており，右前縦隔腫瘤と診断できる。胸部造影CTでは均一に濃染しており，切除にて胸腺腫と診断された。

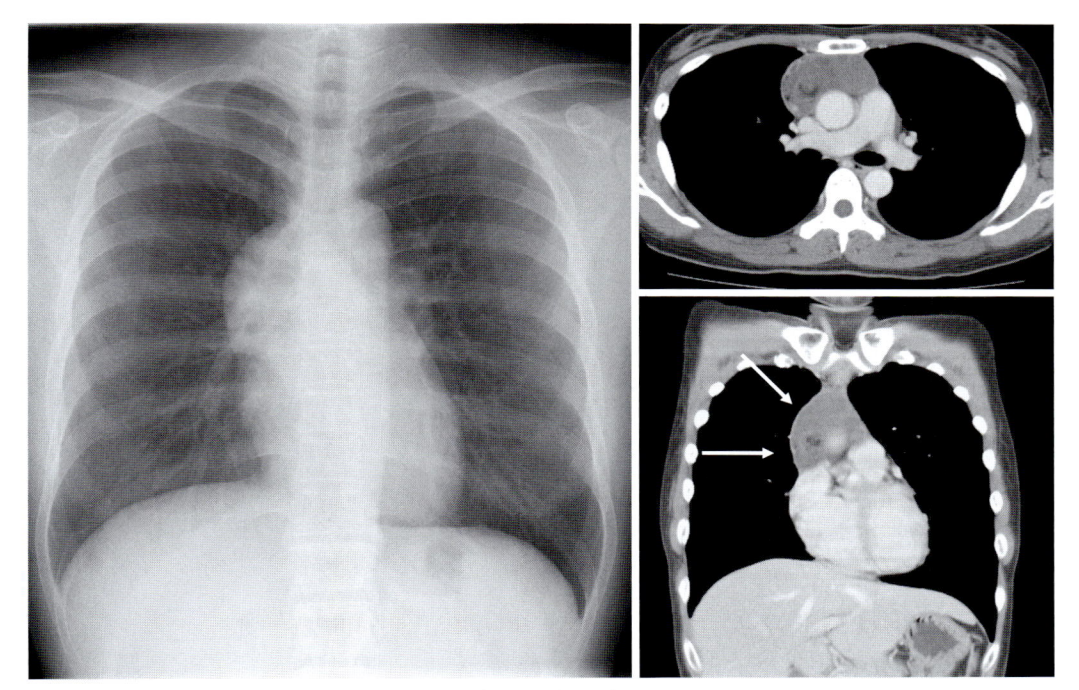

図 68. 奇形腫

右肺門に重なり境界明瞭で立ち上がりのなだらかな腫瘤を認める。前縦隔腫瘤と診断できる。胸部造影 CT にて腫瘤内に脂肪成分が認められ，腫瘤の濃染は乏しい。切除にて奇形腫と診断された。

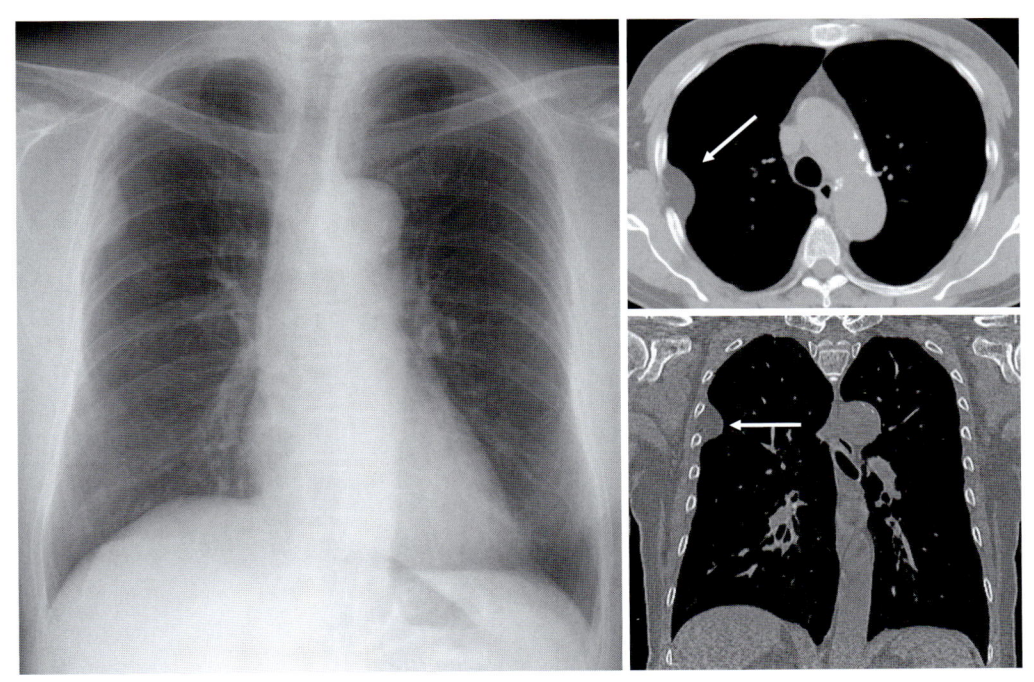

図 69. 胸壁脂肪腫

右外側胸膜面に接して立ち上がりのなだらかな境界明瞭な腫瘤を認める。肺外徴候陽性であり，胸膜腫瘍や胸壁腫瘤と診断できる。胸部 CT にて腫瘤は胸膜面主体に形成され，脂肪濃度を呈しており，胸壁脂肪腫と診断された。

5. E判定

　判定区分EにおけるX線所見は「肺癌の疑い」と判定され，比較読影ののち肺癌に対する精査が指導される。

　判定区分Eは，判定区分E1「肺癌の疑いを否定しえない」，判定区分E2「肺癌を強く疑う」の2つに分類される。具体的に「肺癌を疑う」X線所見として，孤立性陰影，陳旧性病変に新しい陰影が出現，肺門部の異常（腫瘤影，血管・気管支などの肺門構造の偏位など），気管支の狭窄・閉塞による二次変化（区域・葉・全葉性の肺炎，無気肺，肺気腫など）などが示されている。E1, E2ともの肺癌を疑う画像所見であり，明確な区分基準がないため，今回はE1, E2の区別はせずに実例を提示した。

- ■小さく淡い孤立性結節影　　　　　図 70～ 95
- ■既存構造に重なる孤立性結節　　　図 96～110
- ■肺門や中央陰影の異常　　　　　　図 111～115
- ■空洞を呈する腫瘤　　　　　　　　図 116～117
- ■気管支の狭窄・閉塞による二次変化　図 118～124
- ■その他の二次変化　　　　　　　　図 125～127
- ■陳旧性病変に新しい陰影が出現　　図 128～130
- ■肺癌以外に異常所見を合併する　　図 131～133
- ■石綿関連悪性腫瘍　　　　　　　　図 134～136

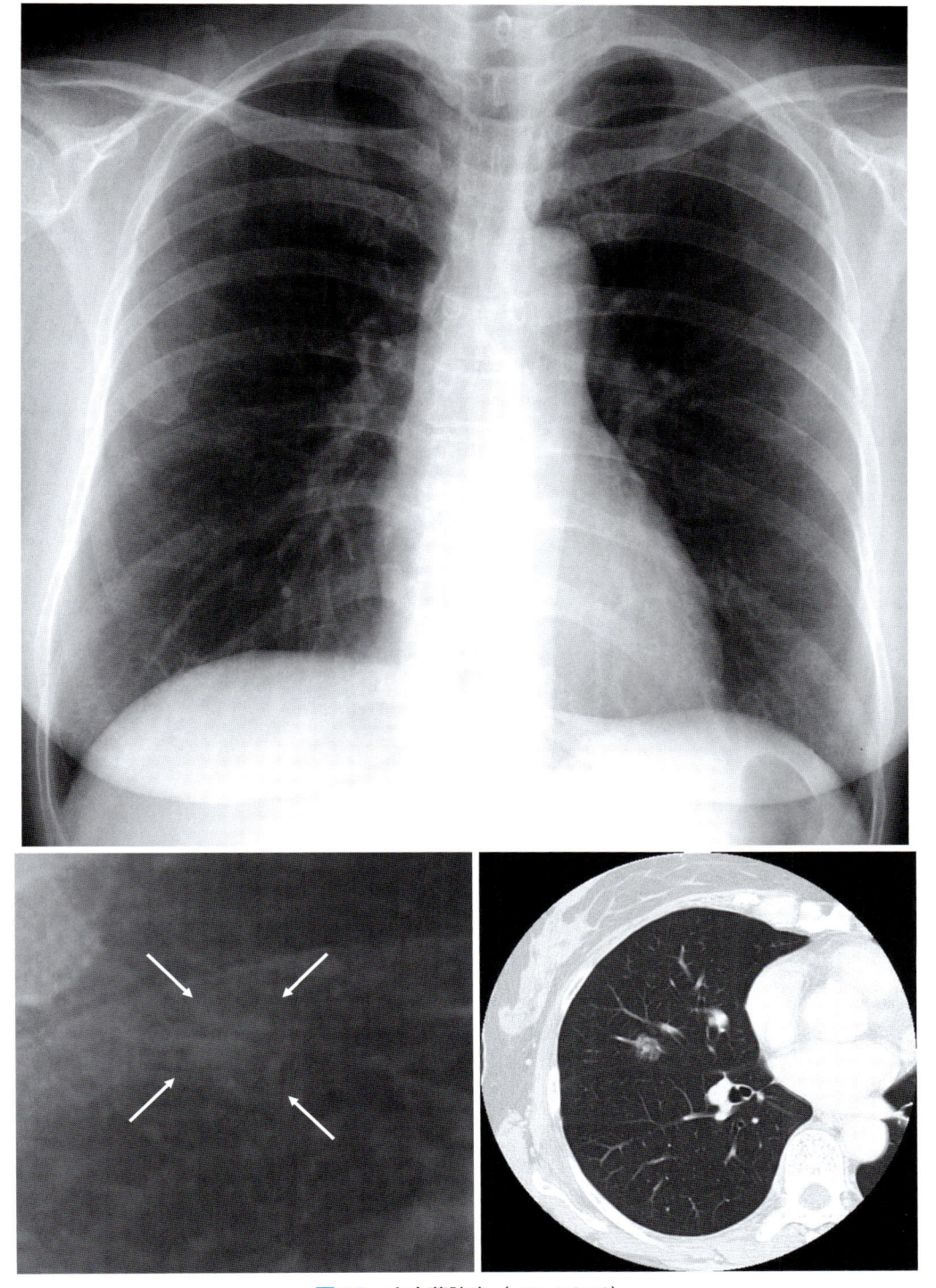

図 70. 右中葉肺癌（cT1aN0M0）
右中肺野の淡く小さい結節。胸部 CT ではすりガラス結節を呈する。

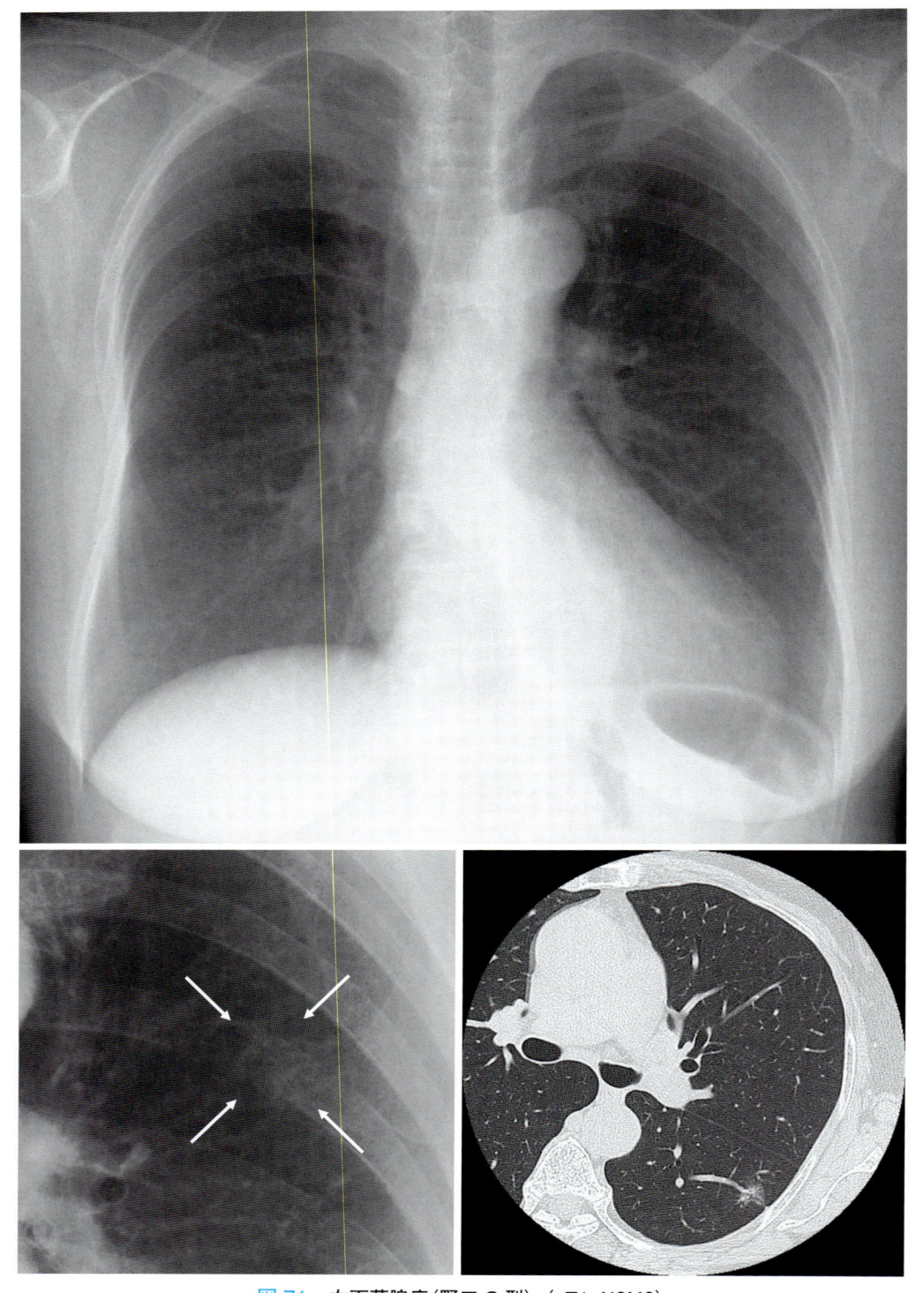

図 71. 左下葉腺癌（野口 C 型）（cT1aN0M0）
左中肺野の淡い結節影，胸部 CT では混合型すりガラス結節を呈する。

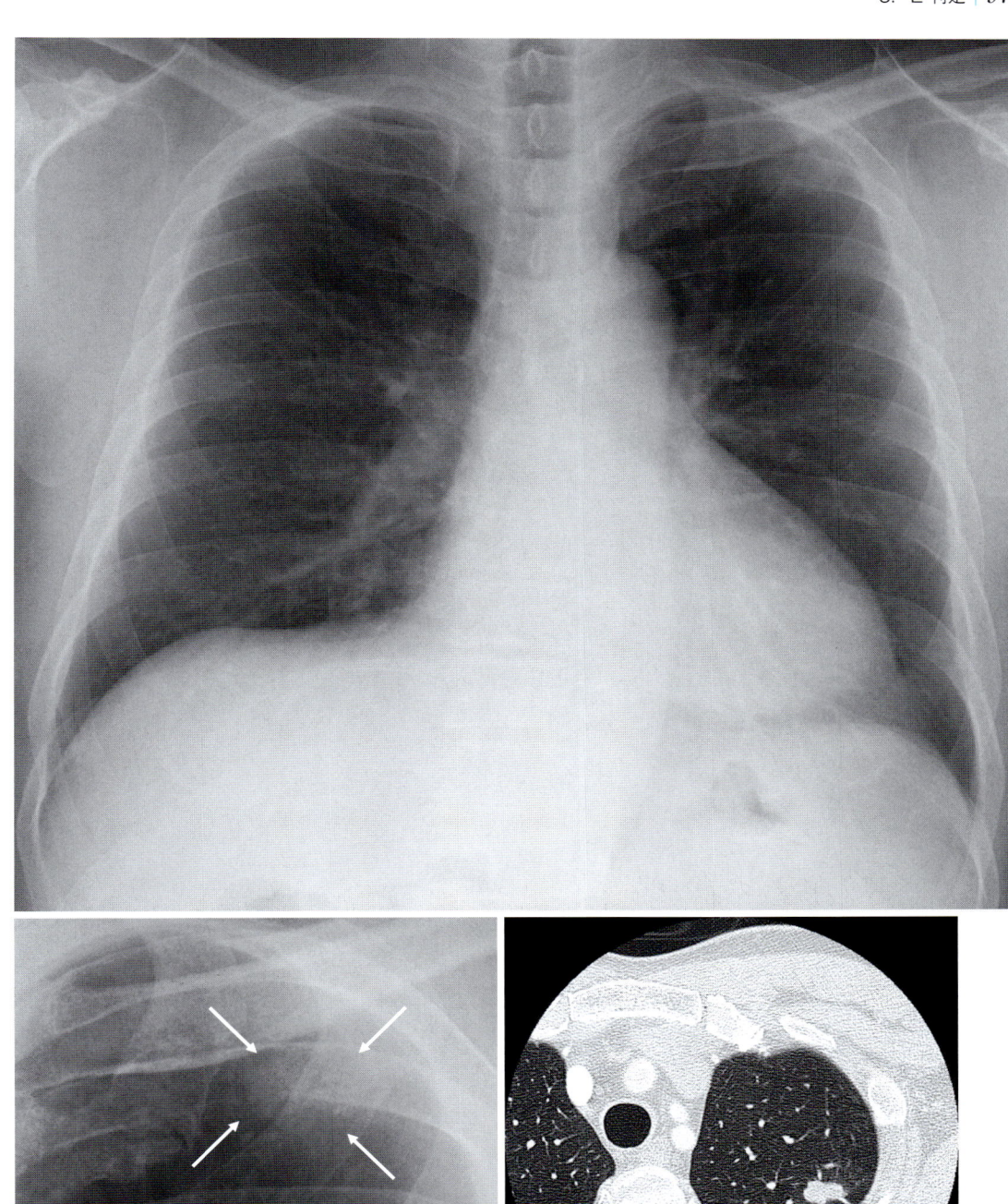

図 72. 左上葉低分化腺癌（cT1aN1M0）
左上肺野の淡い結節影，胸部 CT では充実型結節を呈する。

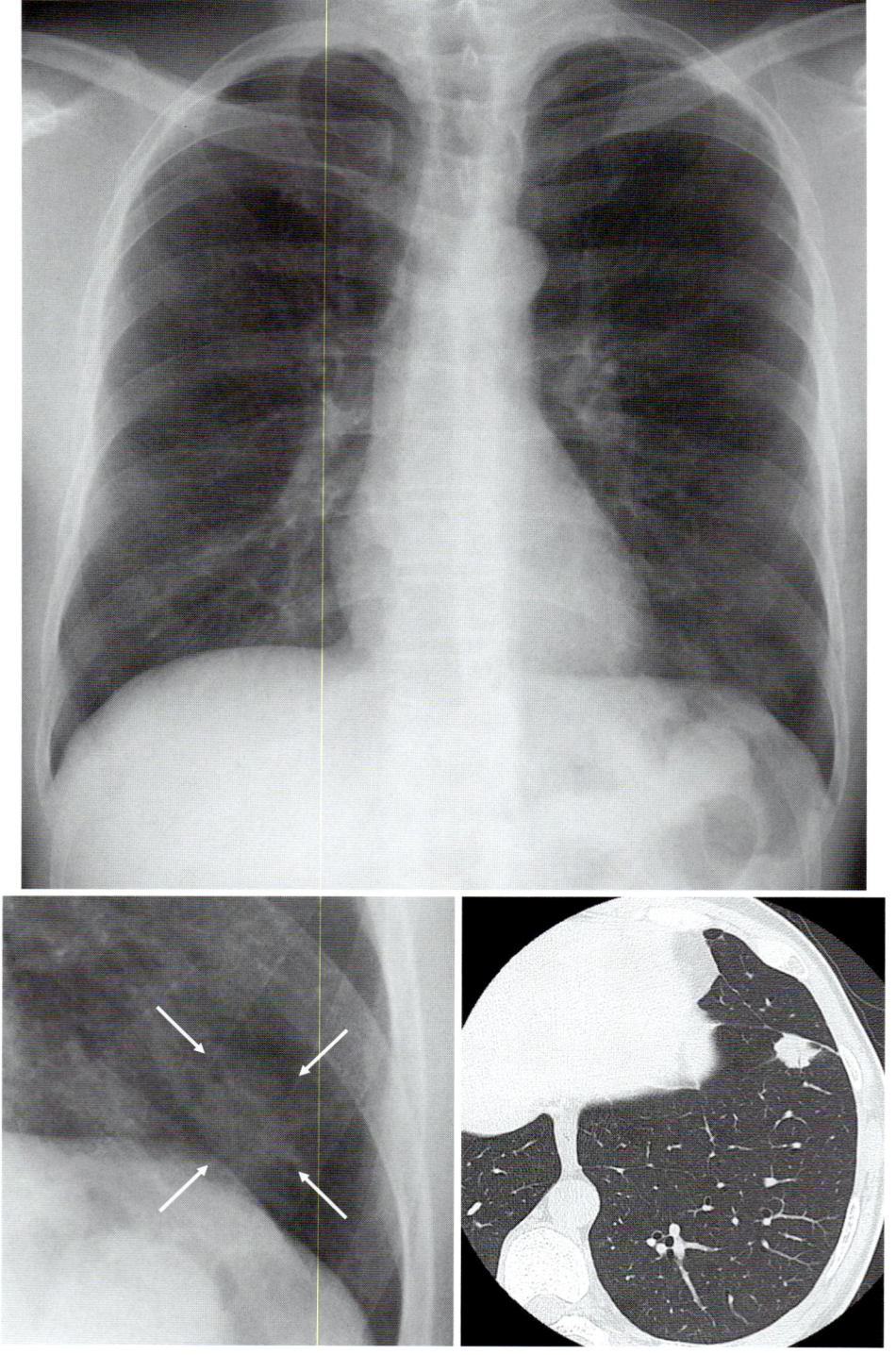

図73. 左下葉低分化腺癌（cT1aN0M0）
左下肺野の小結節影，胸部CTでは充実型結節を呈する。

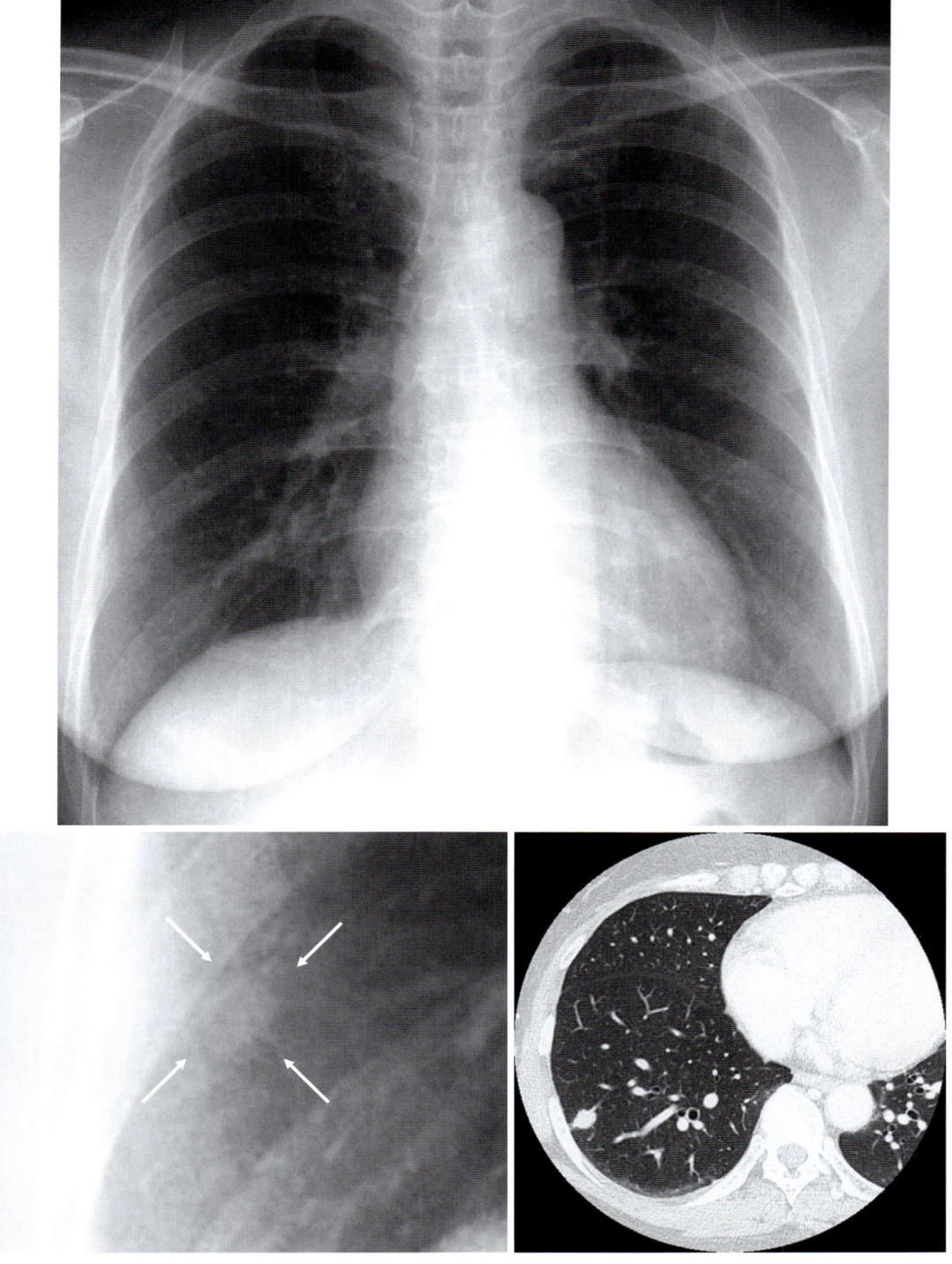

図74. 右下葉腺癌（cT1aN0M0）
右下肺野の小結節影，胸部 CT では充実型結節を呈する。

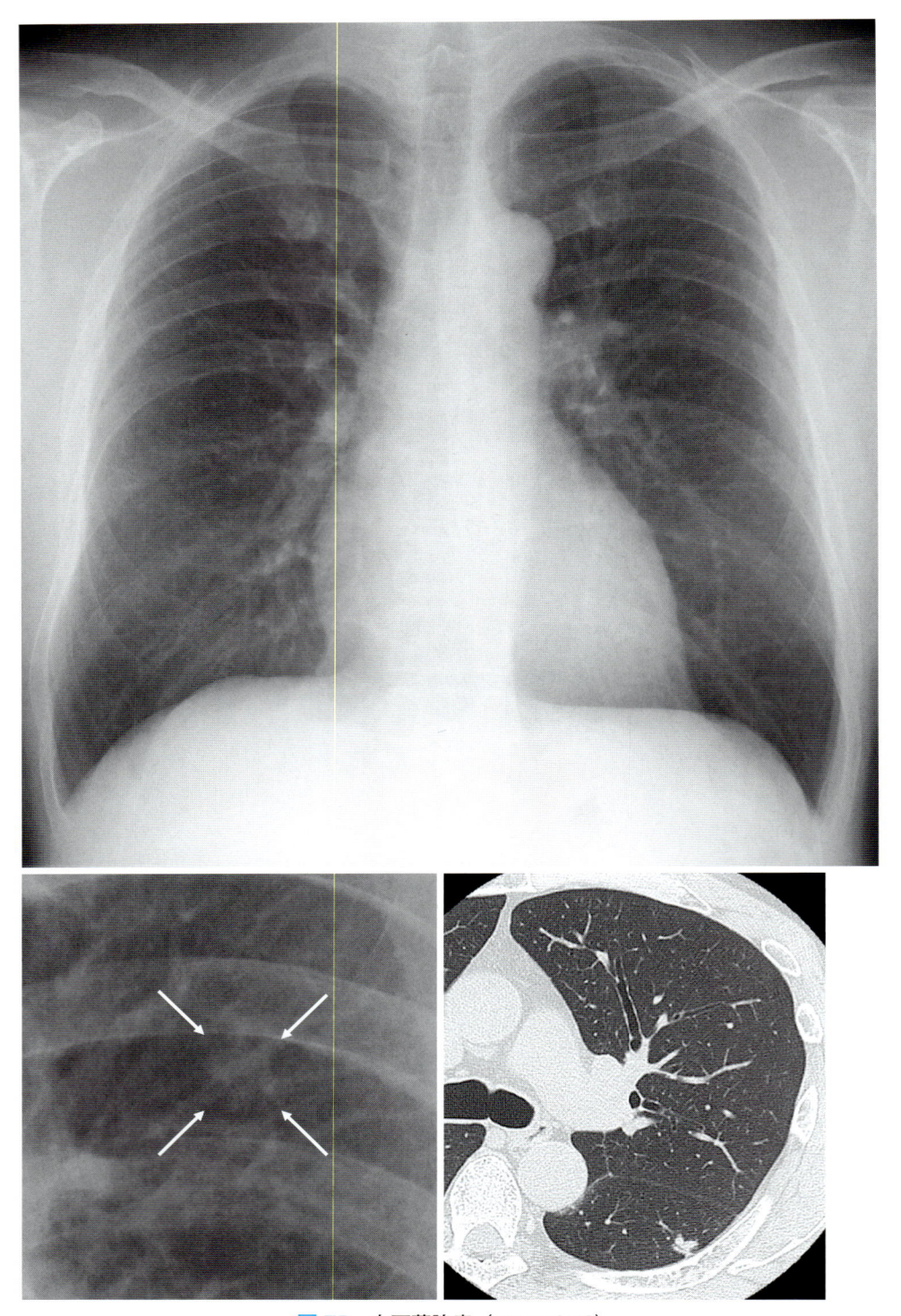

図 75. 左下葉腺癌（cT1aN0M0）
左上肺野の小結節影．胸部 CT では左下葉に認め，混合型すりガラス結節を呈する．

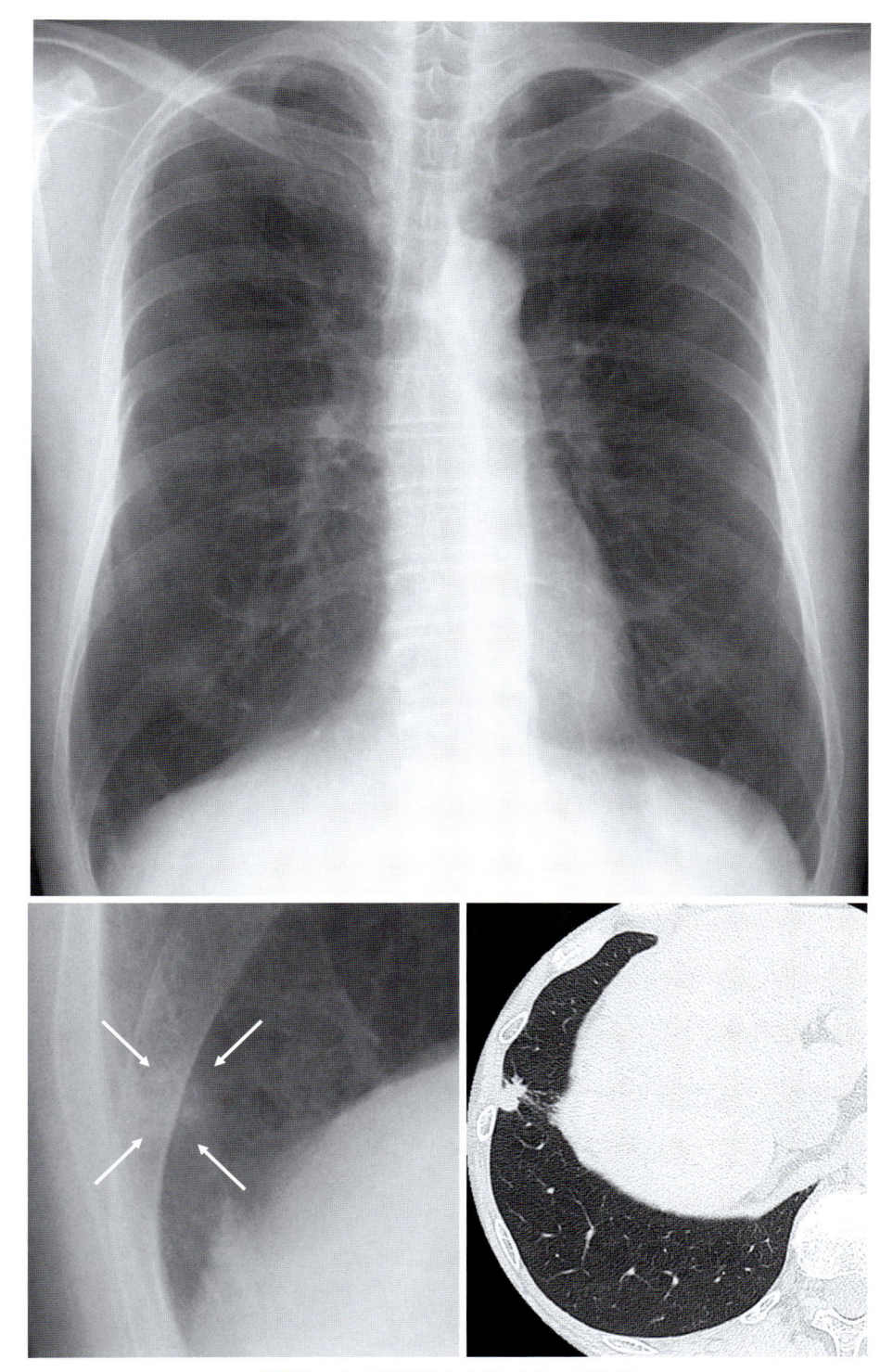

図 76. 右下葉扁平上皮癌（cT1aN0M0）
右下肺野の小結節影，胸部 CT では右下葉胸膜下の充実型結節を呈する。

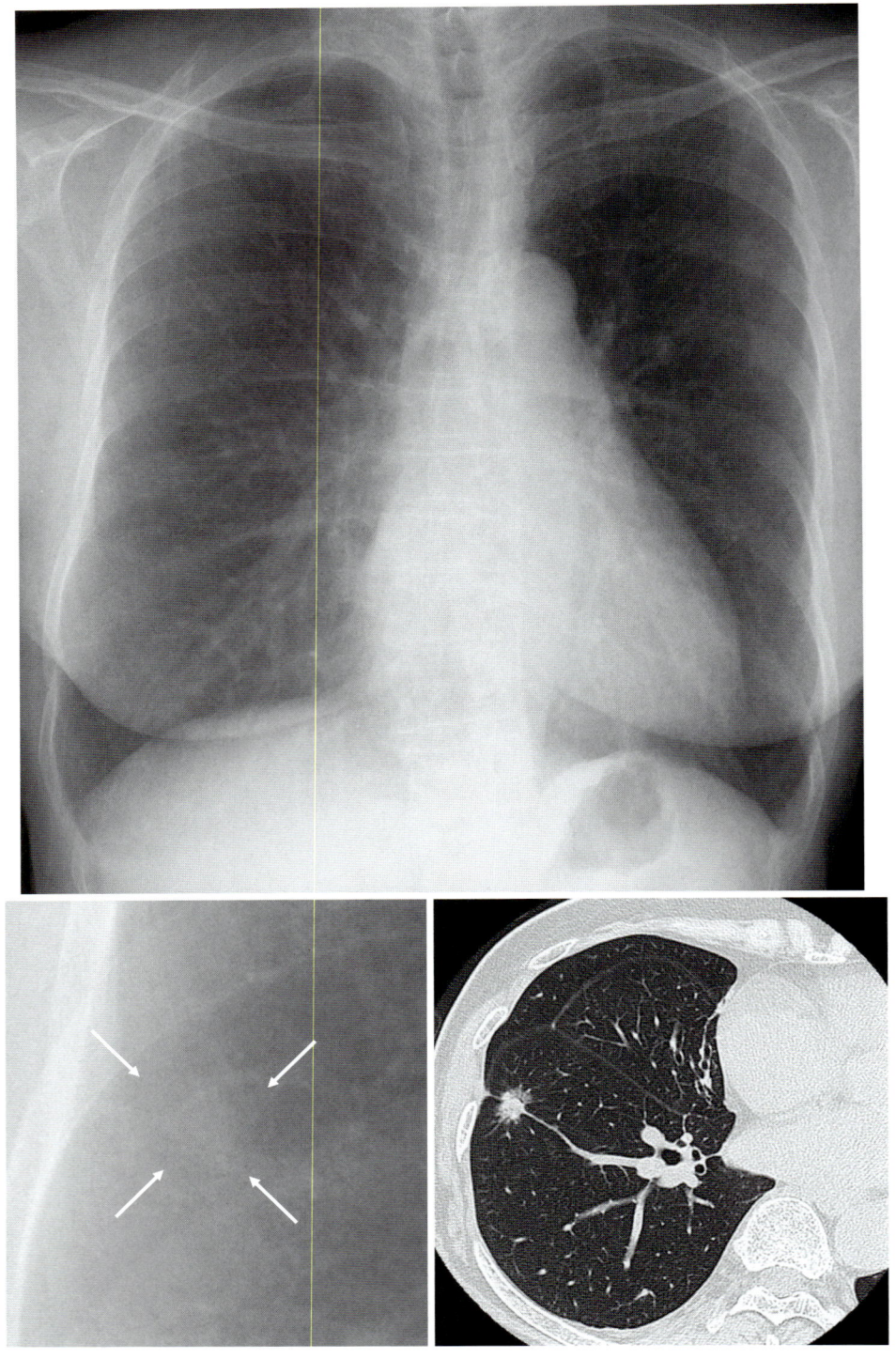

図77. 右下葉腺癌（野口C型）（cT1aN0M0）
右下肺野の小結節影．胸部CTでは右下葉にあり，胸膜陥入を伴う混合型すりガラス結節を呈する．

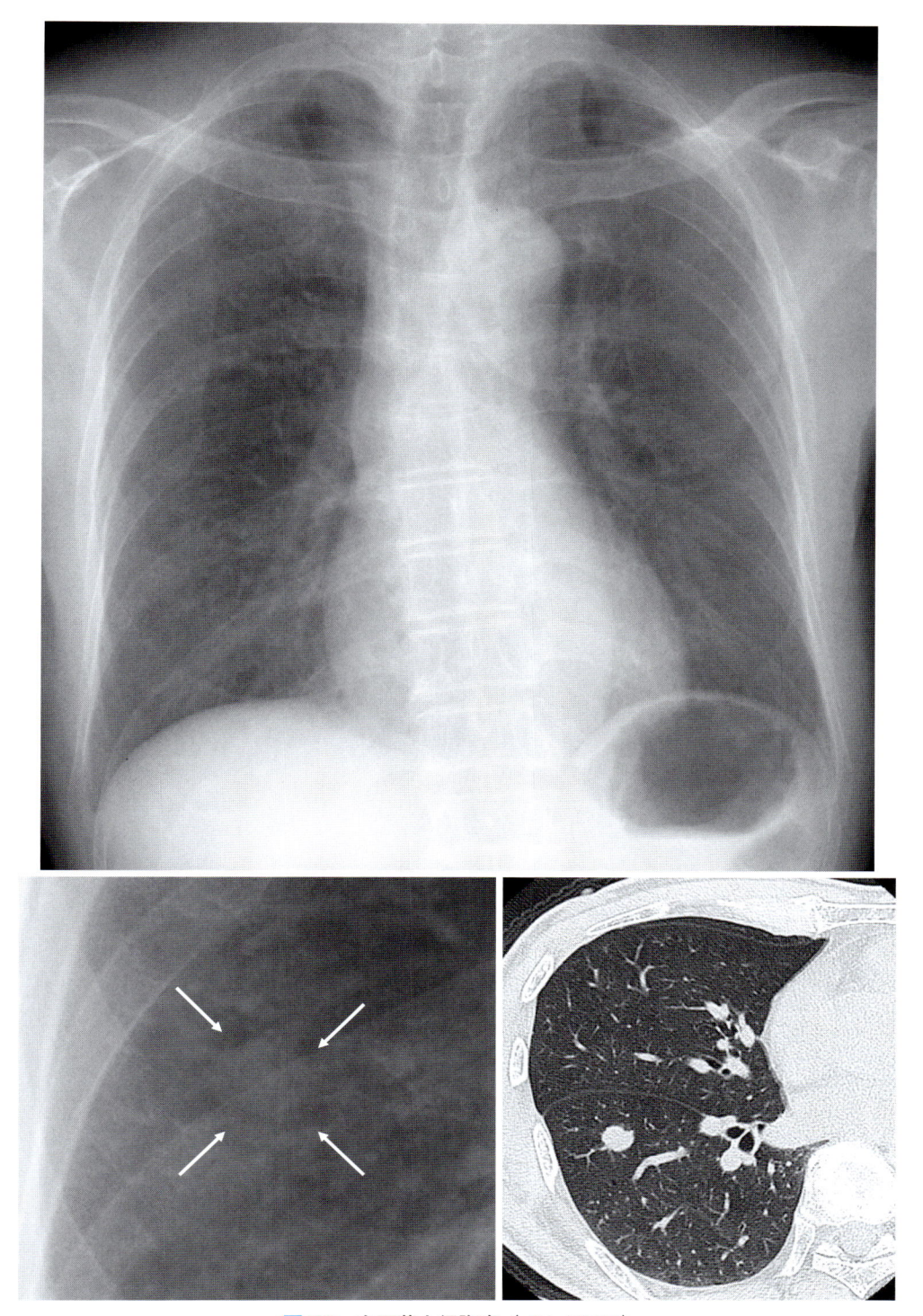

図 78. 右下葉大細胞癌（cT1aN0M0）
右下肺野の小結節影，胸部 CT では右下葉にあり，充実型結節を呈する。

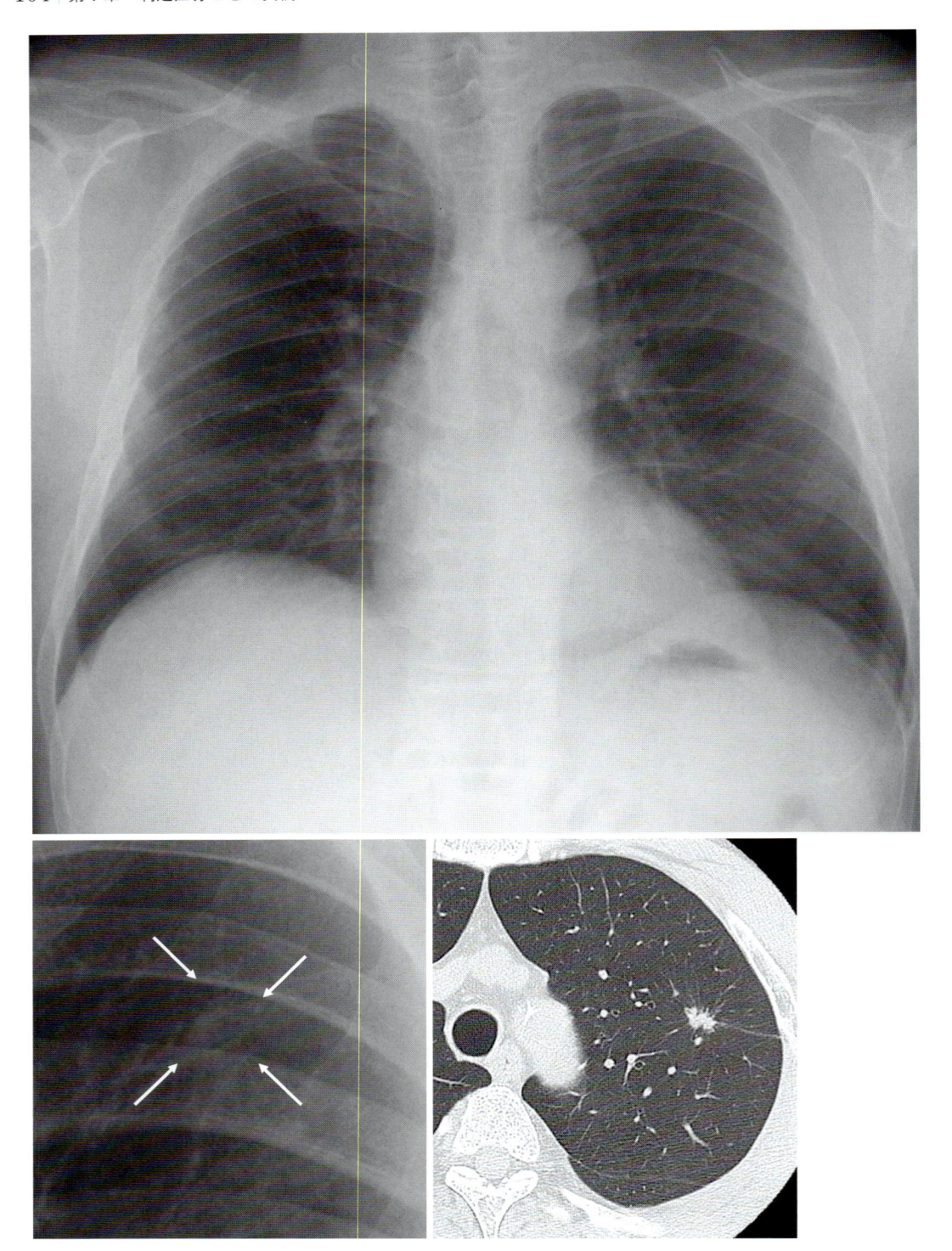

図 79. 左上葉腺癌（野口 C 型）（cT1aN1M0）
左上肺野の淡い結節影，胸部 CT では混合型すりガラス結節を呈する。

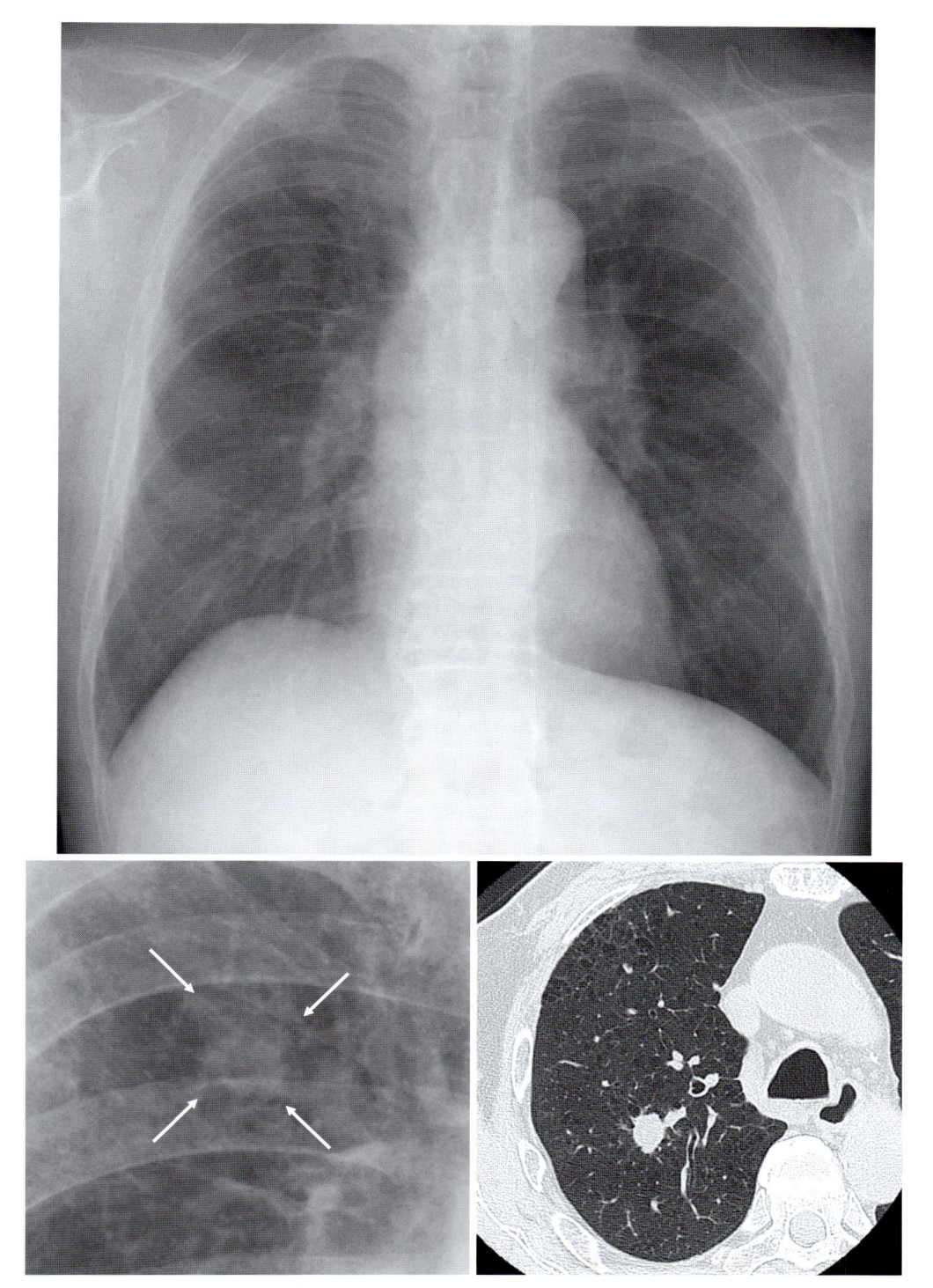

図 80. 右上葉低分化腺癌（cT1aN1M0）
右上肺野の小さい結節影，胸部 CT で右上葉に充実型結節を呈する。

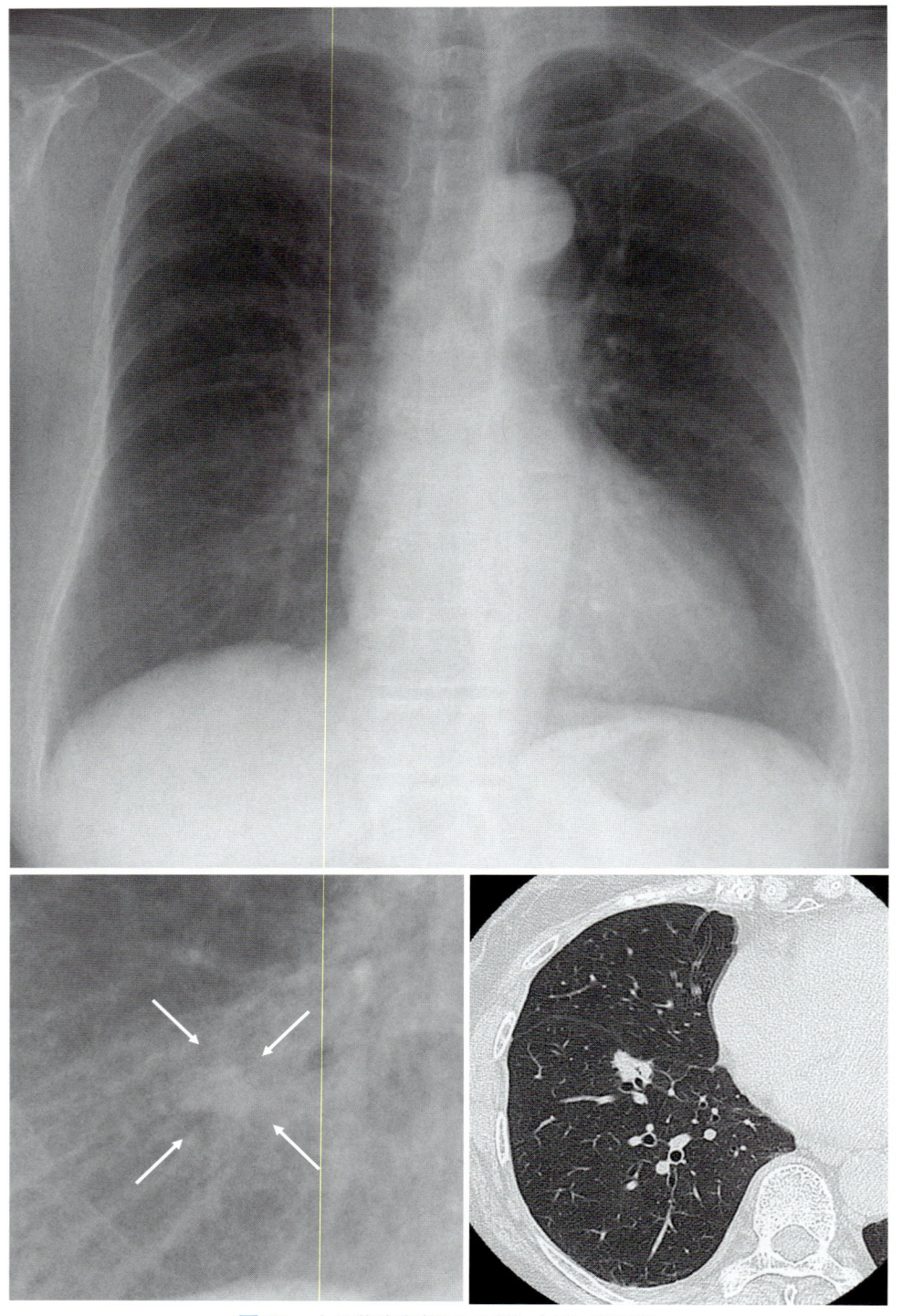

図 81. 右下葉腺癌（野口 C 型）（cT1aN0M0）

右下肺野に血管と重なる結節影，胸部 CT では右下葉にあり，混合型すりガラス結節を呈する。

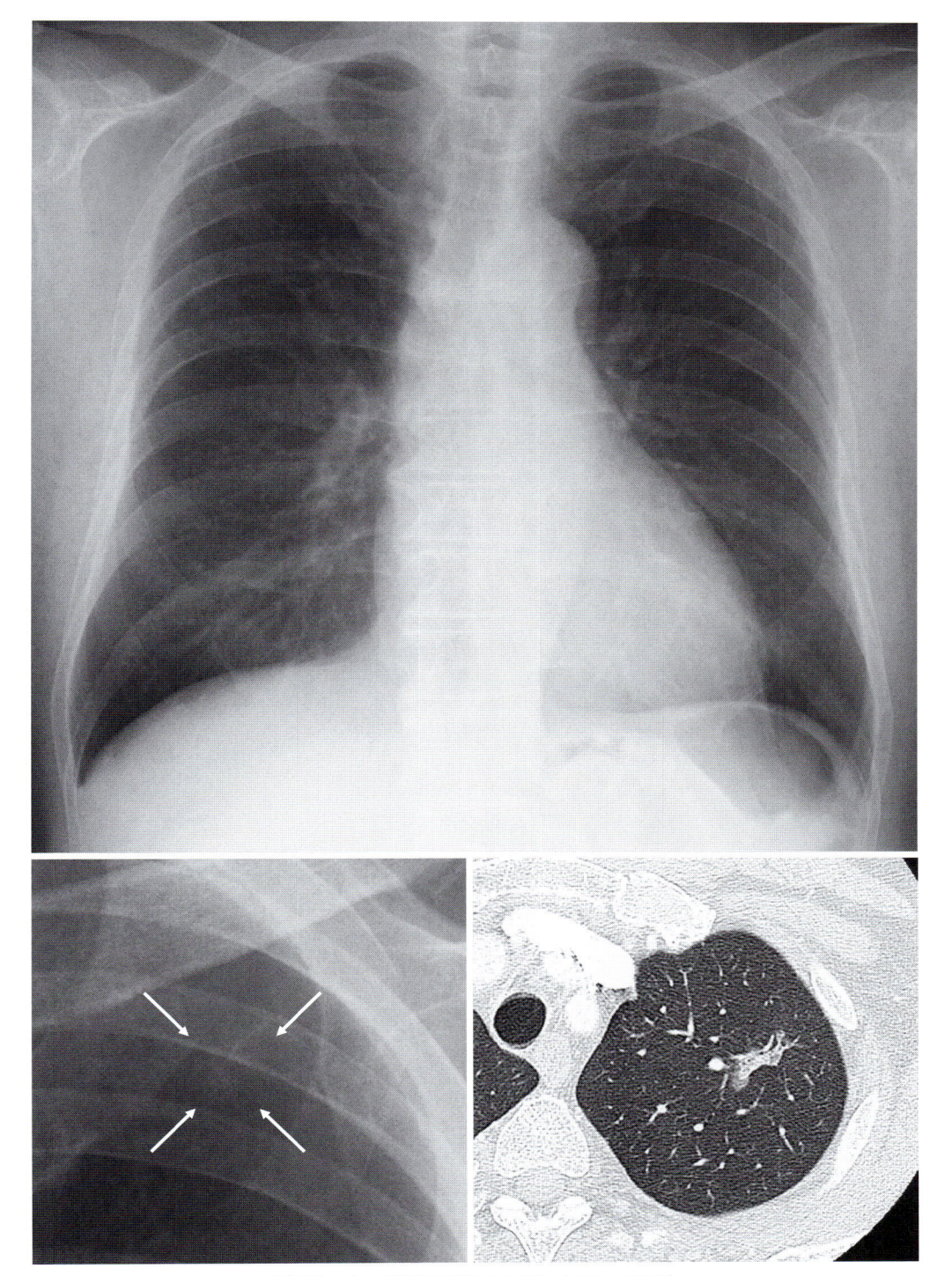

図 82. 左上葉腺癌（野口 C 型）（cT1aN0M0）
左上肺野の淡い結節影，胸部 CT では混合型すりガラス結節を呈する。

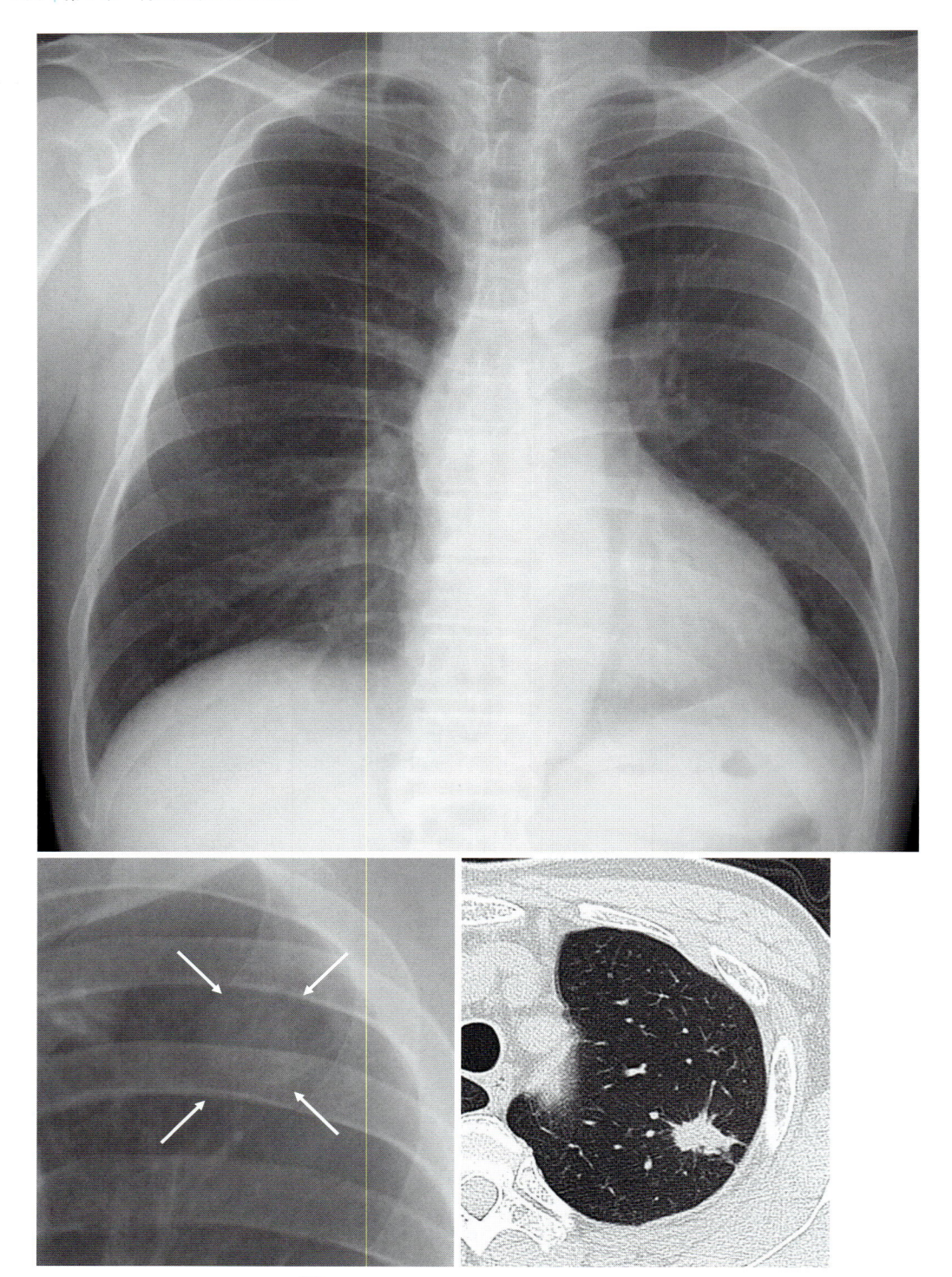

図 83. 左上葉低分化腺癌（cT1aN0M0）
左上肺野の小結節影，胸部 CT では左上葉に認め，充実型結節を呈する。

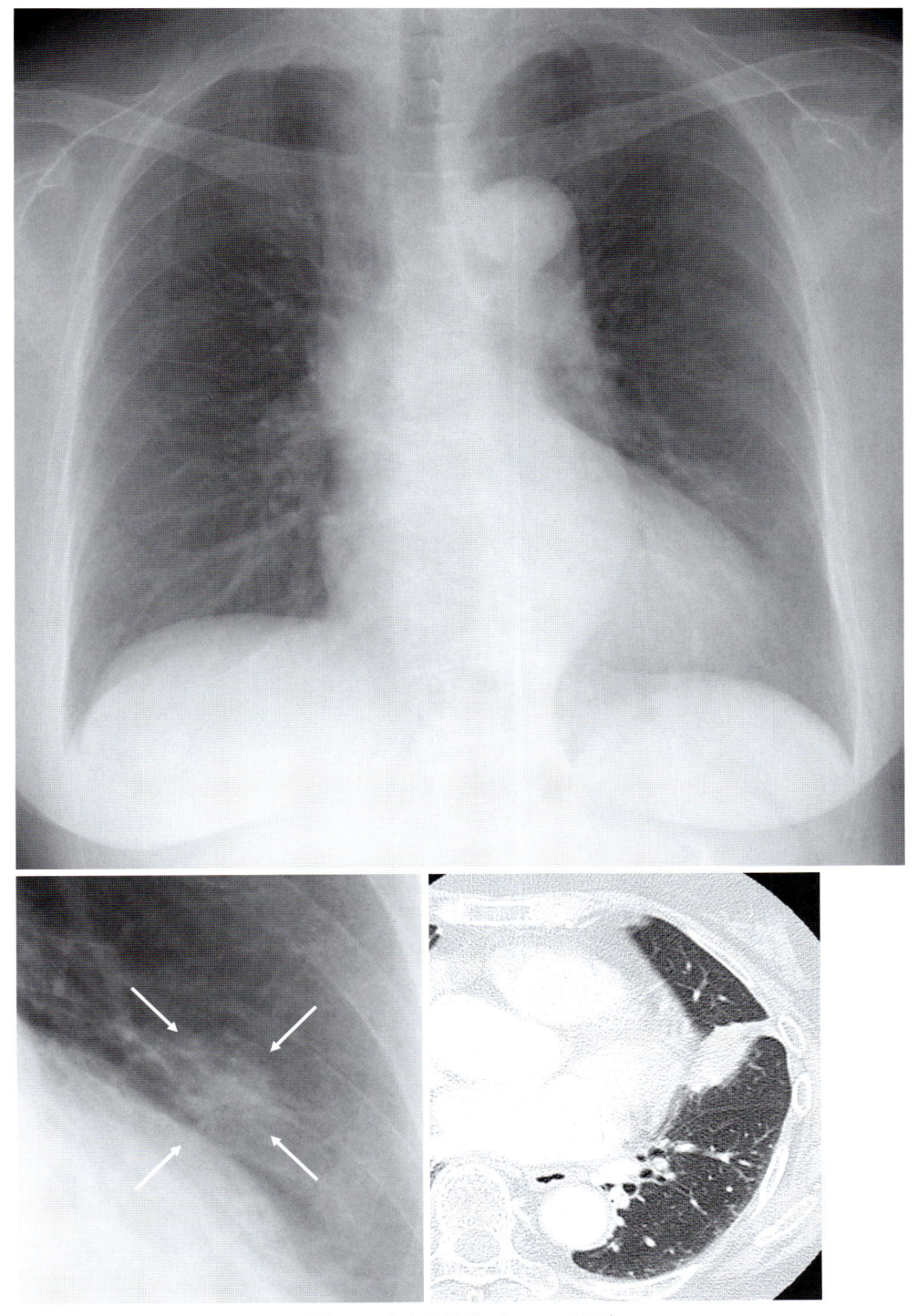

図 84. 左上葉腺癌（cT1aN0M0）
左中下肺野の結節影，胸部 CT では左舌区に認め，充実型結節を呈する。

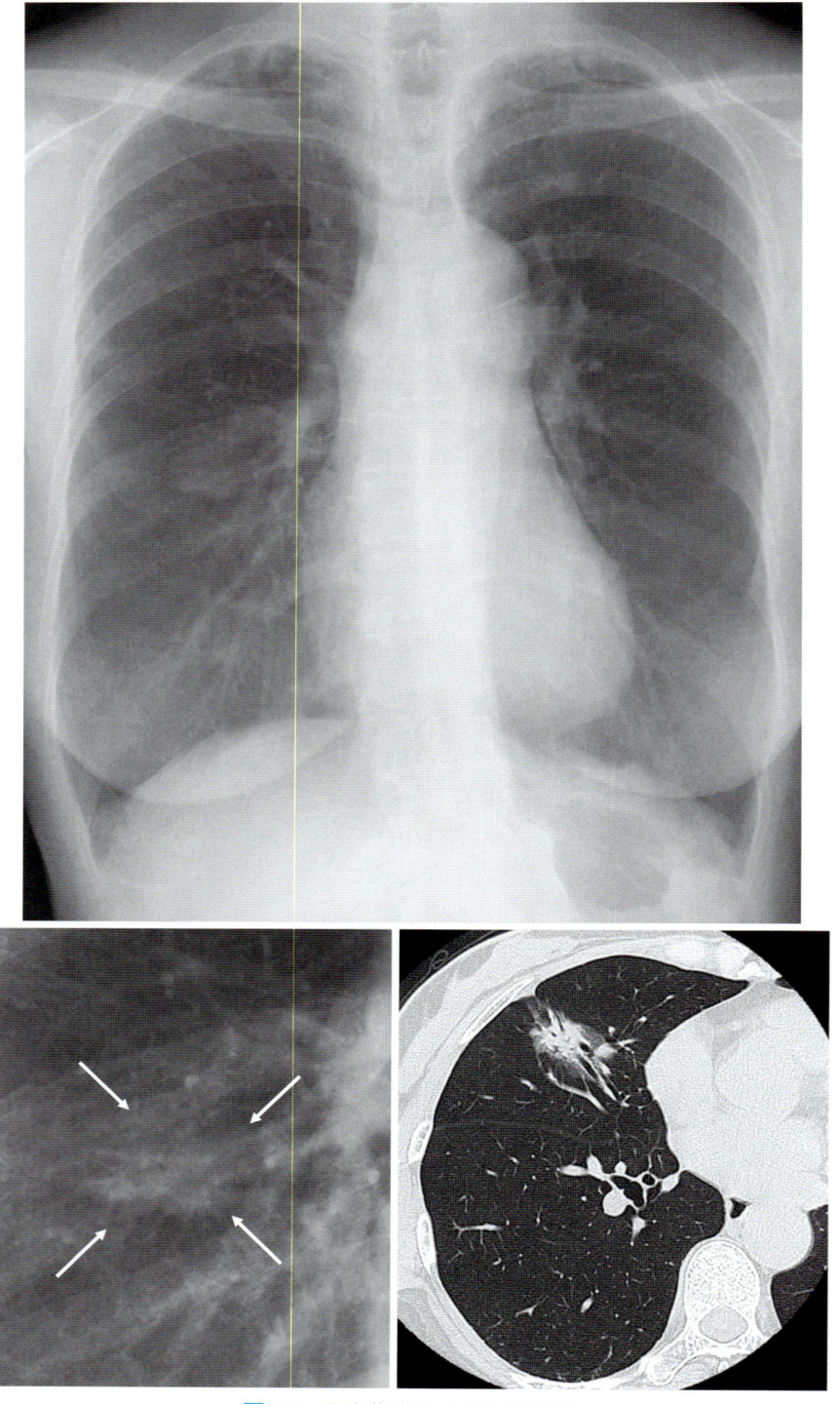

図 85. 右中葉腺癌（cT1bN0M0）
右中肺野の淡い結節影，胸部 CT では右中葉に混合型すりガラス結節を呈する。

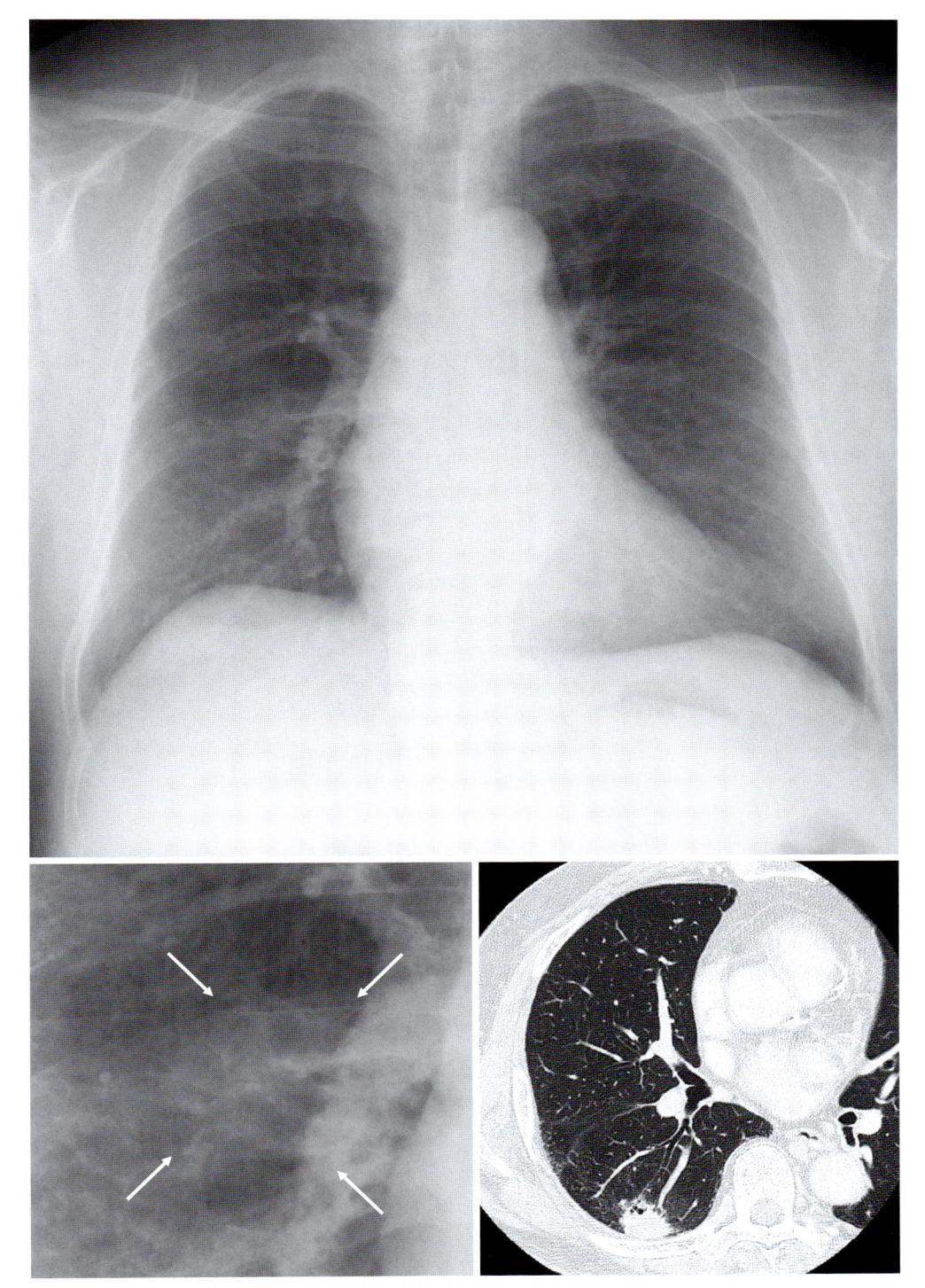

図86. 右下葉扁平上皮癌（cT1bN0M0）
右中肺野の淡い結節影，胸部CTでは右下葉に充実型結節を呈する。

図87. 右中葉腺癌（cT1aN0M0）
右中下肺野肺門よりの淡い結節影．胸部CTでは右中葉に混合型すりガラス結節を呈する．

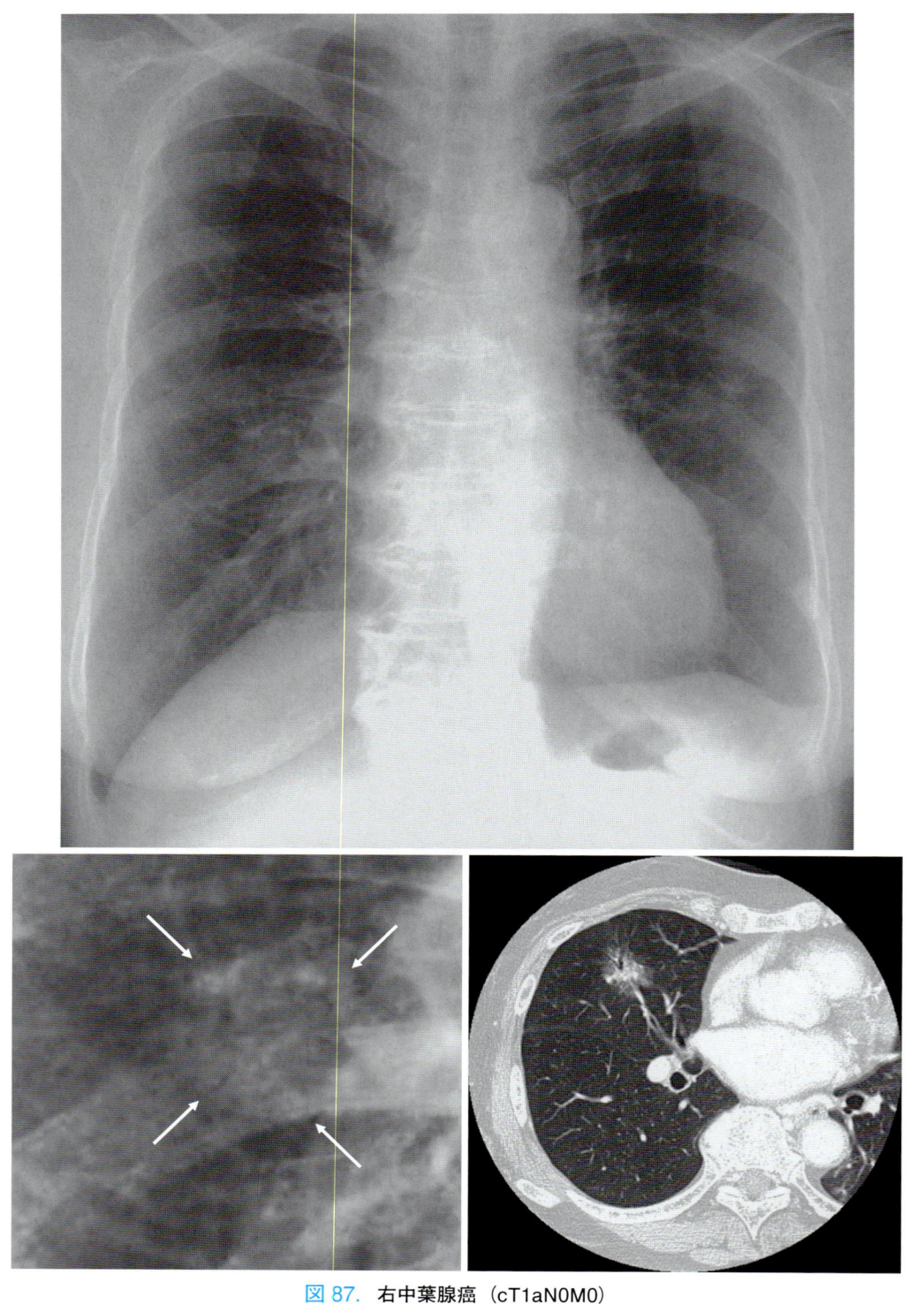

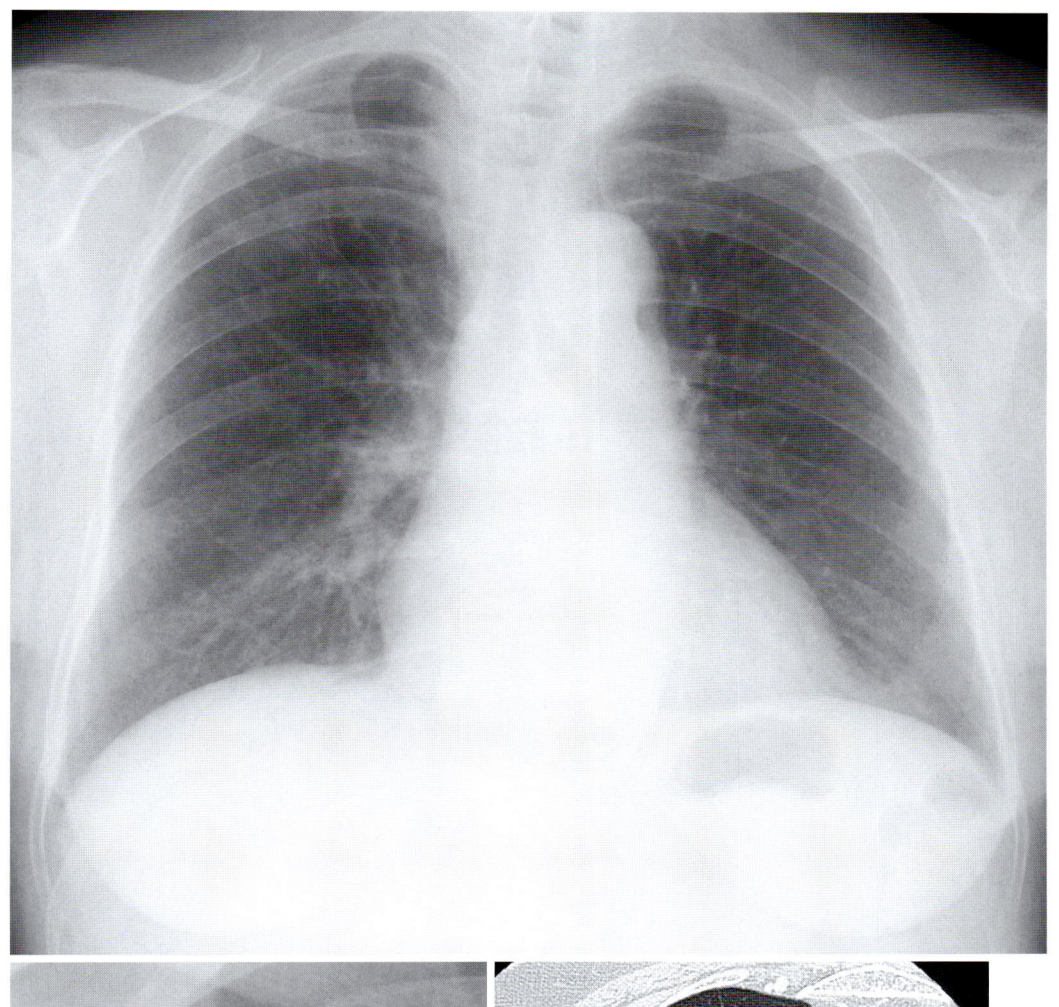

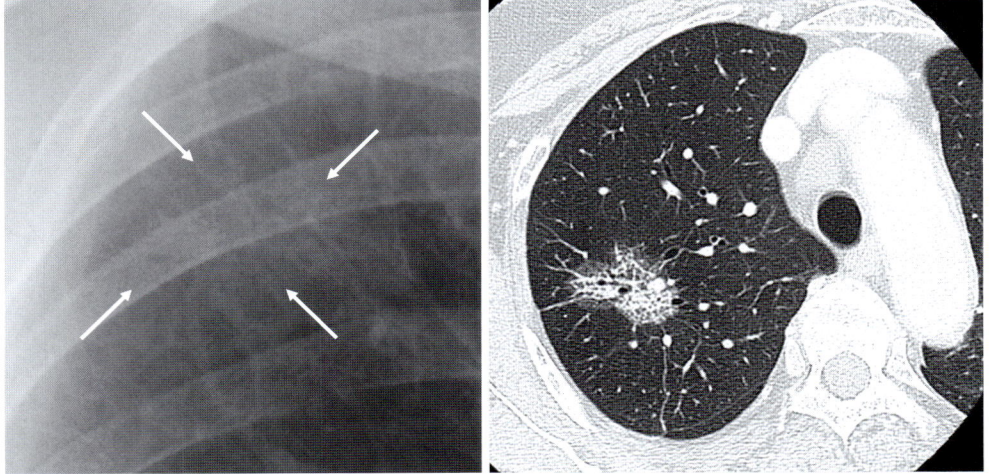

図 88. 右上葉腺癌（cT1bN0M0）
右上肺野の淡い結節影，胸部 CT では右上葉に混合型すりガラス結節を呈する。

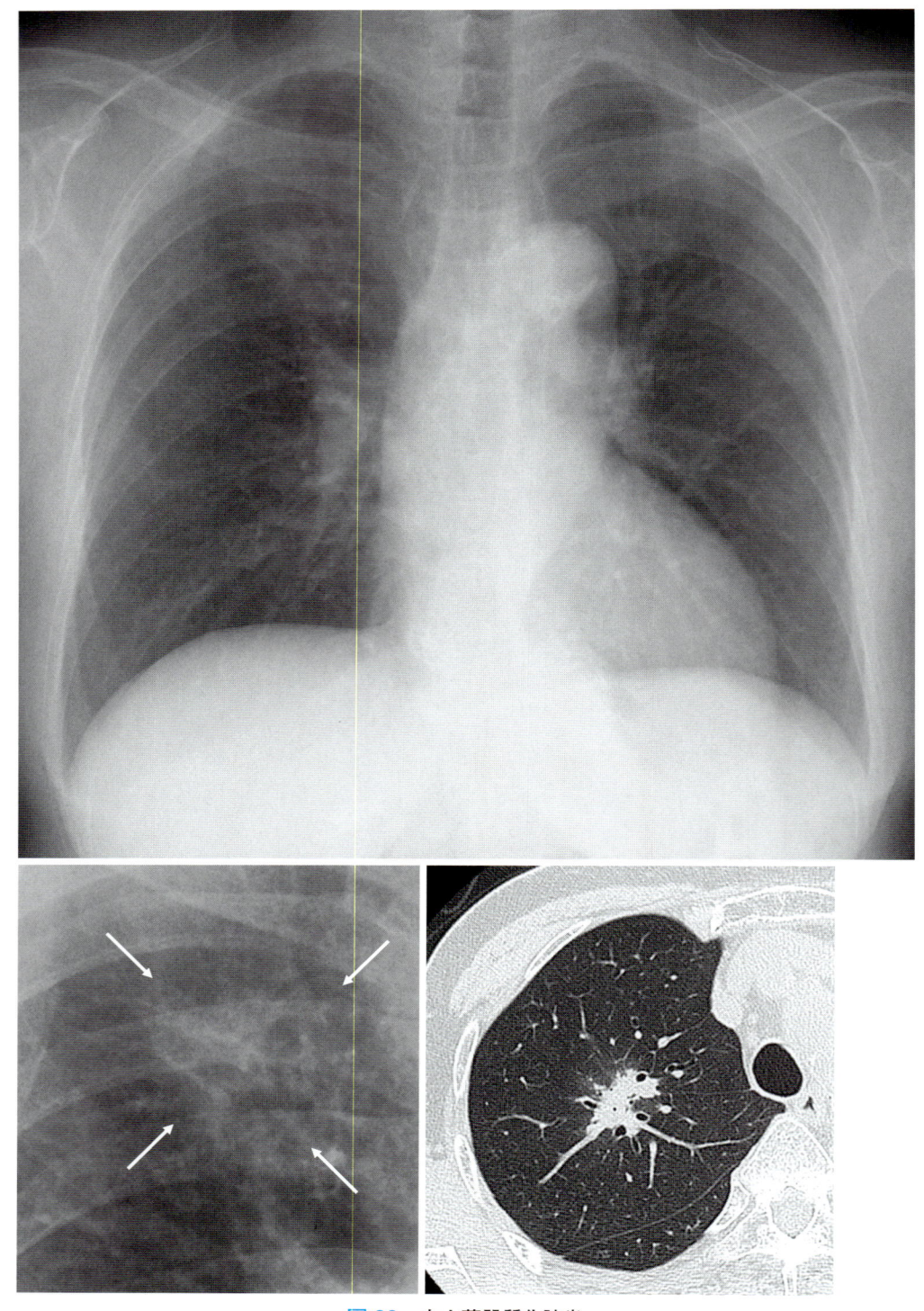

図 89. 右上葉器質化肺炎

右上肺野の淡い結節影，胸部 CT では右上葉に混合型すりガラス結節を呈する．切除にて器質化肺炎と診断された．

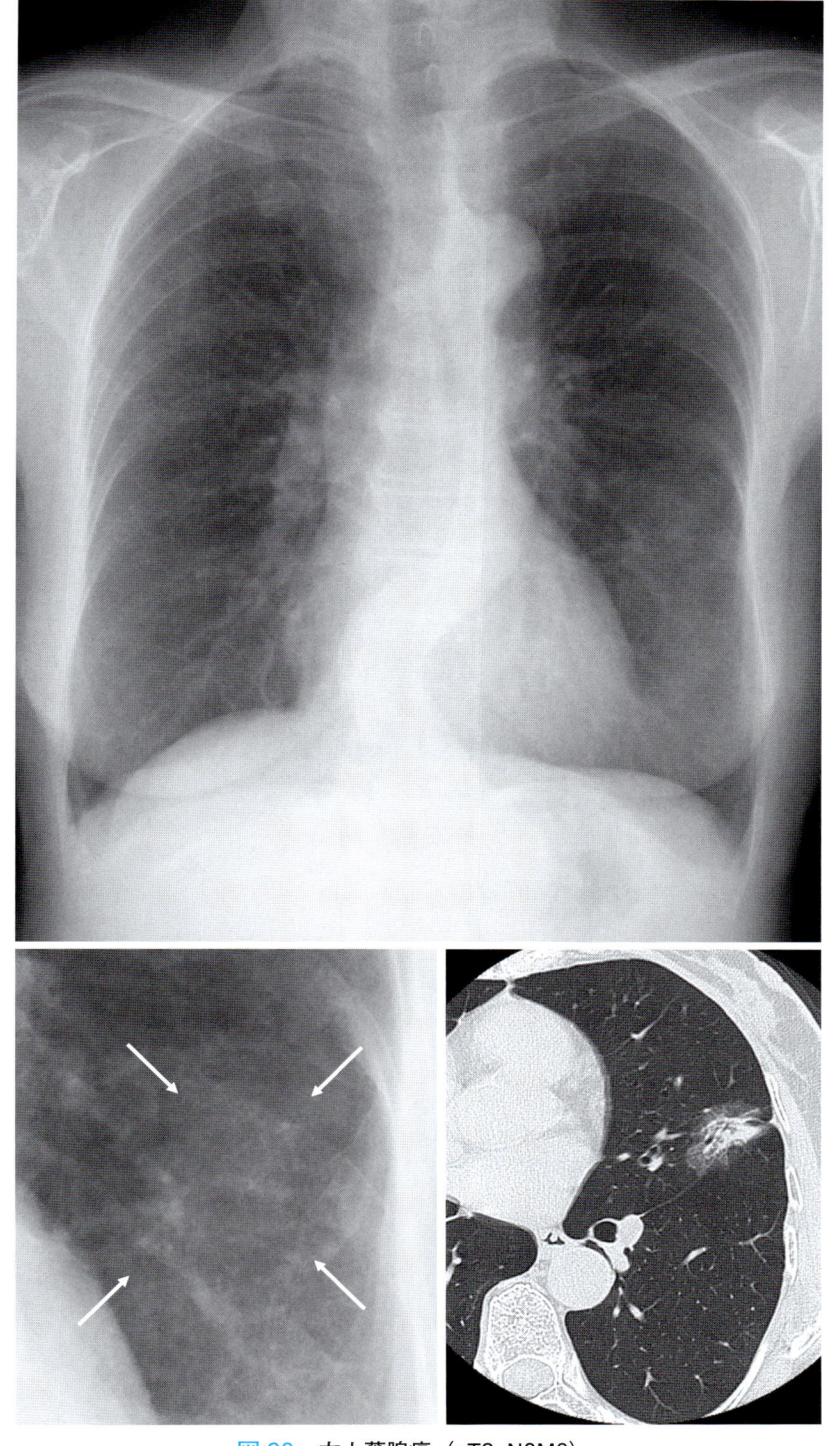

図90. 左上葉腺癌（cT2aN0M0）
左中肺野の淡い結節影，胸部 CT では混合型すりガラス結節を呈する。

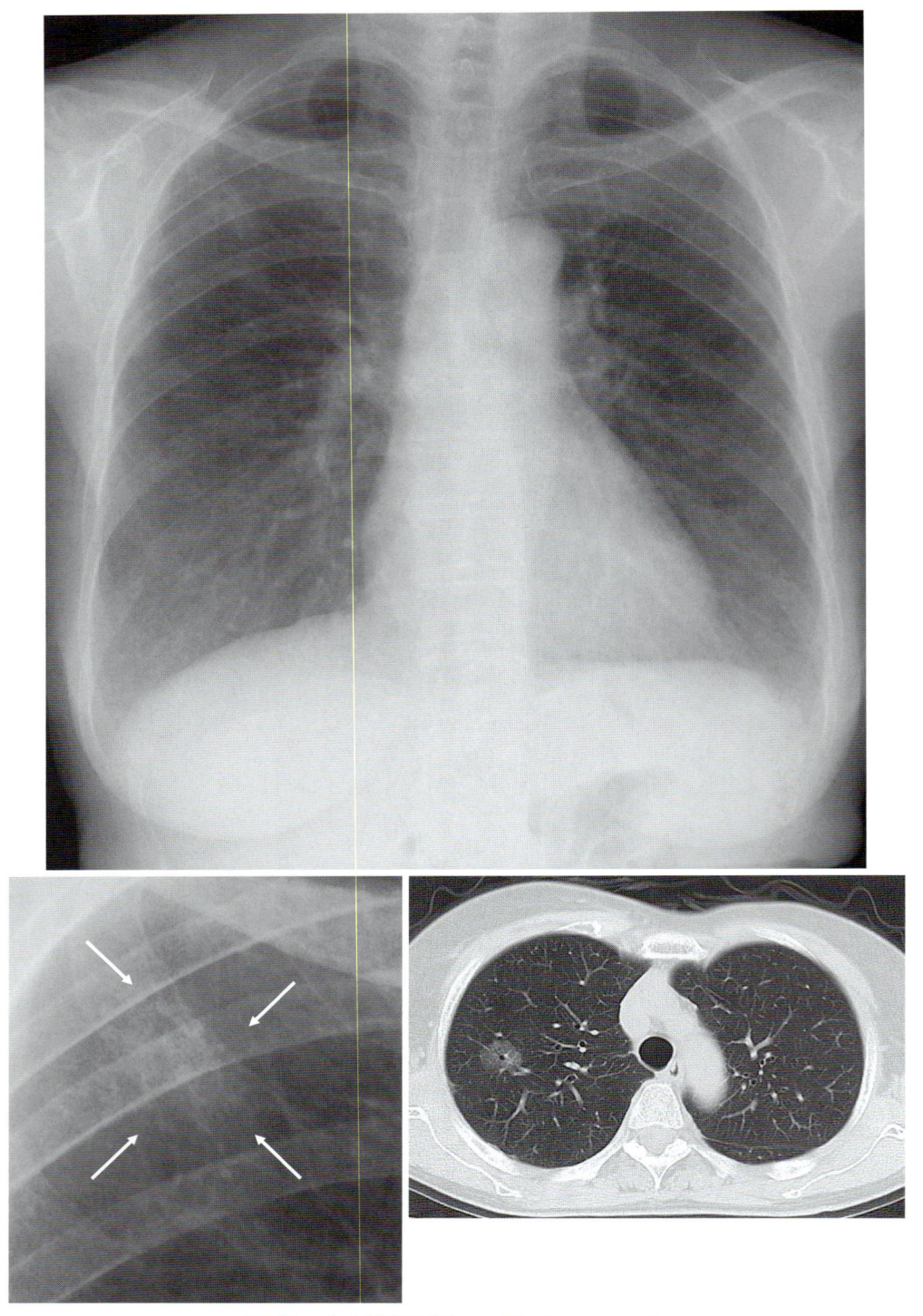

図 91. 右上葉腺癌(野口 B 型)(cT1aN0M0)
右上肺野の淡い結節影が肋骨と重なり認められる。胸部 CT では右上葉にすりガラス結節を呈する。

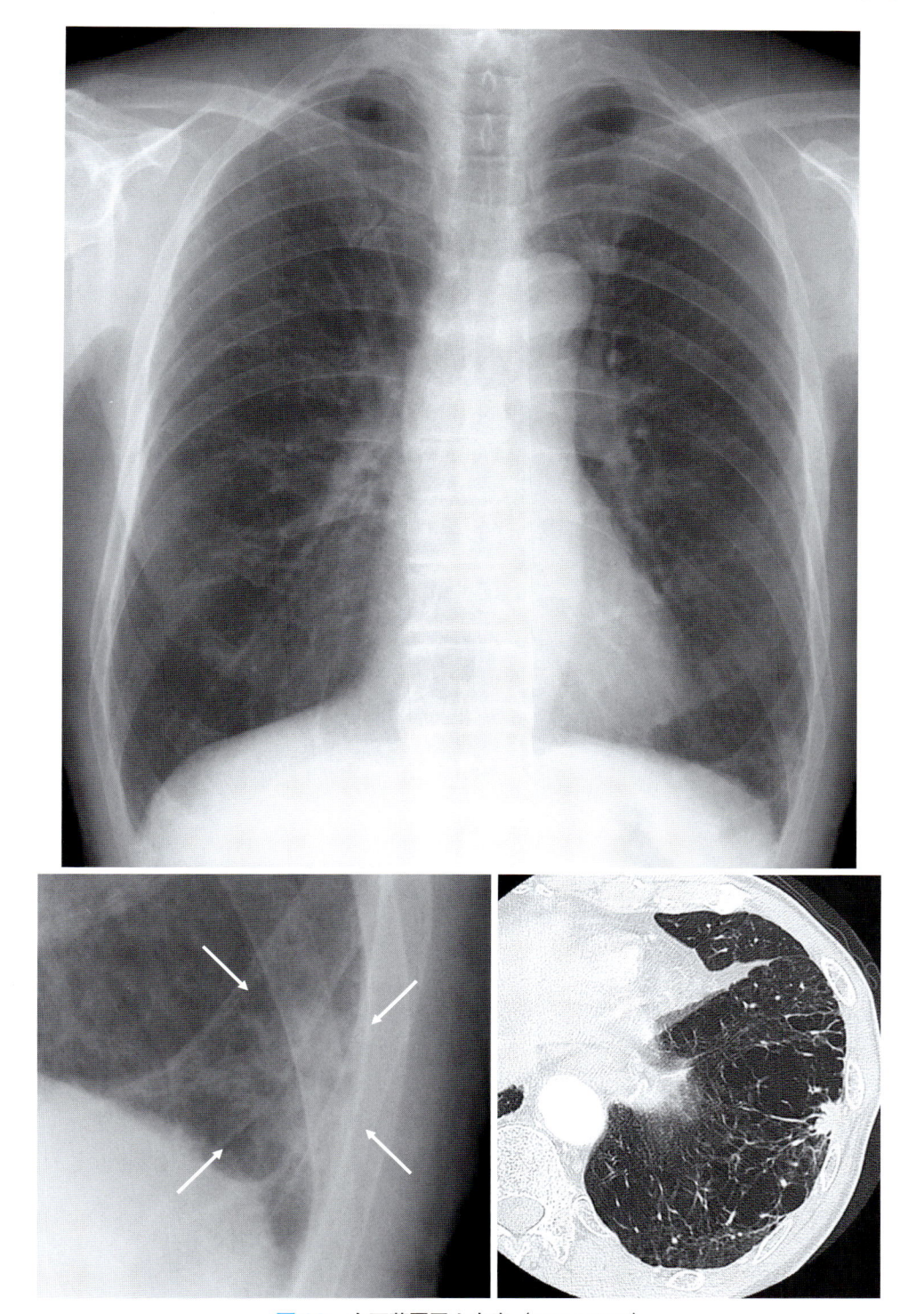

図 92. 左下葉扁平上皮癌（cT1bN0M0）
左下肺野肋骨横隔膜角近傍の結節影，胸部 CT では左下葉に認め，周囲に強い肺気腫があり，充実型結節を呈する。

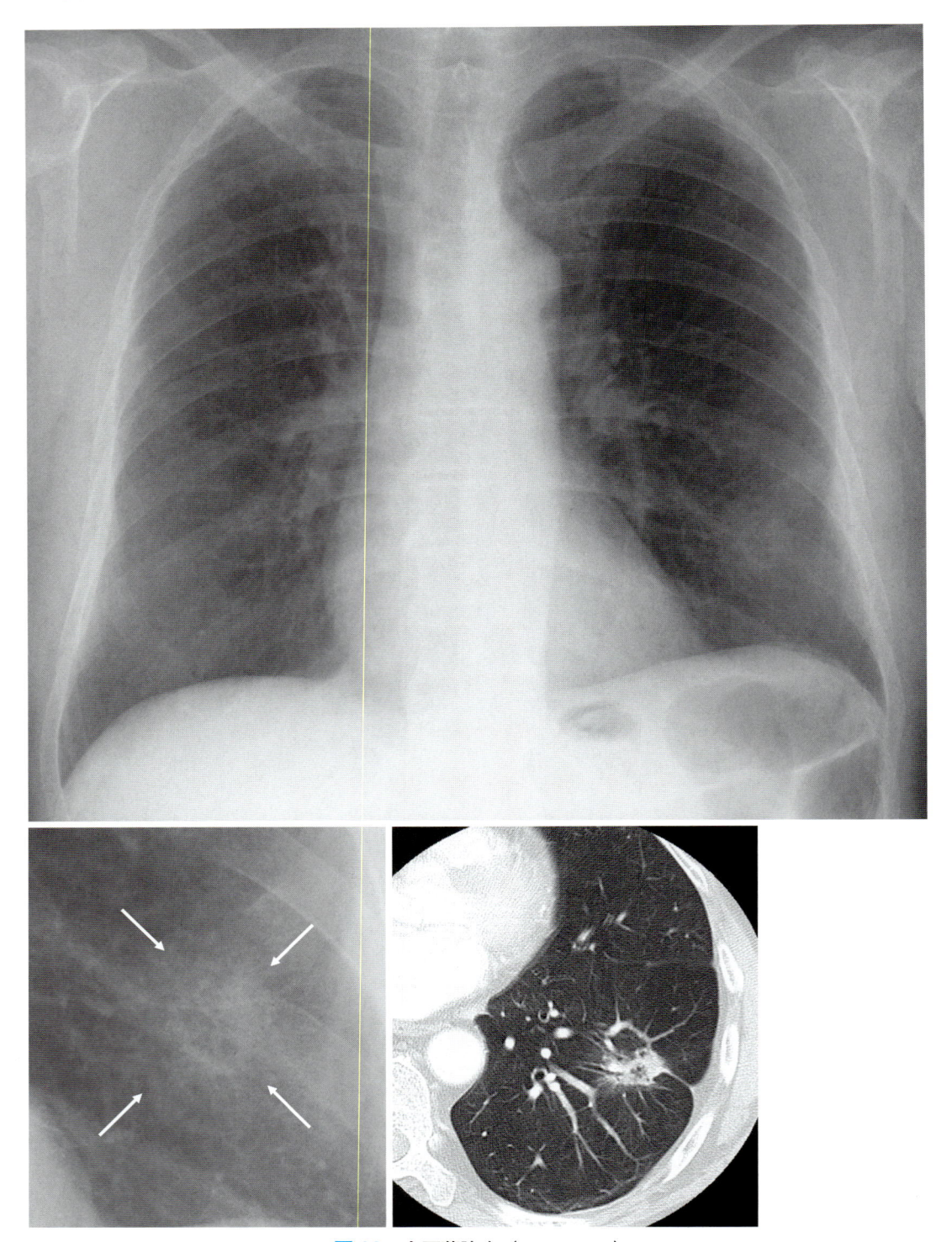

図 93. 左下葉腺癌（cT2aN0M0）

左下肺野の結節影，胸部 CT では左下葉に認め，強い胸膜陥入や血管気管支の巻き込みを伴う混合型すりガラス結節を呈する。

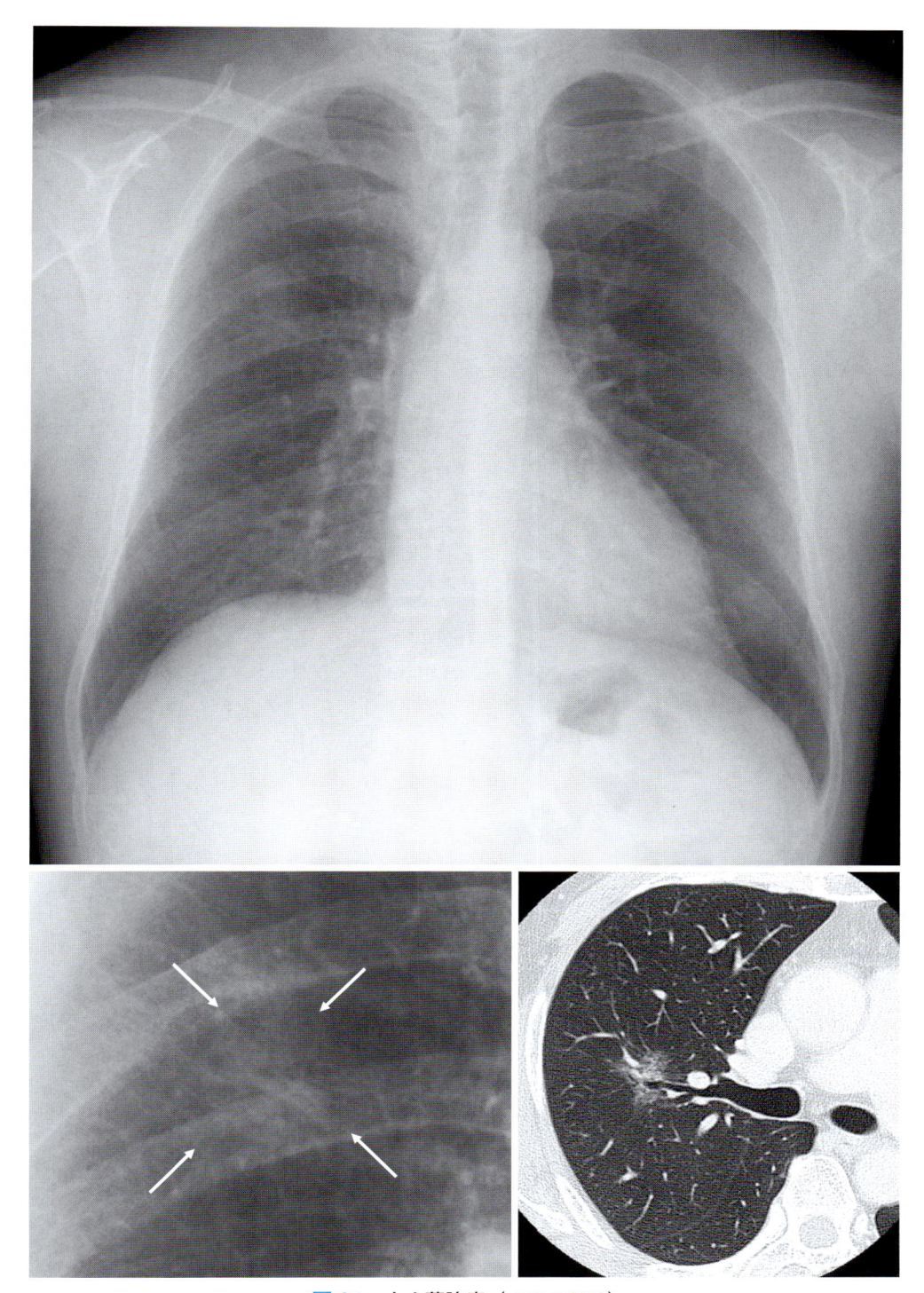

図 94. 右上葉腺癌(cT1bN0M0)
右中肺野の淡い結節影，胸部 CT では右上葉のすりガラス結節を呈する。

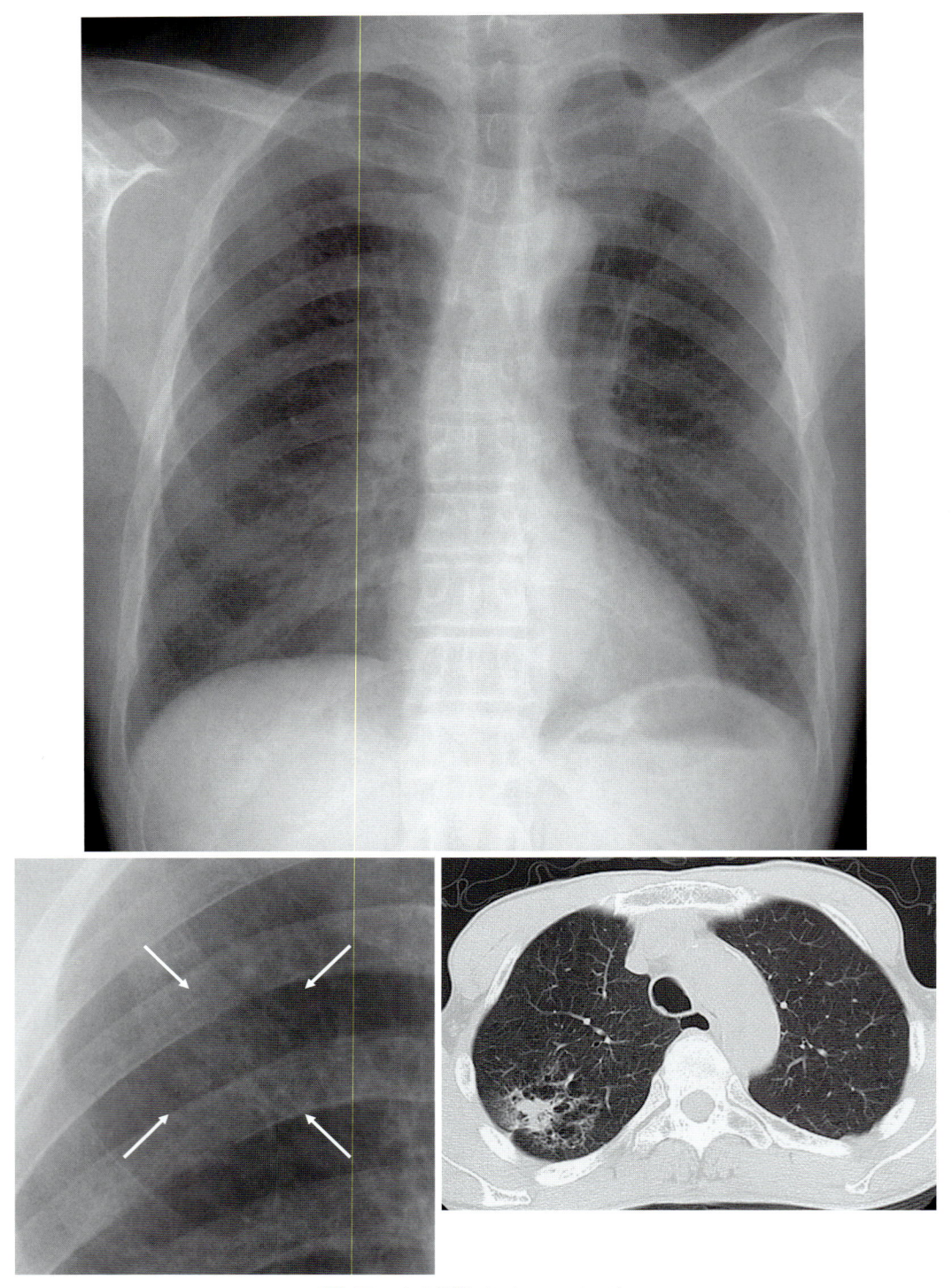

図 95. 右上葉腺癌（cT2aN0M0）
右上肺野の淡い浸潤影，胸部 CT では肺気腫に接した結節影を呈し，すりガラス陰影が比較的広く認められる。病理ではすりガラス陰影部分まですべて肺癌であった。

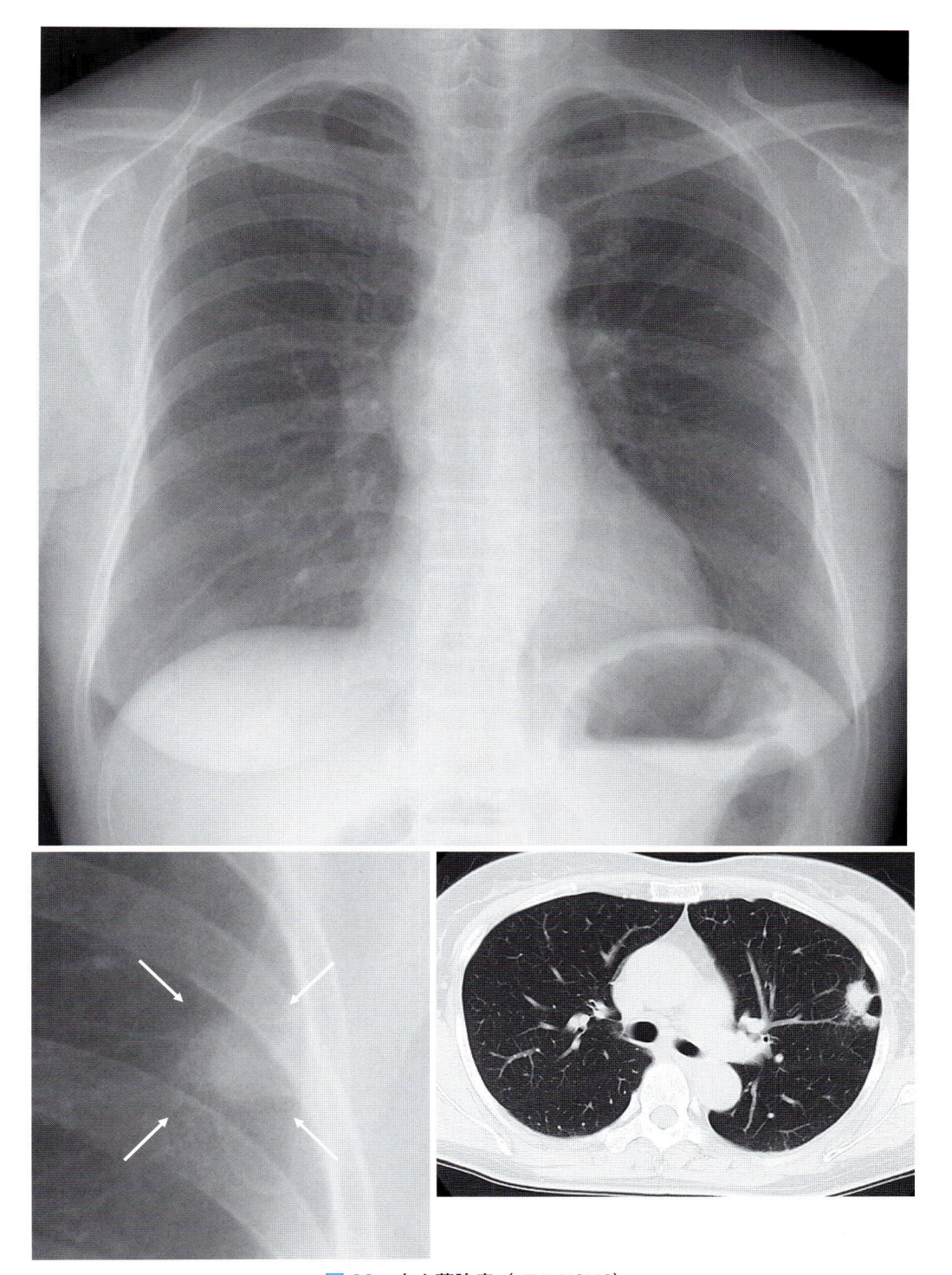

図 96. 左上葉腺癌（cT1bN0M0）

左上肺野の肩甲骨下端と重なる結節影，胸部 CT では左上区の胸膜陥入を伴う充実型結節を呈する。

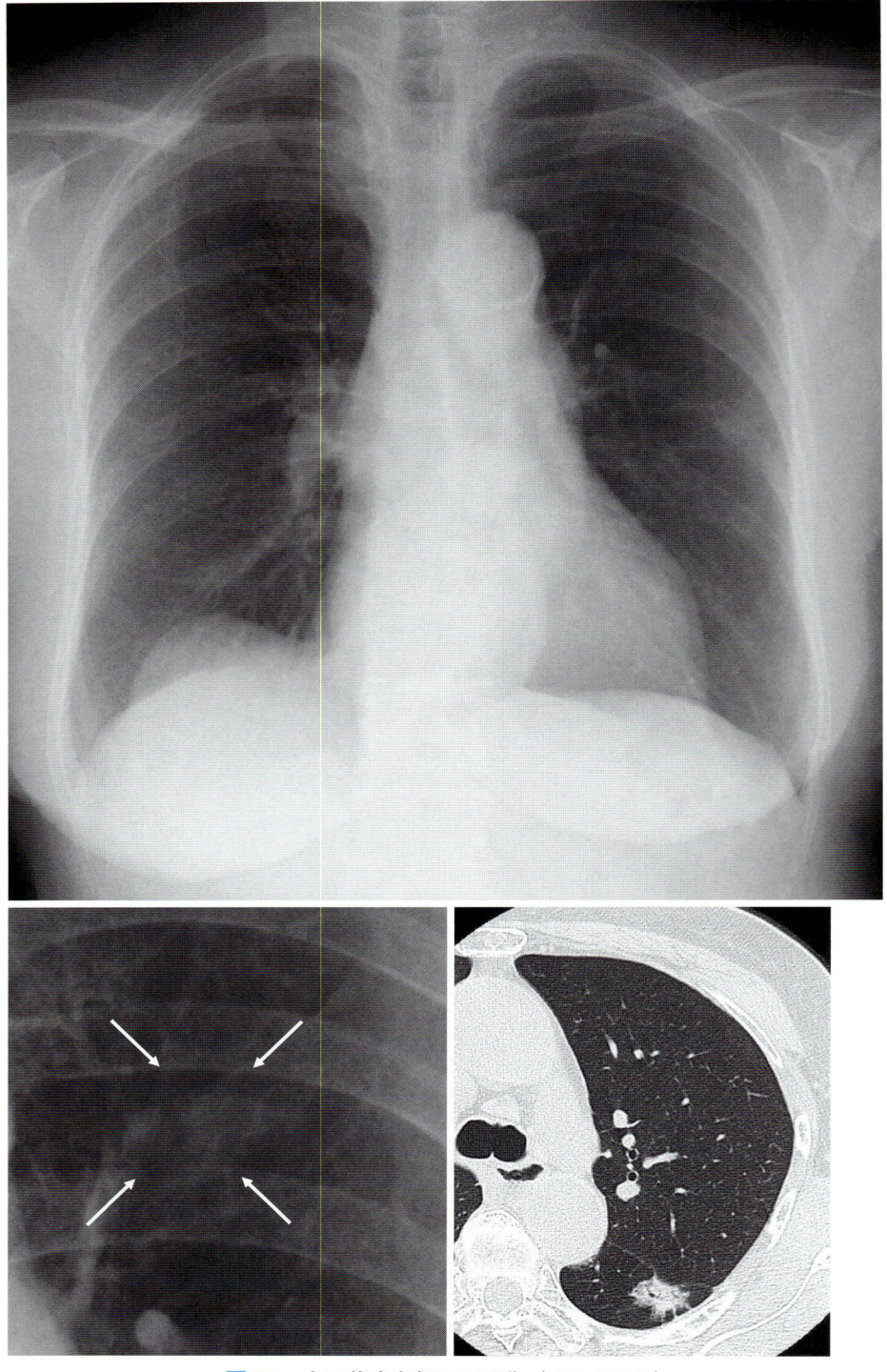

図 97. 左下葉腺癌（野口 C 型）(cT1aN0M0)
左上肺野の肋骨に重なる結節影，胸部 CT では左下葉の混合型すりガラス結節を呈する。

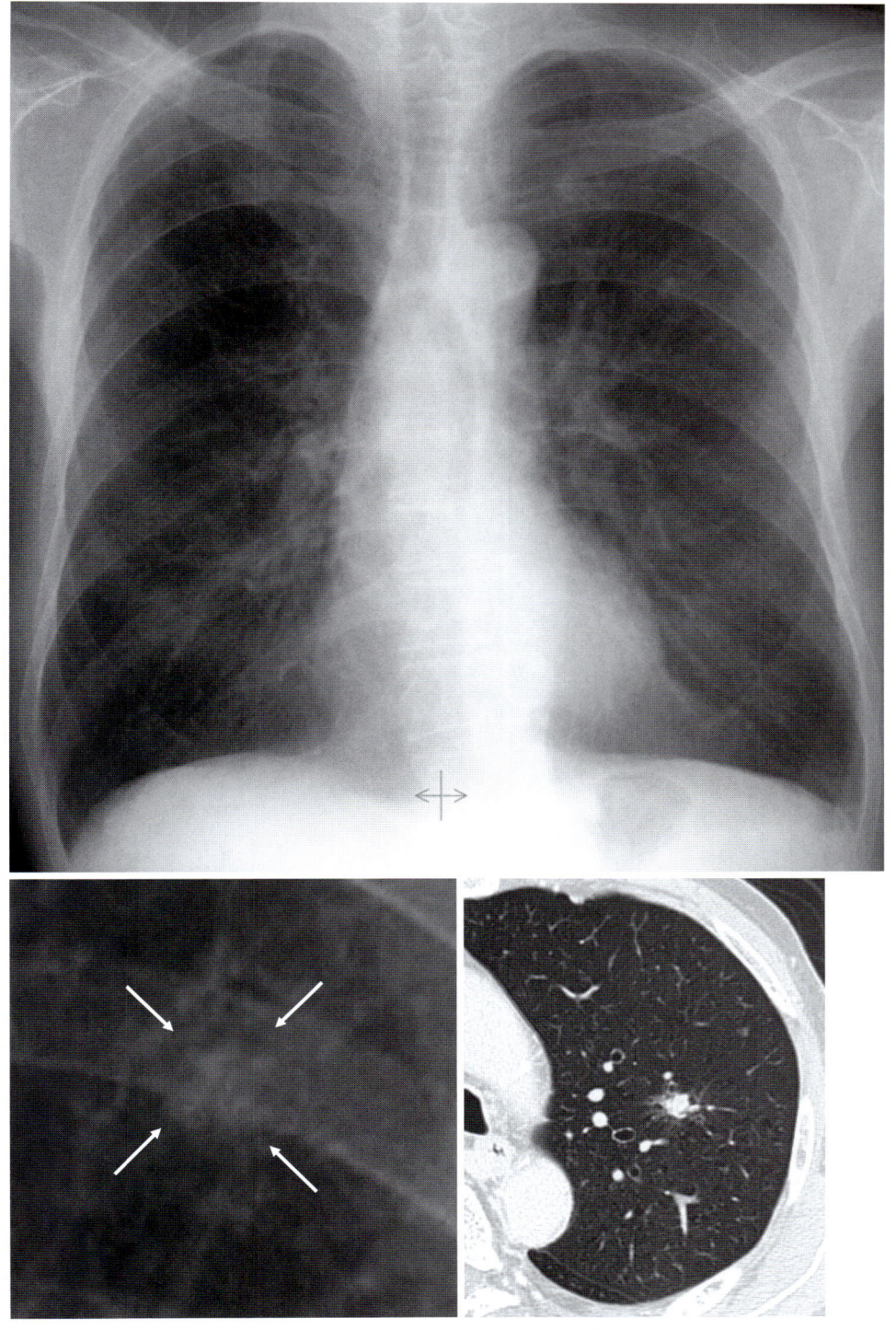

図 98. 左上葉腺癌（cT1aN0M0）
左上肺野の肋骨に重なる結節影，胸部 CT では左上葉の充実型結節を呈する。

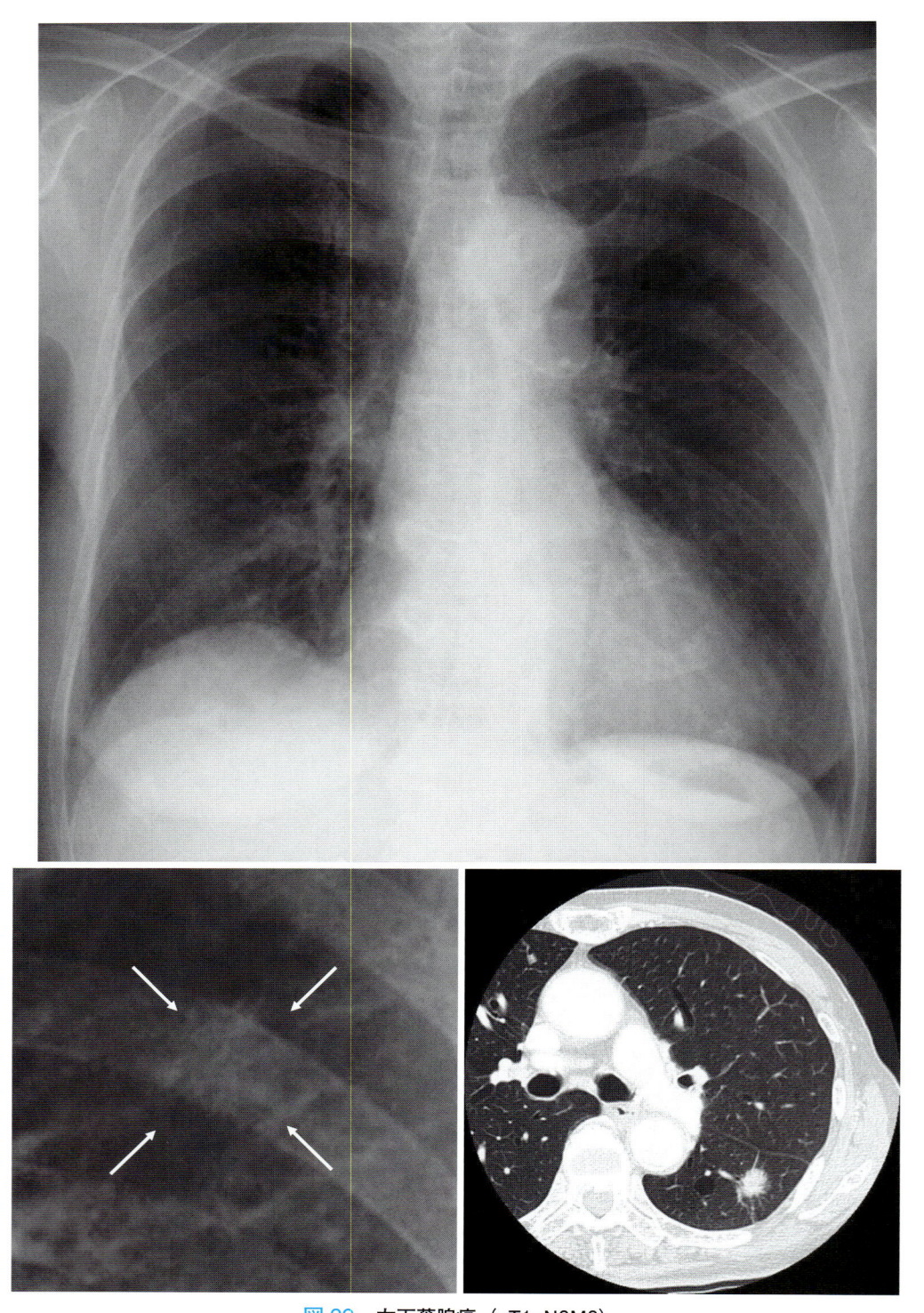

図 99. 左下葉腺癌（cT1aN0M0）
左上肺野の肋骨に重なる結節影，胸部 CT では左下葉の混合型すりガラス結節を呈する。

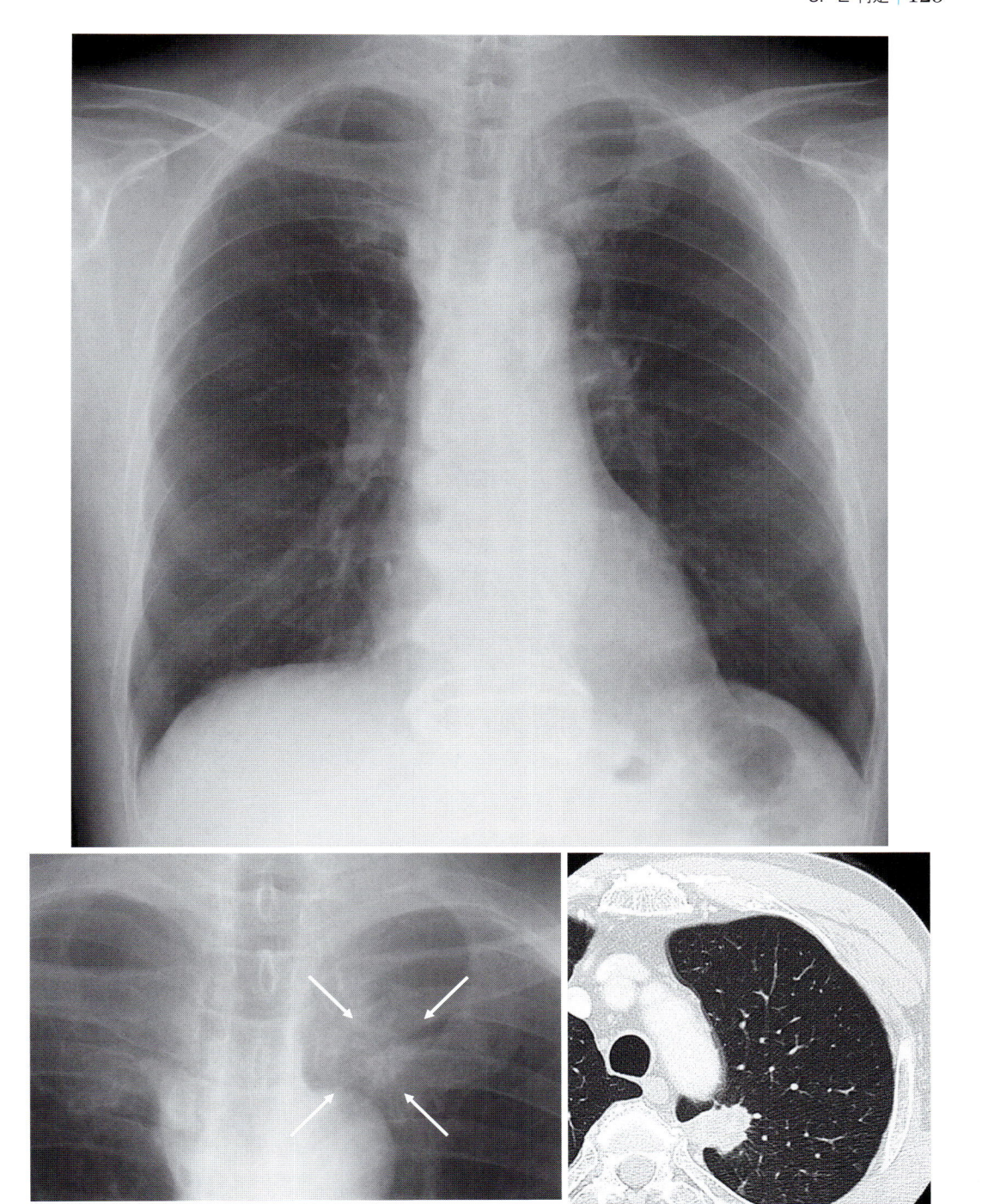

図 100. 左上葉器質化肺炎
左大動脈弓部上方に中央陰影と重なる結節影，胸部 CT では充実型結節を呈する。手術にて器質化肺炎と診断された。

図 101. 左上葉腺癌（cT1bN0M0）
左肺門血管影に重なる結節影，胸部 CT では胸膜陥入を伴う充実型結節を呈する。

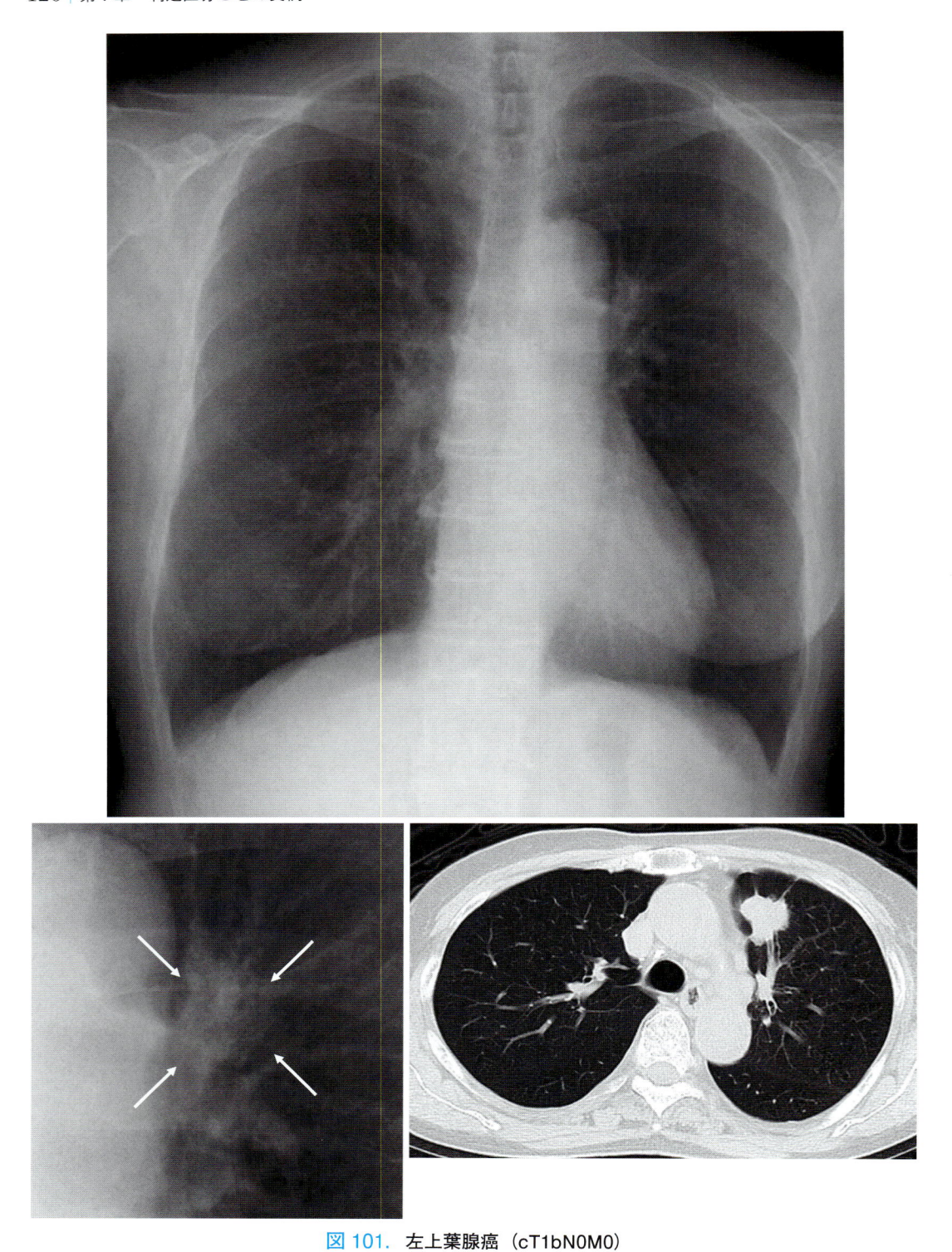

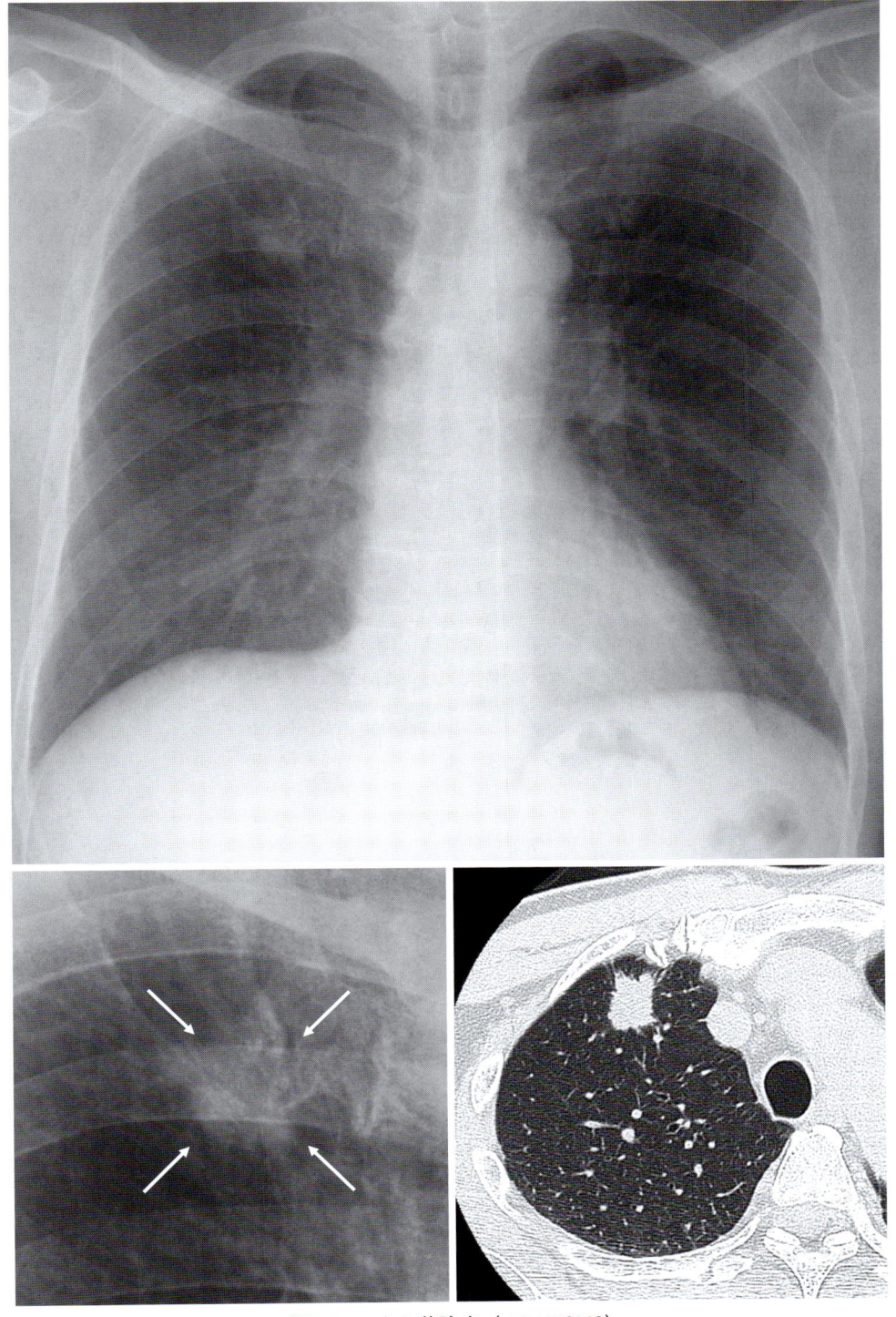

図 102. 右上葉腺癌（cT1bN0M0）
右肋軟骨や肋骨と重なる結節影，胸部 CT では右上葉に充実型結節を呈する。

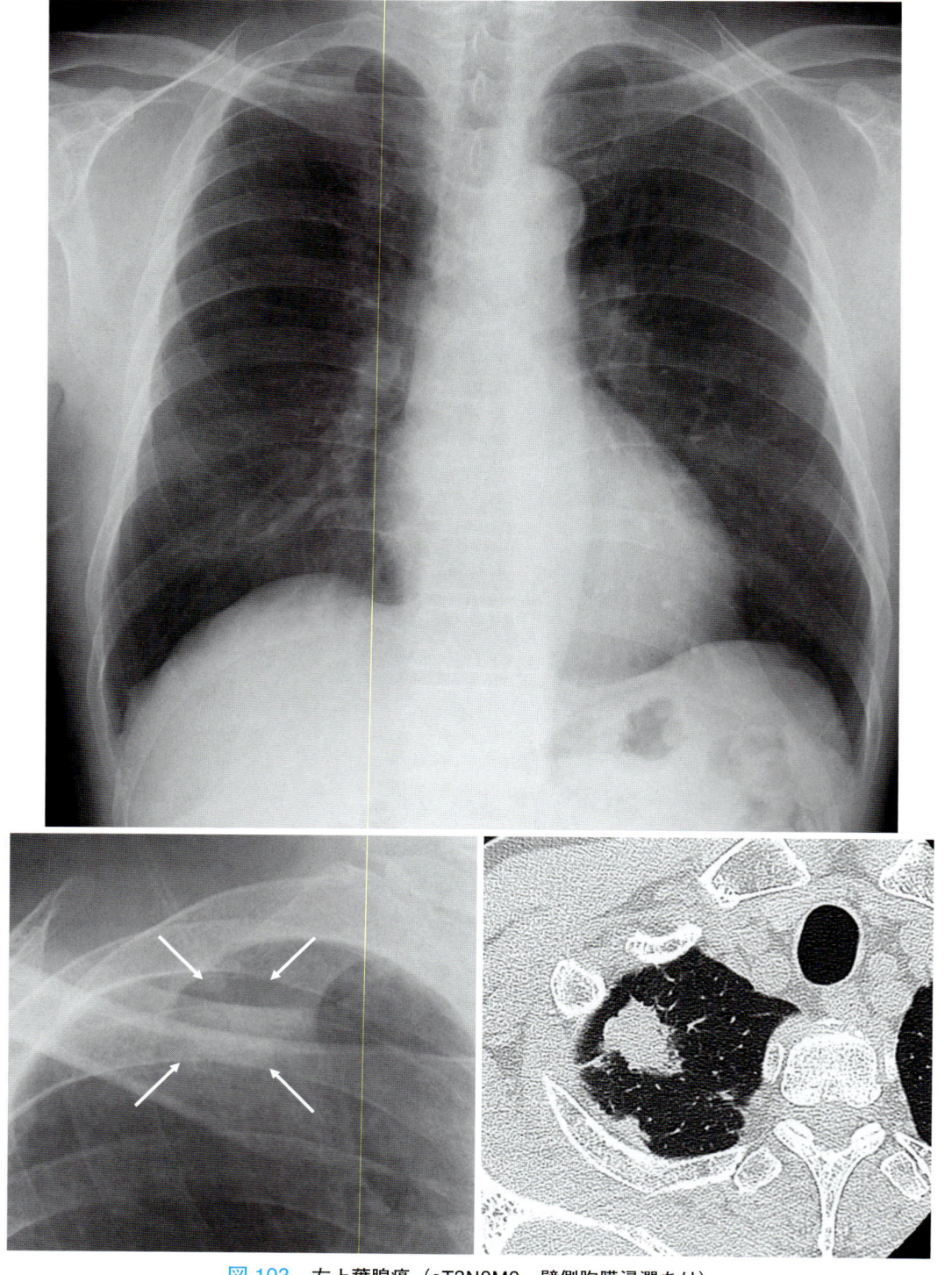

図 103. 右上葉腺癌（cT3N0M0，壁側胸膜浸潤あり）
右肺尖部にあり，肋骨や鎖骨と重なる結節影，胸部 CT では右肺尖の充実型結節を呈する。

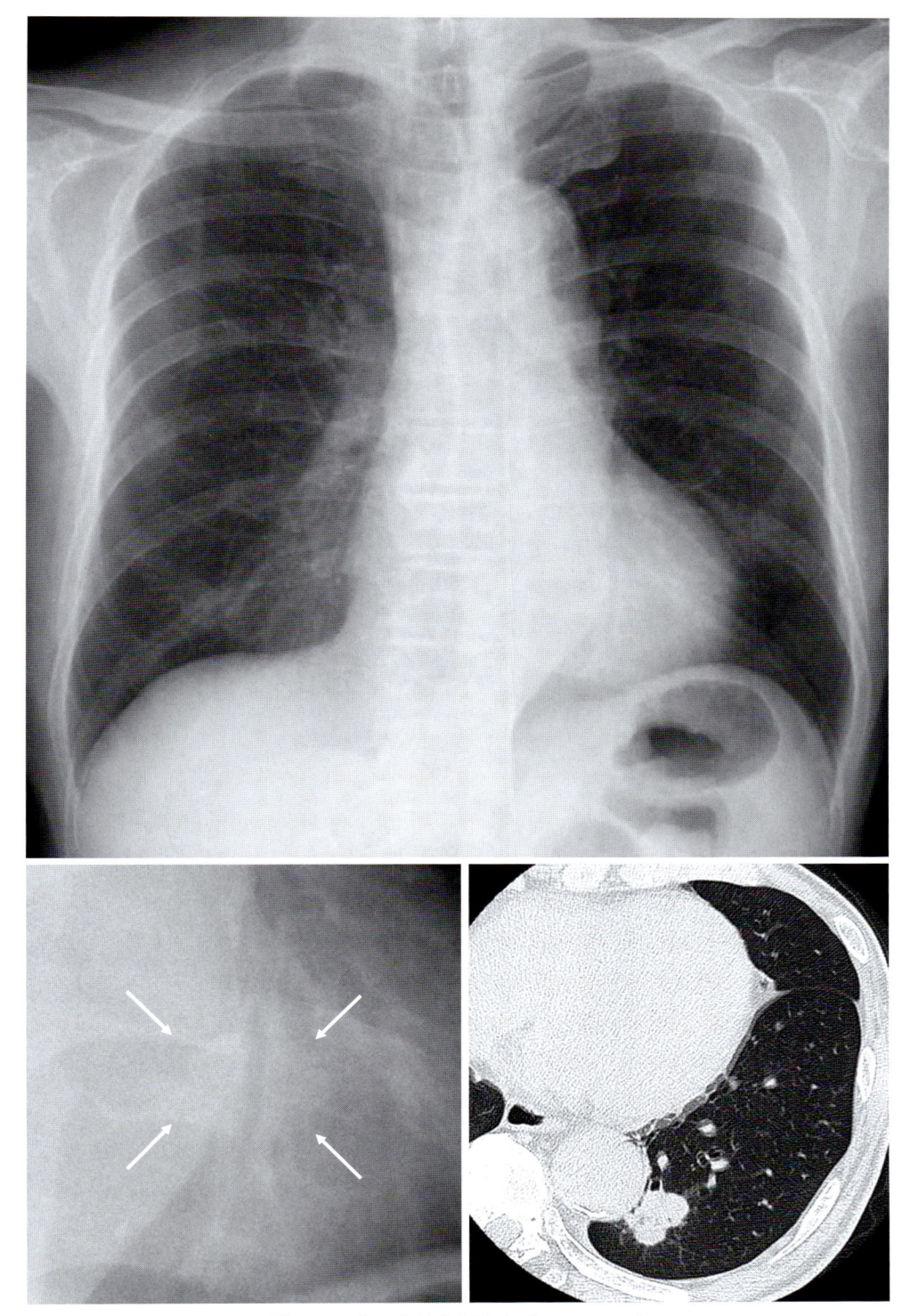

図 104. 左下葉低分化腺癌（cT1bN1M0）
心陰影と重なる結節影．胸部 CT では左下葉に充実型結節を呈する．

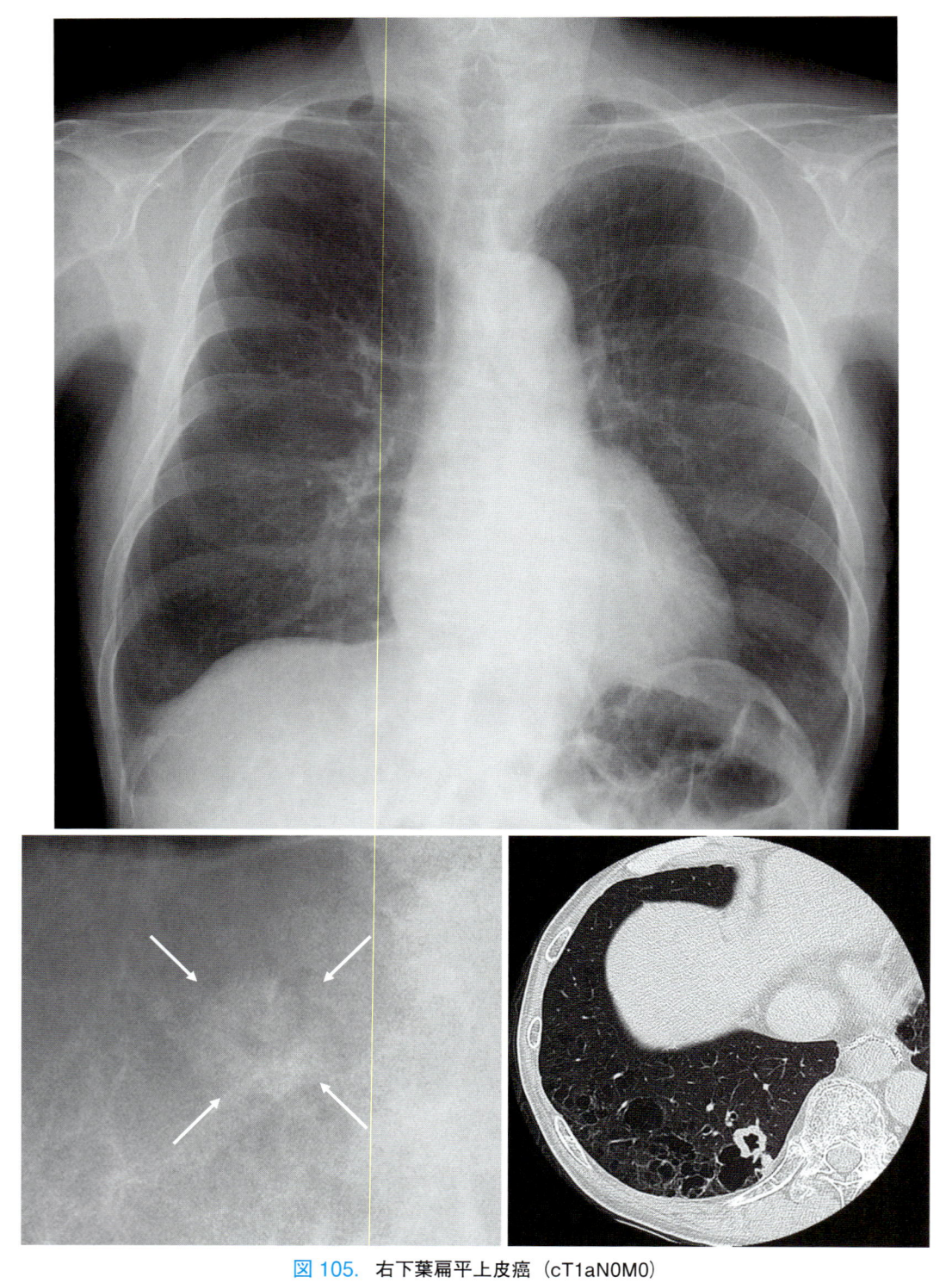

図 105. 右下葉扁平上皮癌（cT1aN0M0）
右横隔膜と重なる結節影，胸部 CT では周囲に肺気腫があり，結節に空洞を伴っている。

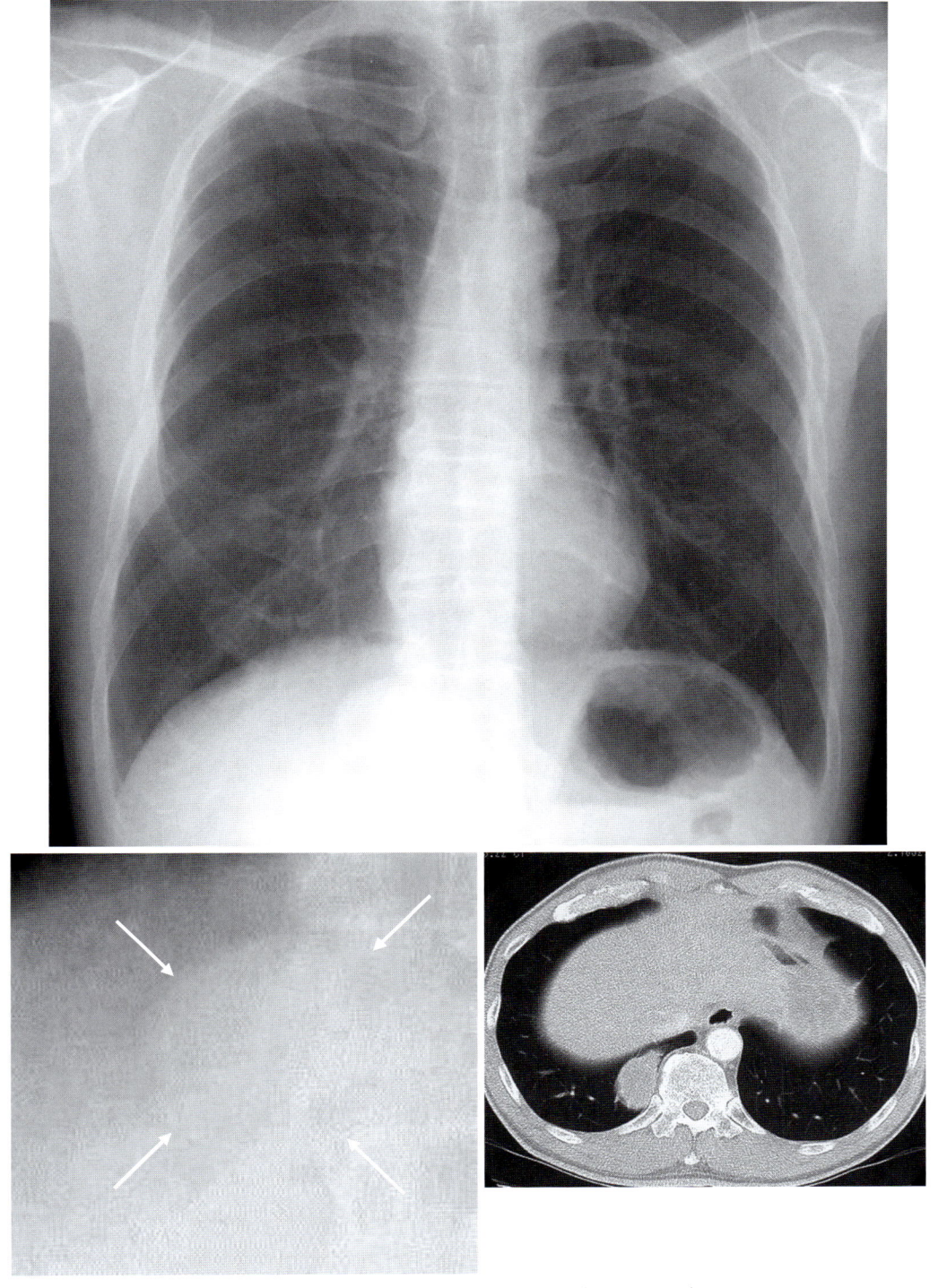

図 106. 右下葉大細胞神経内分泌癌（cT2aN0M0）
右横隔膜と重なる腫瘤影，胸部 CT では右下葉に境界明瞭な腫瘤を呈する。

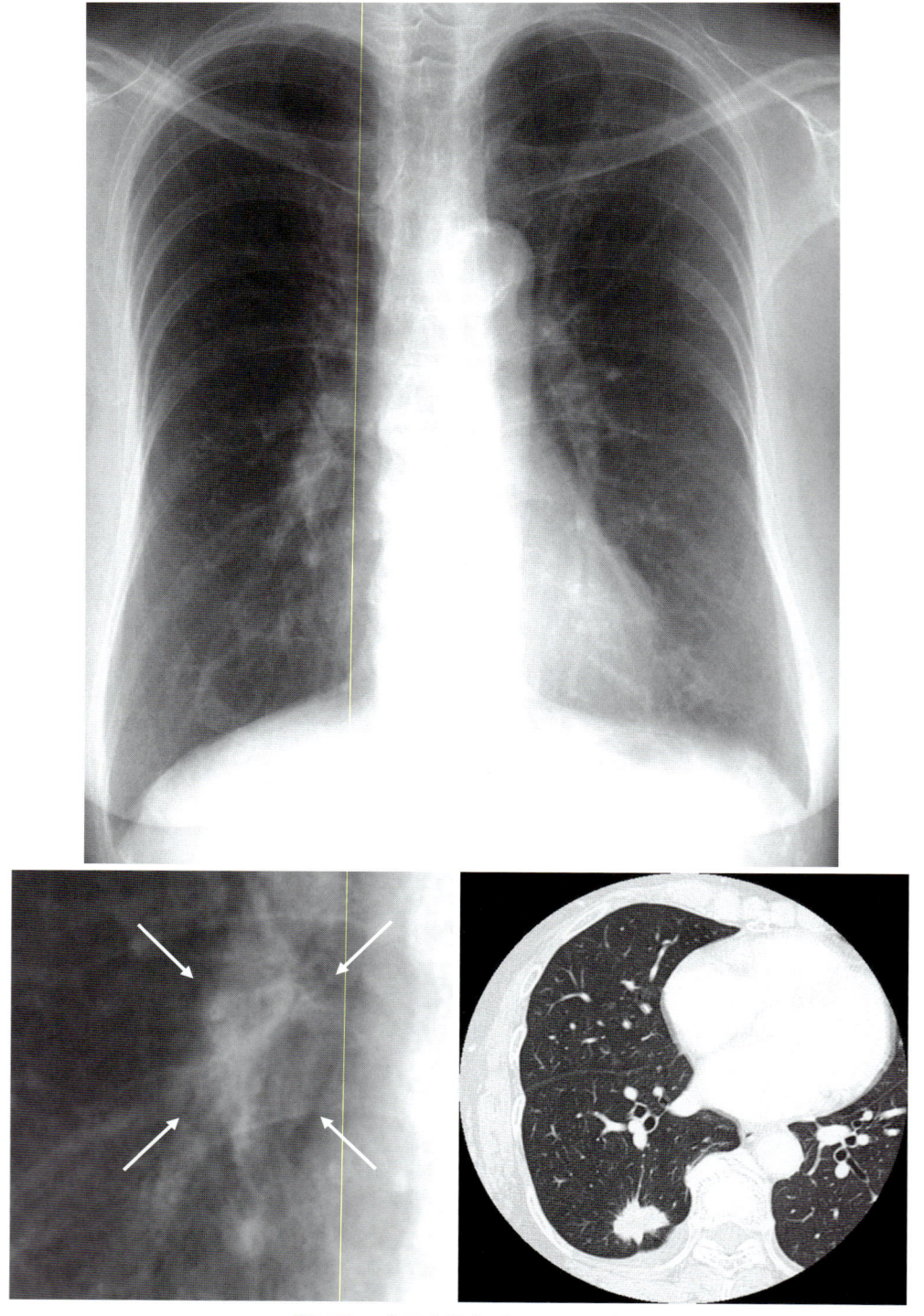

図 107. 右下葉腺癌（cT1bN0M0）
右肺門と重なる結節影，胸部 CT では右下葉に充実型結節を呈する。

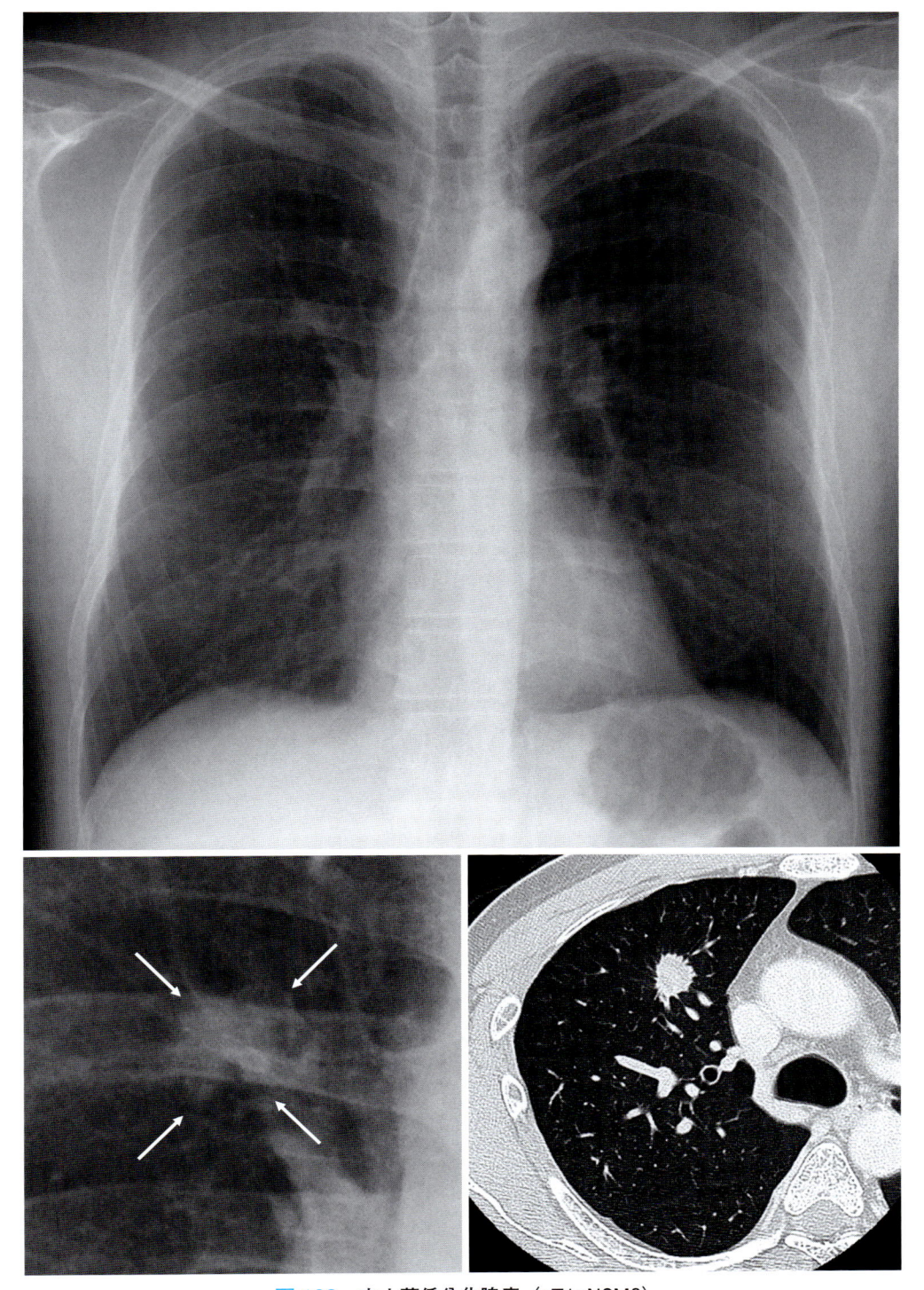

図 108. 右上葉低分化腺癌（cT1aN2M0）
右肺門上部の血管影に重なる小結節影，胸部 CT では右上葉の充実型結節を呈する。

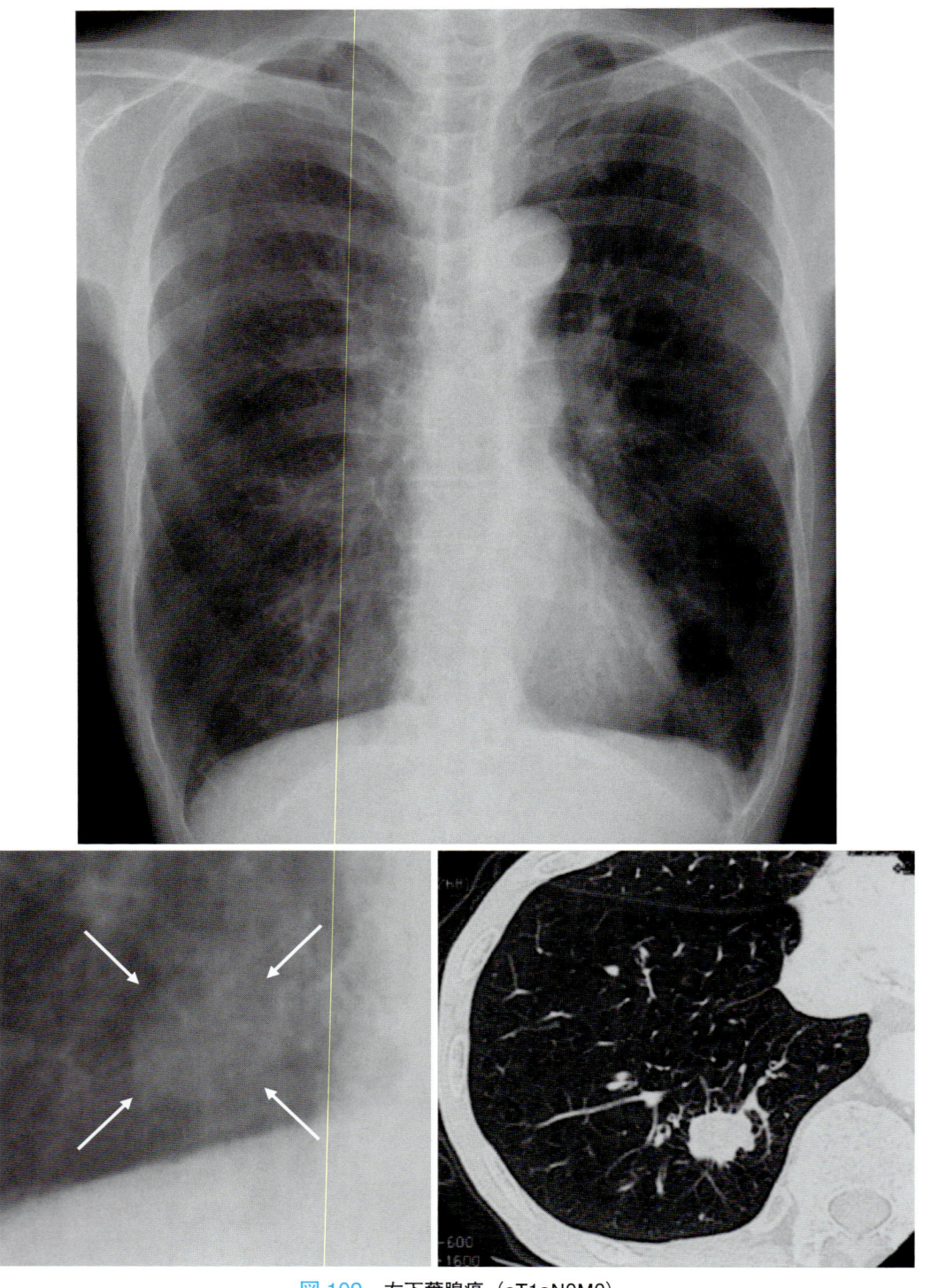

図 109. 右下葉腺癌（cT1aN0M0）
右肺門下部の血管影に重なる結節影，胸部 CT では右下葉の充実型結節を呈する。

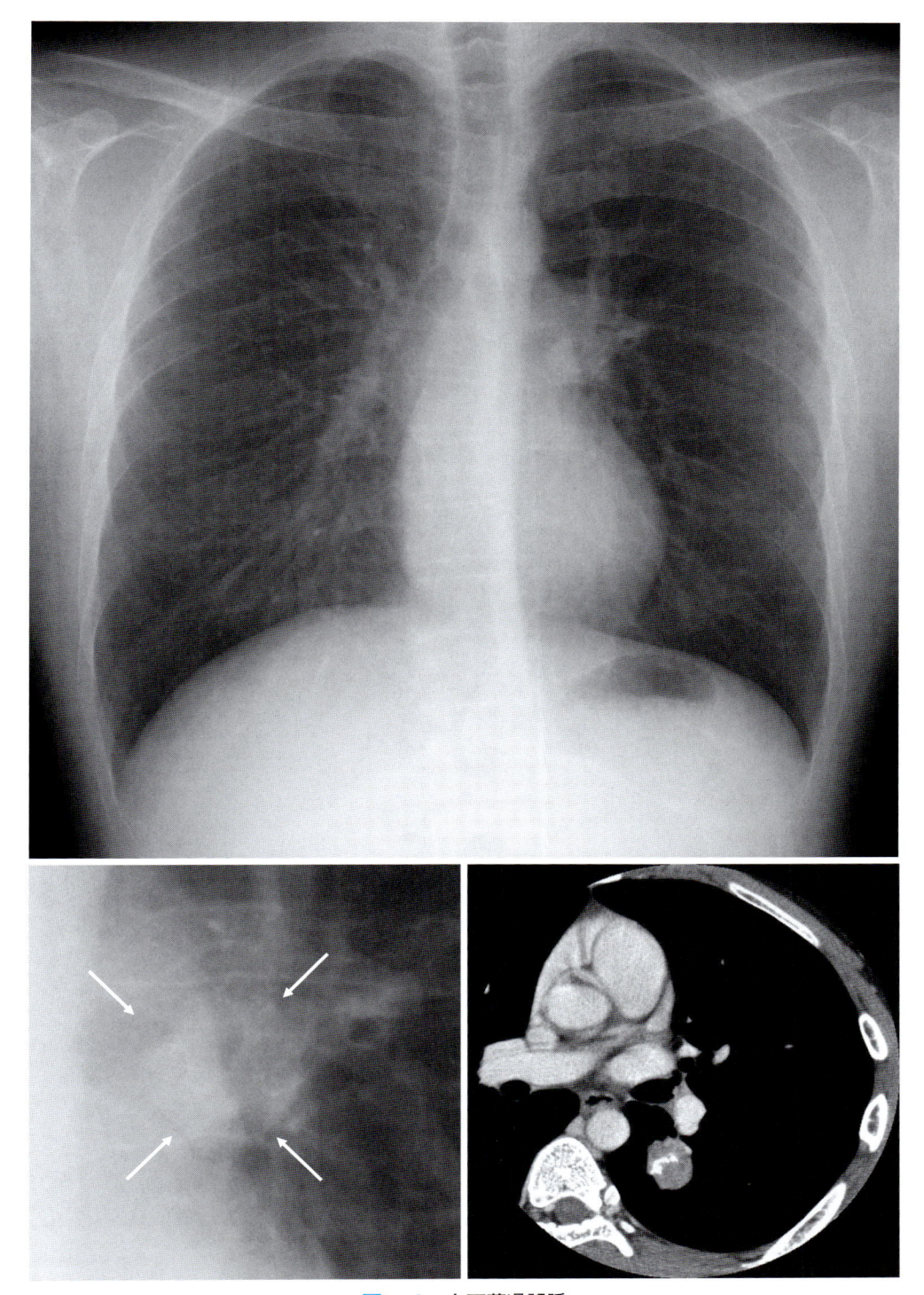

図 110. 左下葉過誤腫
左肺門に重なる結節影．胸部 CT では左下葉にポップコーン状の石灰化を伴う境界明瞭な充実型結節を呈し，過誤腫と診断した．

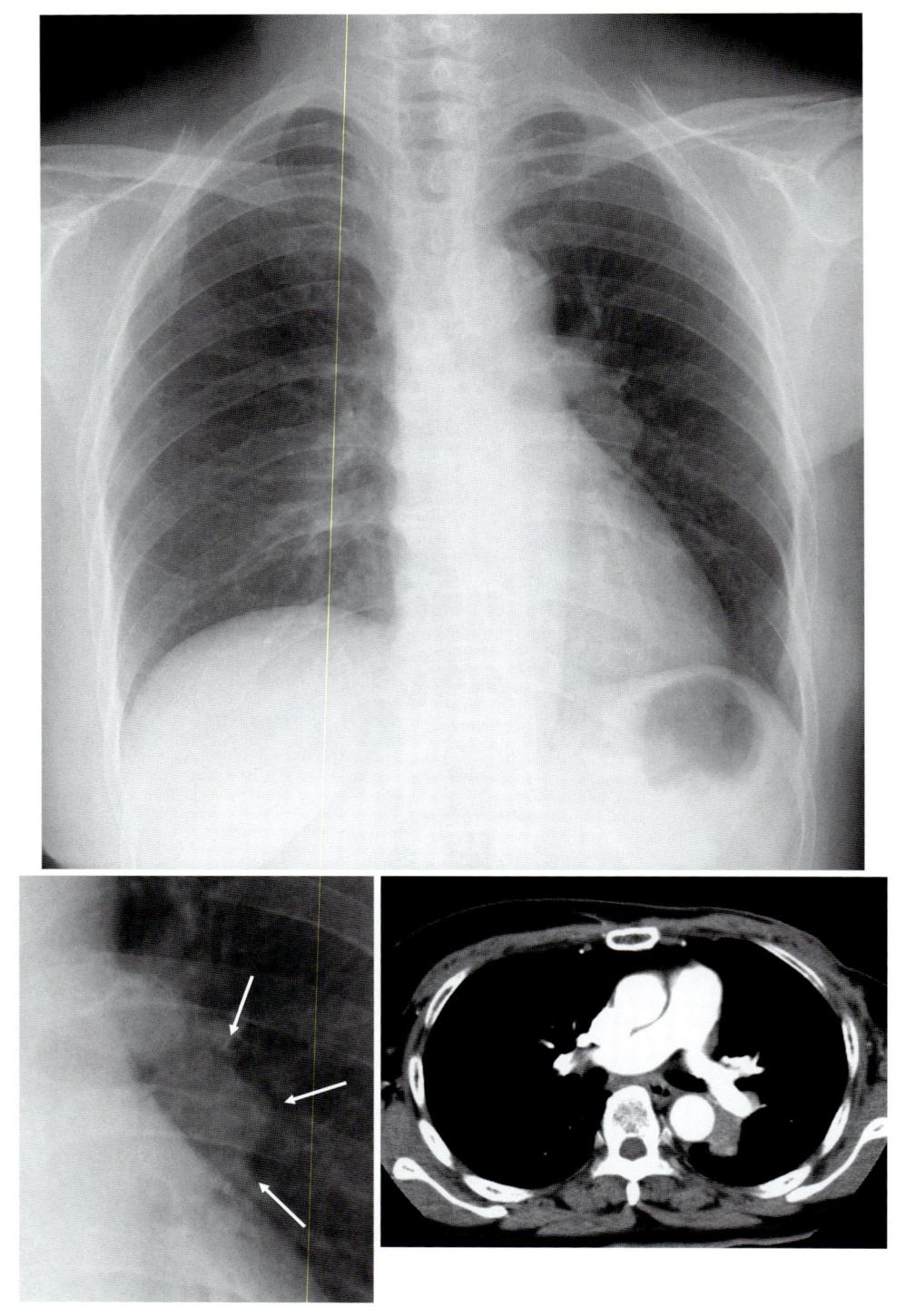

136　第Ⅴ章　判定区分ごとの実例

図 111. 左下葉低分化腺癌（cT1bN2M0）
左肺門の腫大，胸部 CT では左下葉に肺門のリンパ節と連続する結節を認める。

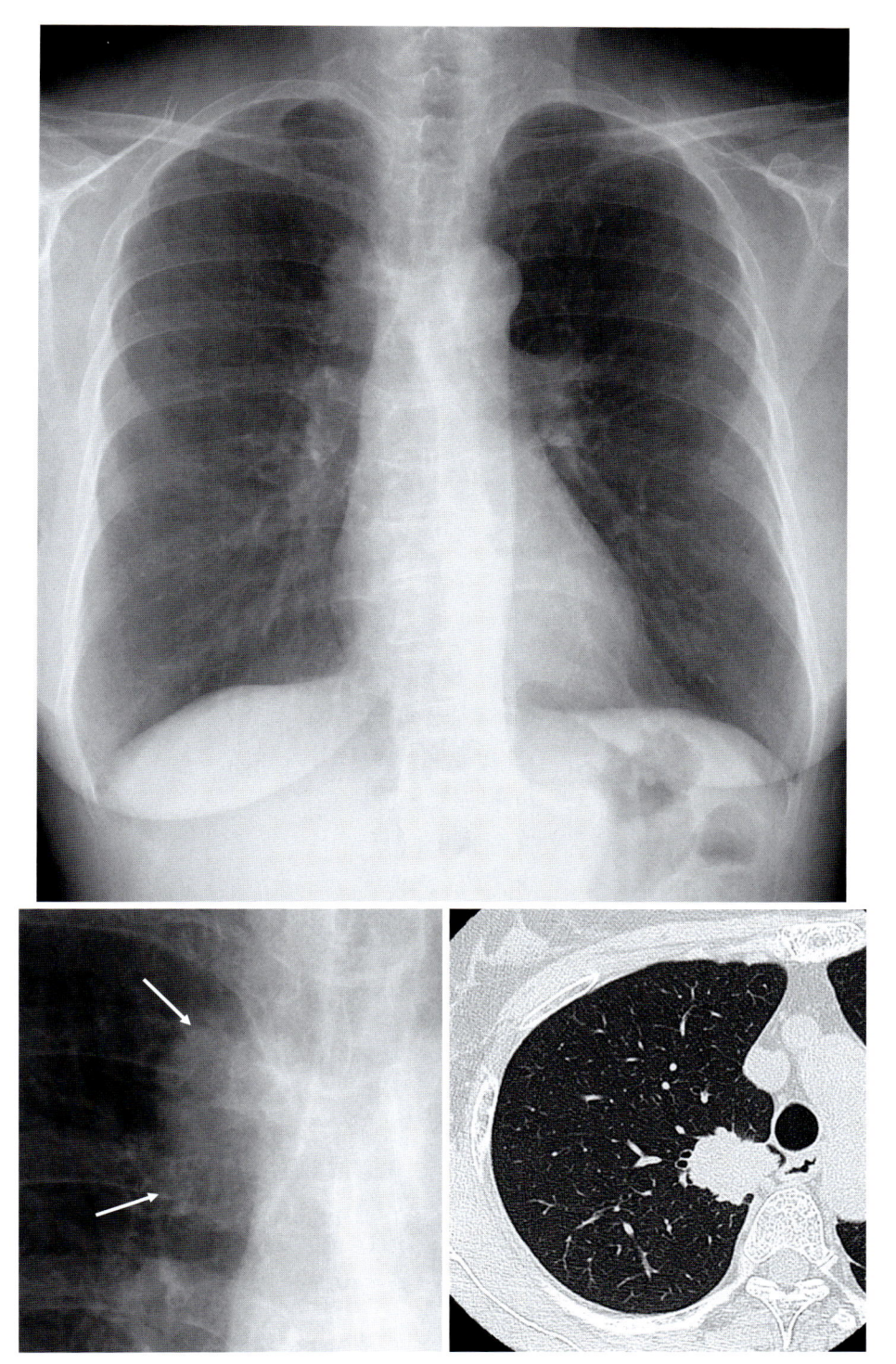

図 112. 右上葉腺癌（cT3N2M0）
右肺門上部に重なる腫瘤影．胸部 CT では右上葉に境界明瞭なノッチを伴う腫瘤を認め，縦隔リンパ節腫脹も伴っていた．

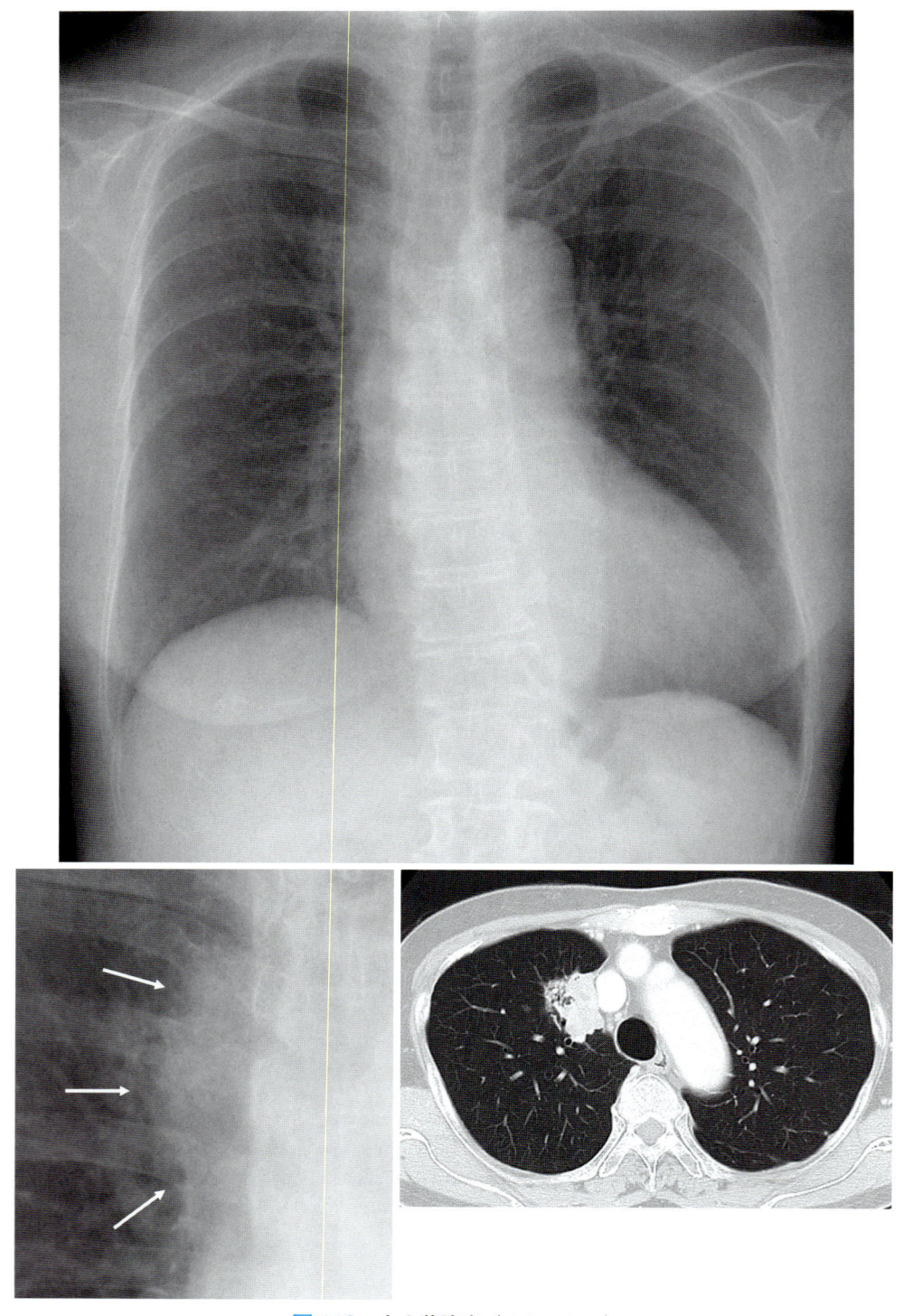

図 113. 右上葉腺癌（cT2aN0M0）

右肺門上部に重なる腫瘤影，胸部 CT では縦隔側胸膜に接する腫瘤を呈しているが，病理学的には縦隔浸潤は認めなかった。

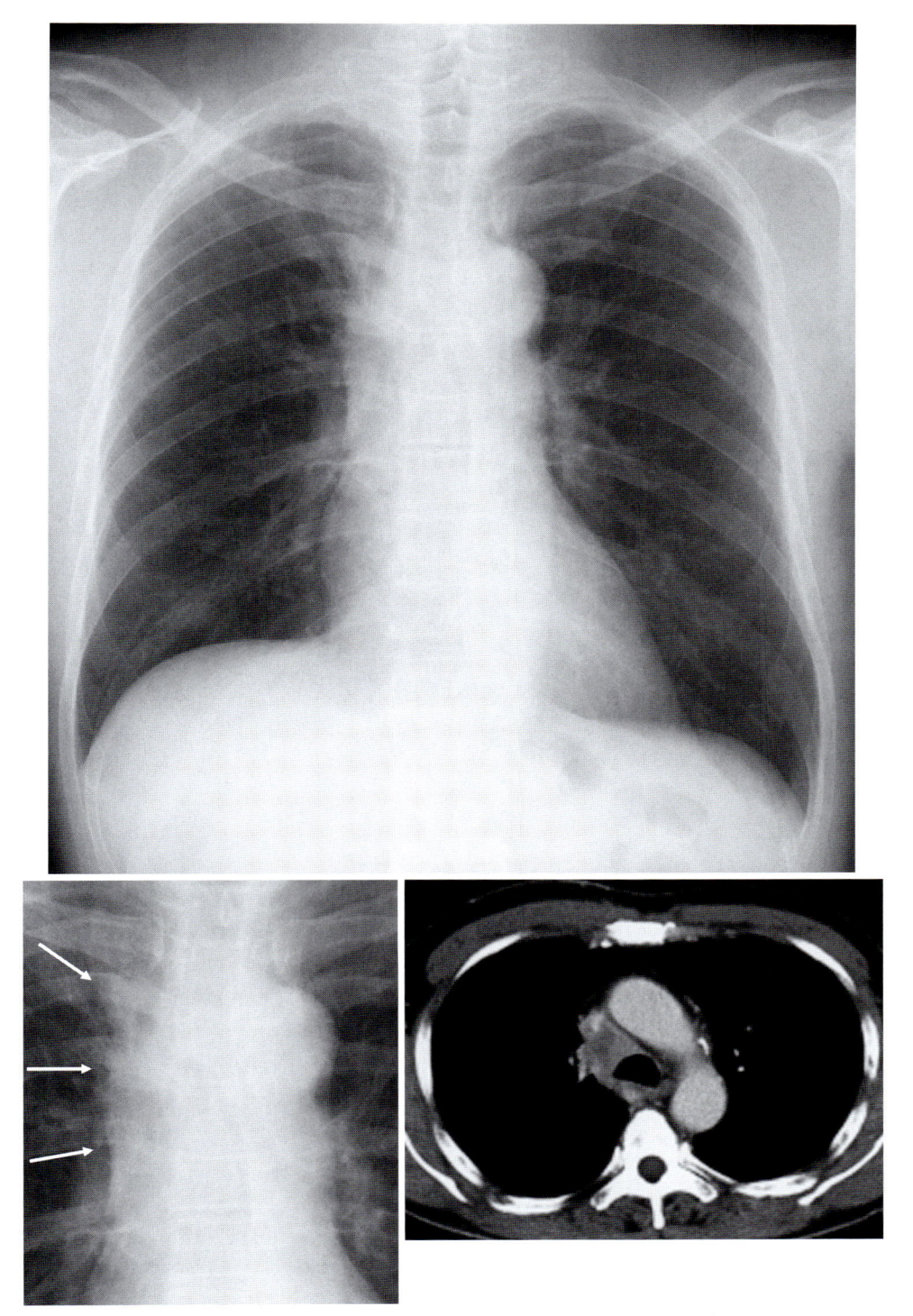

図 114. 右上葉非小細胞肺癌（cT4N2M0，縦隔浸潤あり）
右側縦隔の腫大を認め，胸部造影 CT では縦隔リンパ節の腫脹を認めた。気管支鏡で非小細胞癌と診断された。

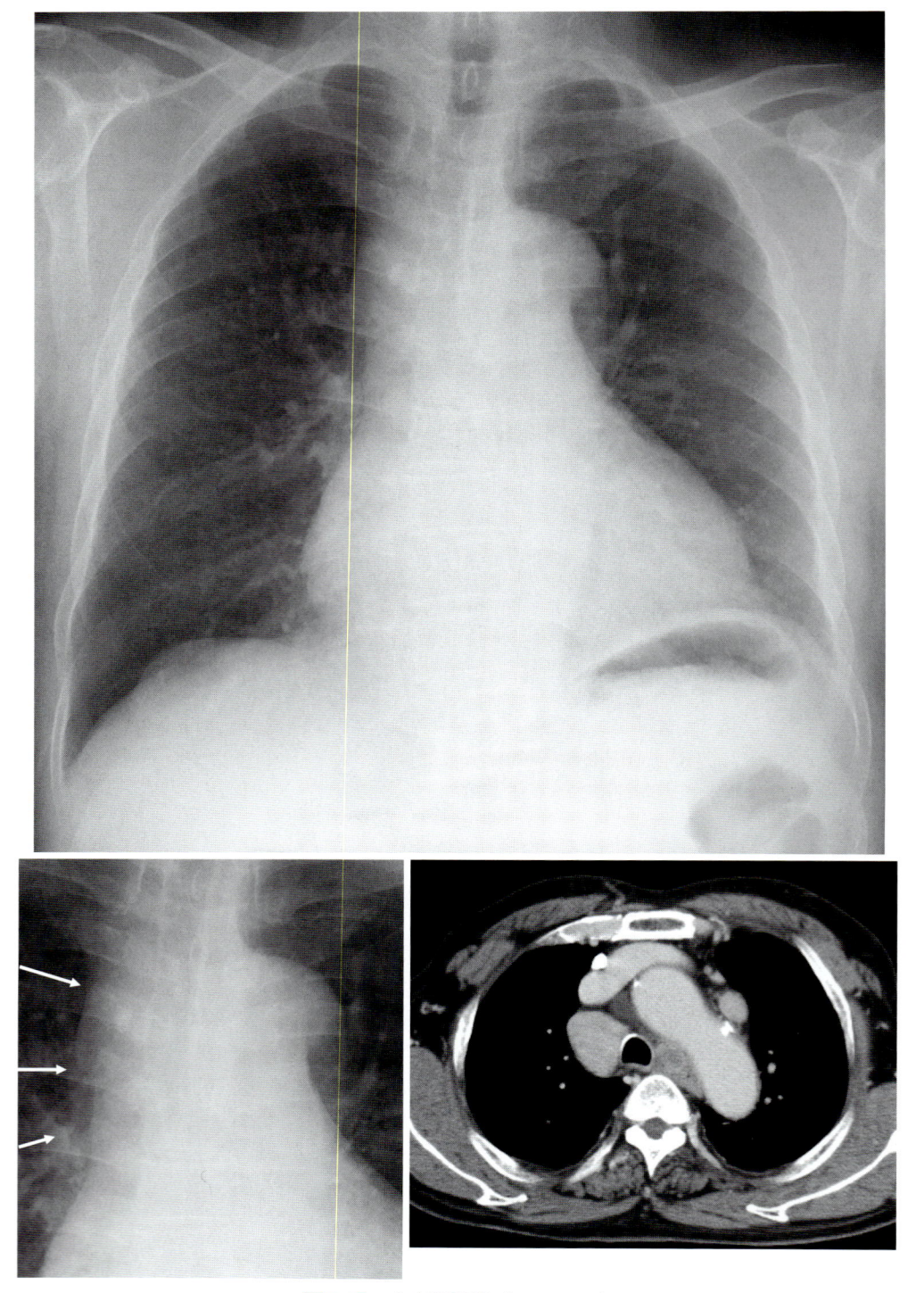

図 115. 左上葉腺癌（cT1N3M0）
右側中心に縦隔の腫大を認め，胸部 CT で両側縦隔リンパ節の腫脹を認めた。気管支内視鏡下の針生検で腺癌と診断された。

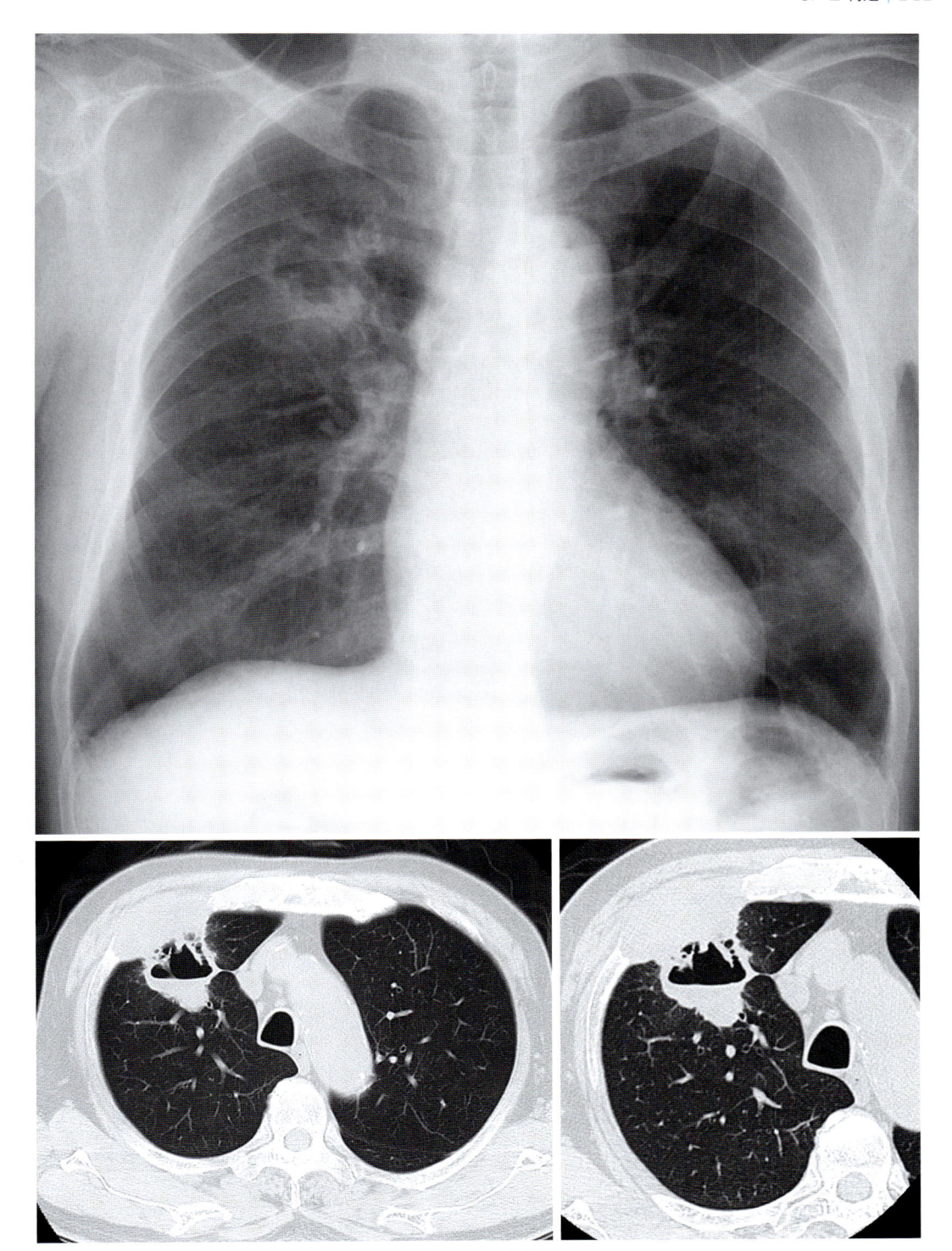

図 116. 右上葉扁平上皮癌（cT3N2M0）

右上肺野の空洞を伴う腫瘤影．胸部 CT では右上葉に壁の不整な空洞を伴う腫瘤を認め，内部に液面形成を認める．また，外側では胸壁に腫瘤を形成しており，胸壁浸潤も明らかである．

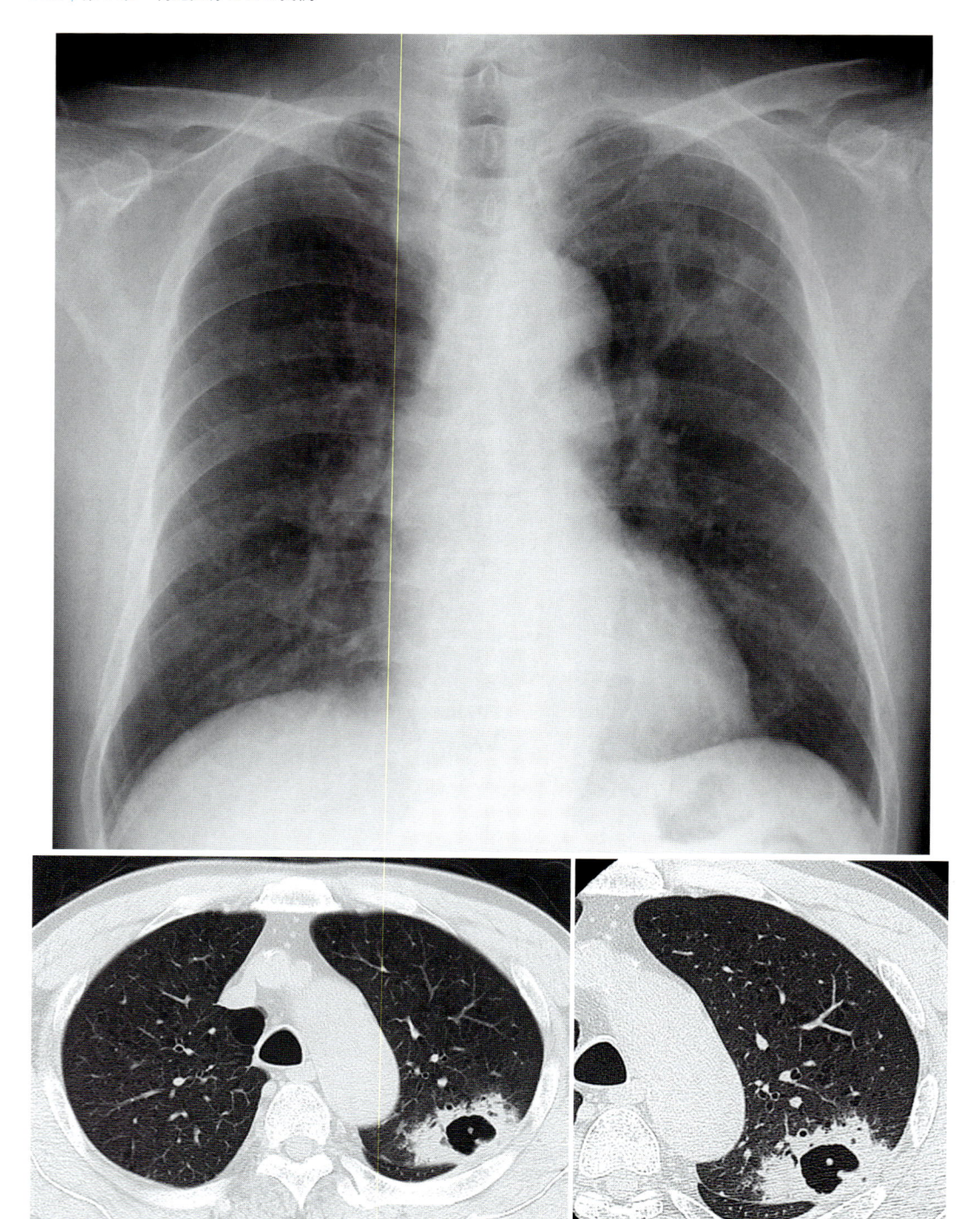

図 117. 左上葉腺癌（cT2aN0M0）
左上肺野の空洞を伴う腫瘤影．胸部 CT では比較的内腔の平滑な空洞周囲に腫瘤が形成されており，既存の空洞性病変を巻き込んで腫瘍が広がっているようにみえる．切除にて腺癌と診断された．

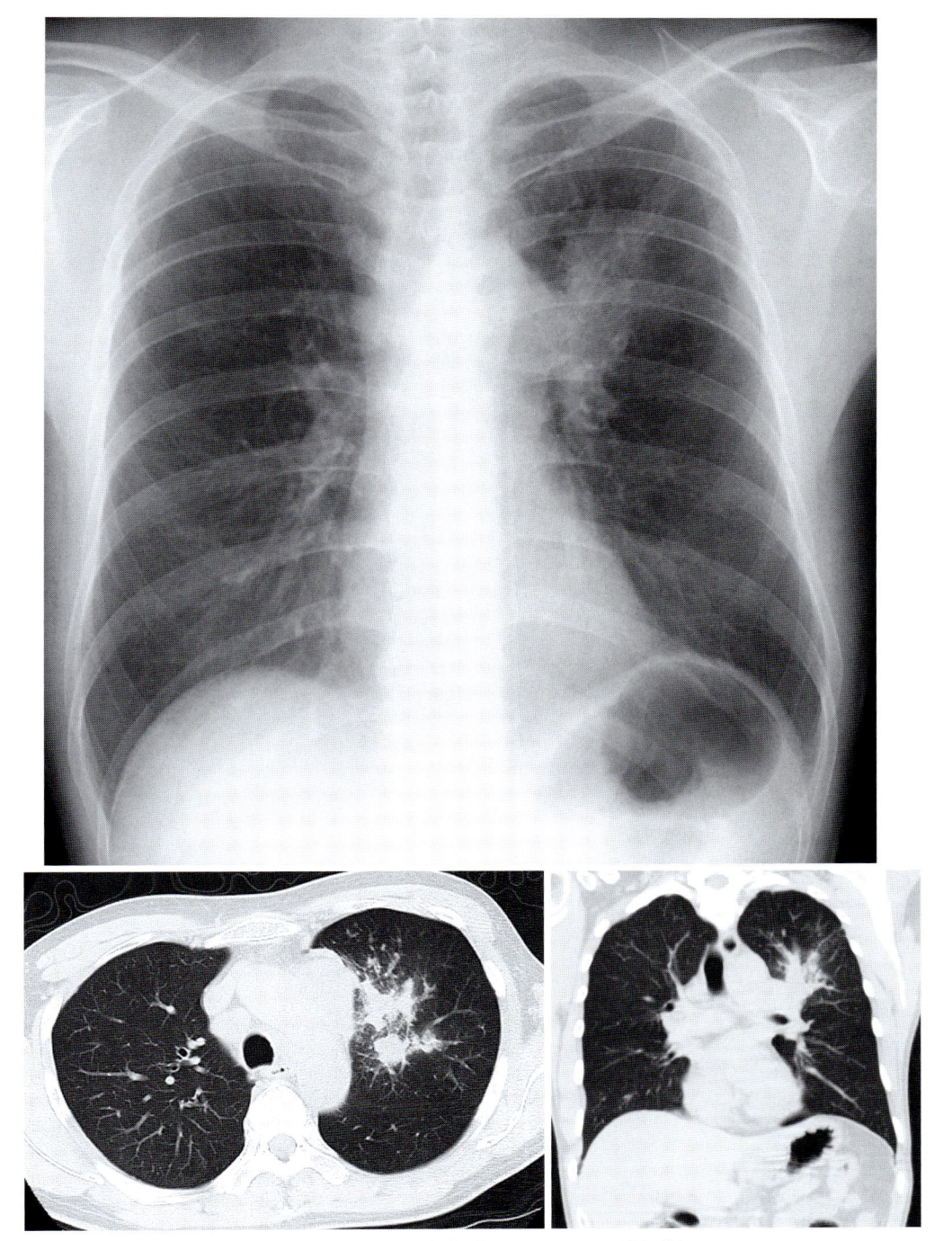

図 118.　左上葉小細胞癌（cT2bN3M1b，脳転移）
左肺門から上肺野に広がる浸潤影と両側縦隔陰影の腫大を認める。胸部 CT では左上葉に腫瘤と気管支内を進展する腫瘤と縦隔の広範なリンパ節腫脹を認め，気管支鏡で小細胞癌と診断された。脳 MRI 検査で脳転移が認められた。

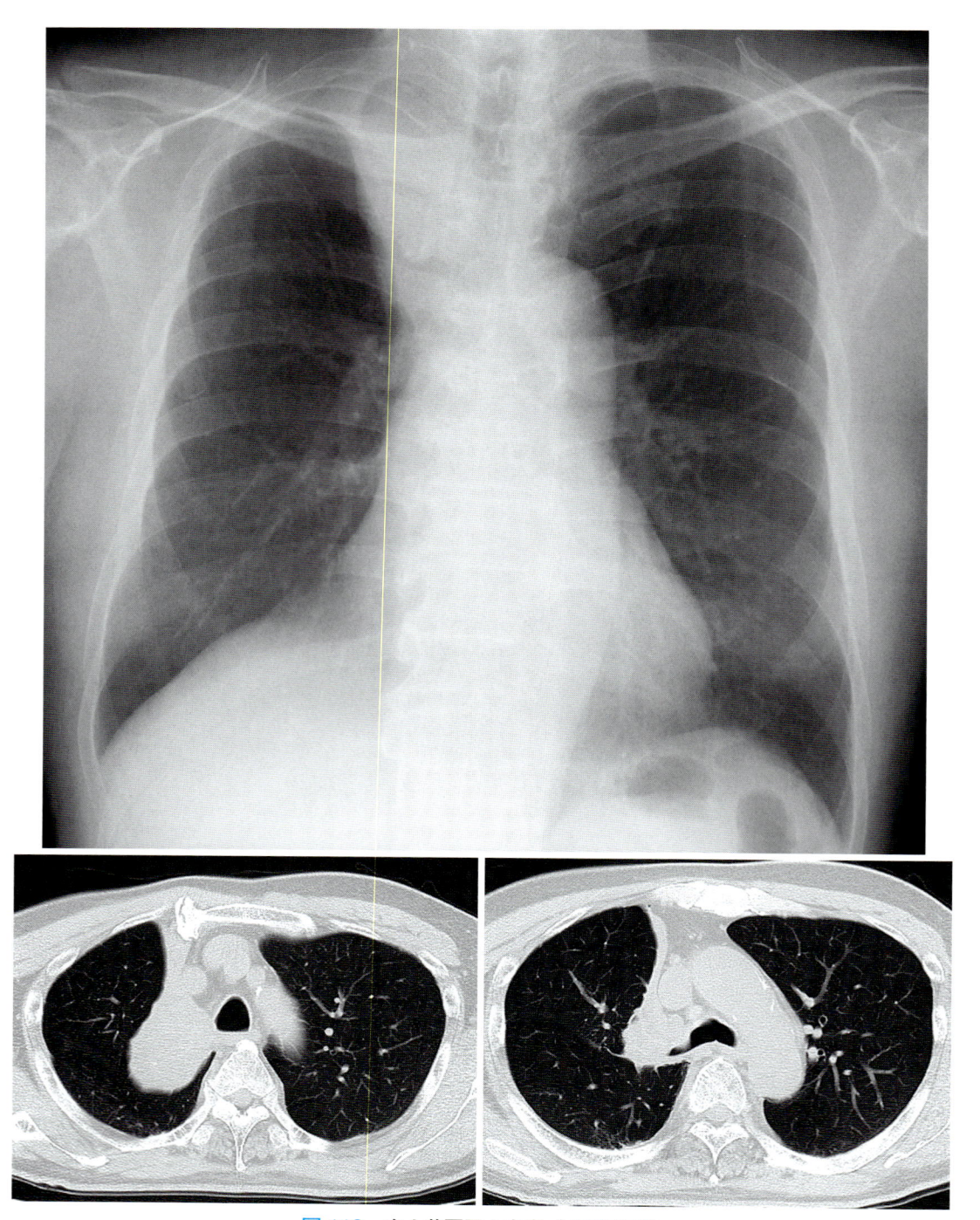

図 119. 右上葉扁平上皮癌（cT2N1M0）

右肺門から上肺野に浸潤影があり，肺門側に腫瘤状の張り出しを認める。右主気管支の挙上，右横隔膜の挙上があり，右中下肺野の血管が乏しく，右上葉無気肺と肺門部肺癌と診断できる。気管支鏡で扁平上皮癌と診断された。

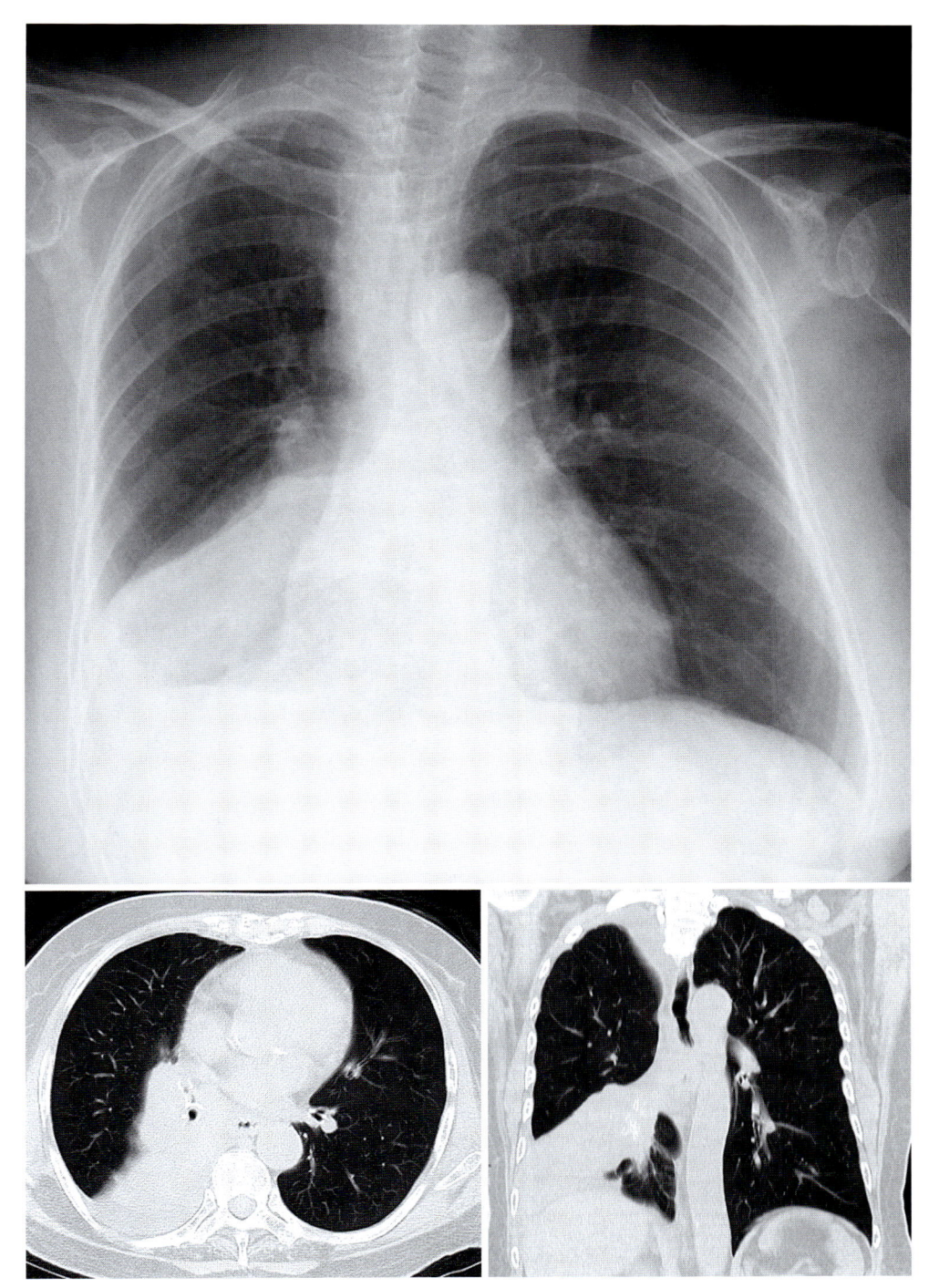

図 120. **右下葉腺癌（cT2aN3M1b，肝転移）**
右肺門から下肺野に境界明瞭な浸潤影があり，右主気管支の下垂を伴っている。右第2弓線が保たれて肺門部が腫瘤状にわずかに張り出しており，肺門部肺癌による右下葉無気肺と診断できる。気管支鏡では腺癌と診断された。胸部CTでは肝転移も認められた。

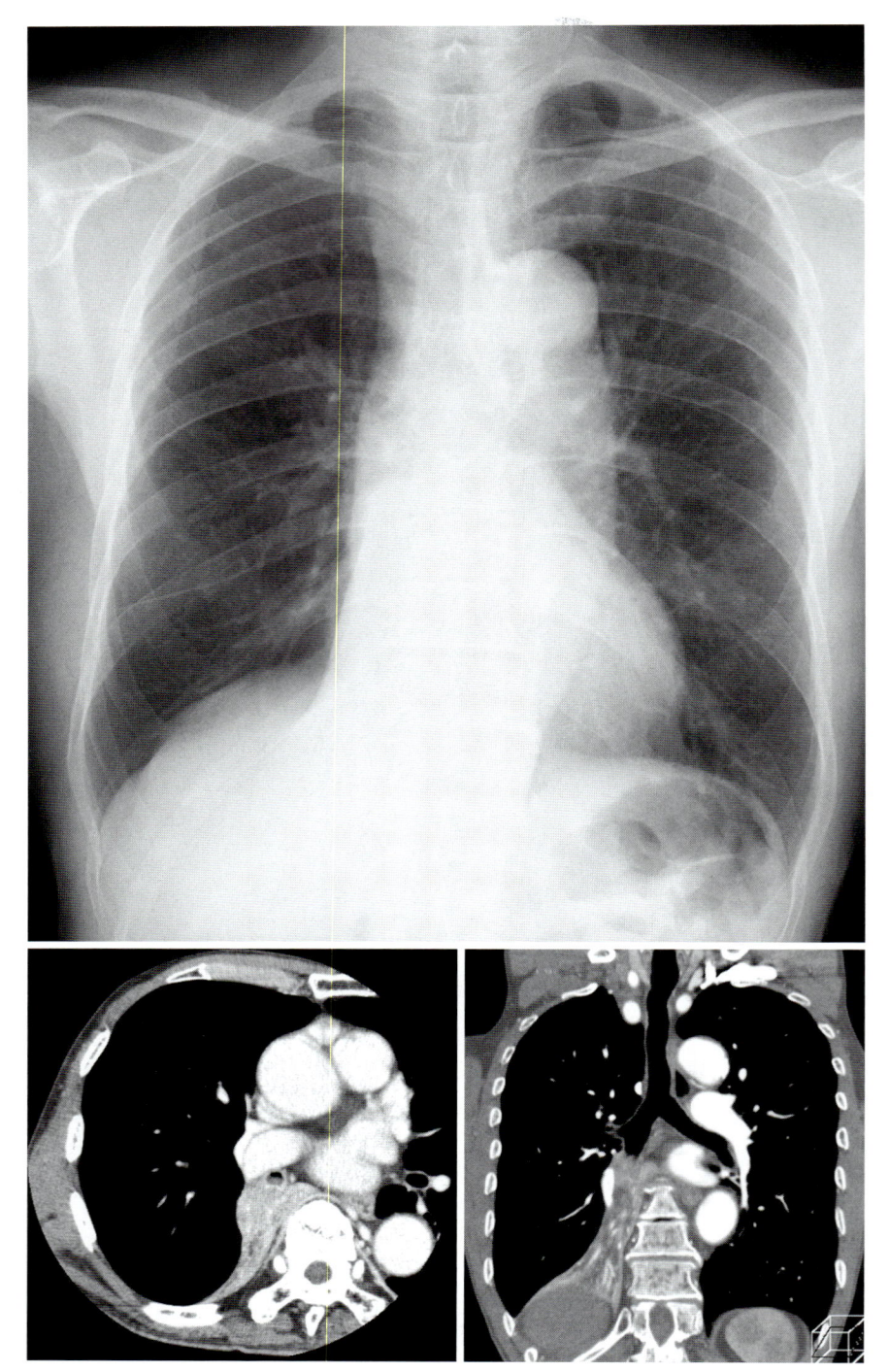

図 121. 右下葉扁平上皮癌（cT1bN0M0）

右主気管支の下垂，右心陰影に重なる線，右横隔膜挙上があり，右小葉間裂の下方偏位を認める。右下葉の無気肺による強い容積減少と診断できる。肺門部の腫瘤状の張り出しは指摘できず単純写真からの肺癌の診断は難しい。胸部 CT では気管支内の腫瘤が認められ気管支鏡で扁平上皮癌と診断された。

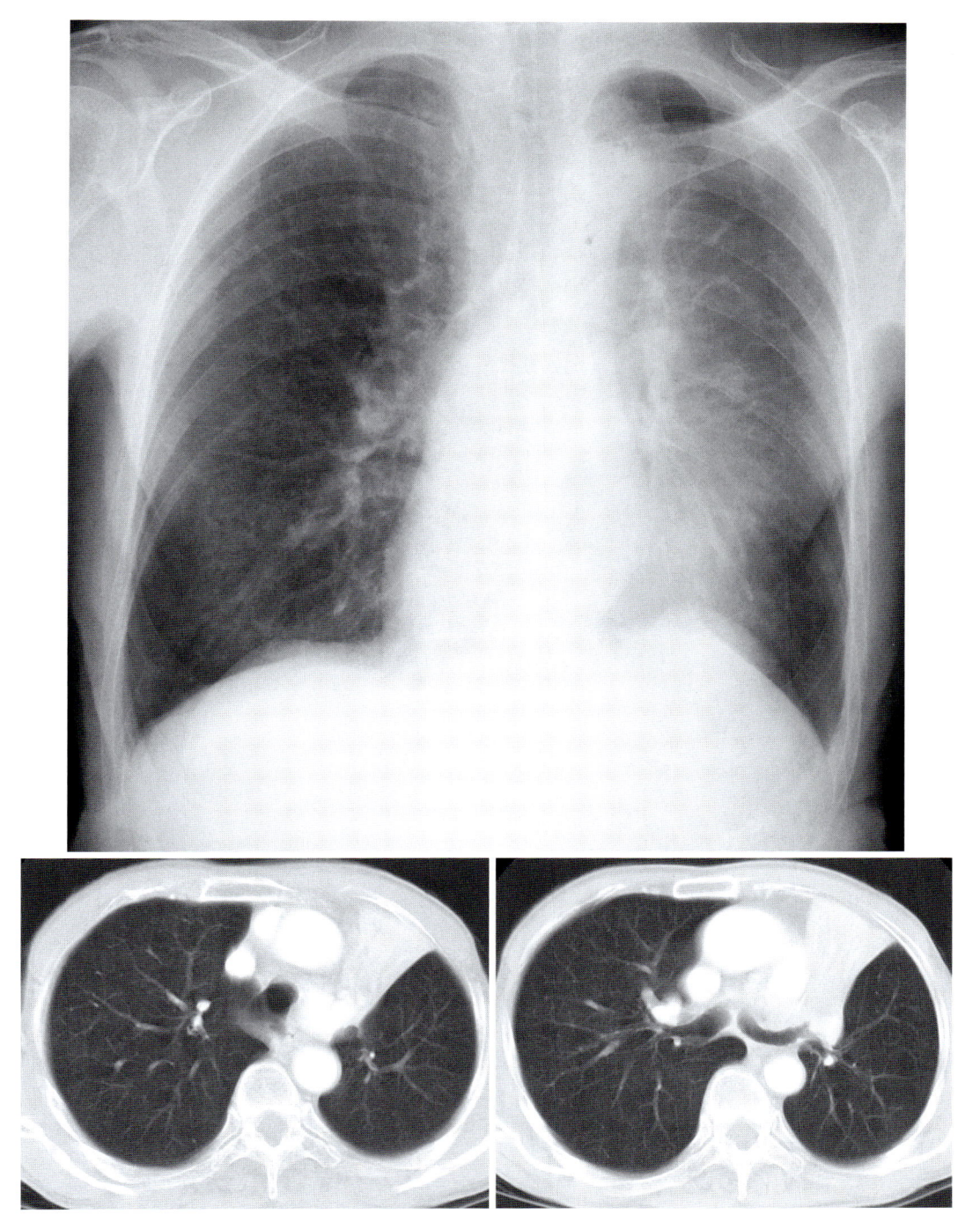

図 122. 左上葉 MALT リンパ腫

左上中肺野の透過性低下，左心陰影の第 2，3，4 弓線の消失，左横隔膜の挙上，左主気管支の挙上を認める。左上葉無気肺と診断できる。胸部 CT では左上葉気管支に閉塞があり，気管支鏡で MALT リンパ腫と診断された。

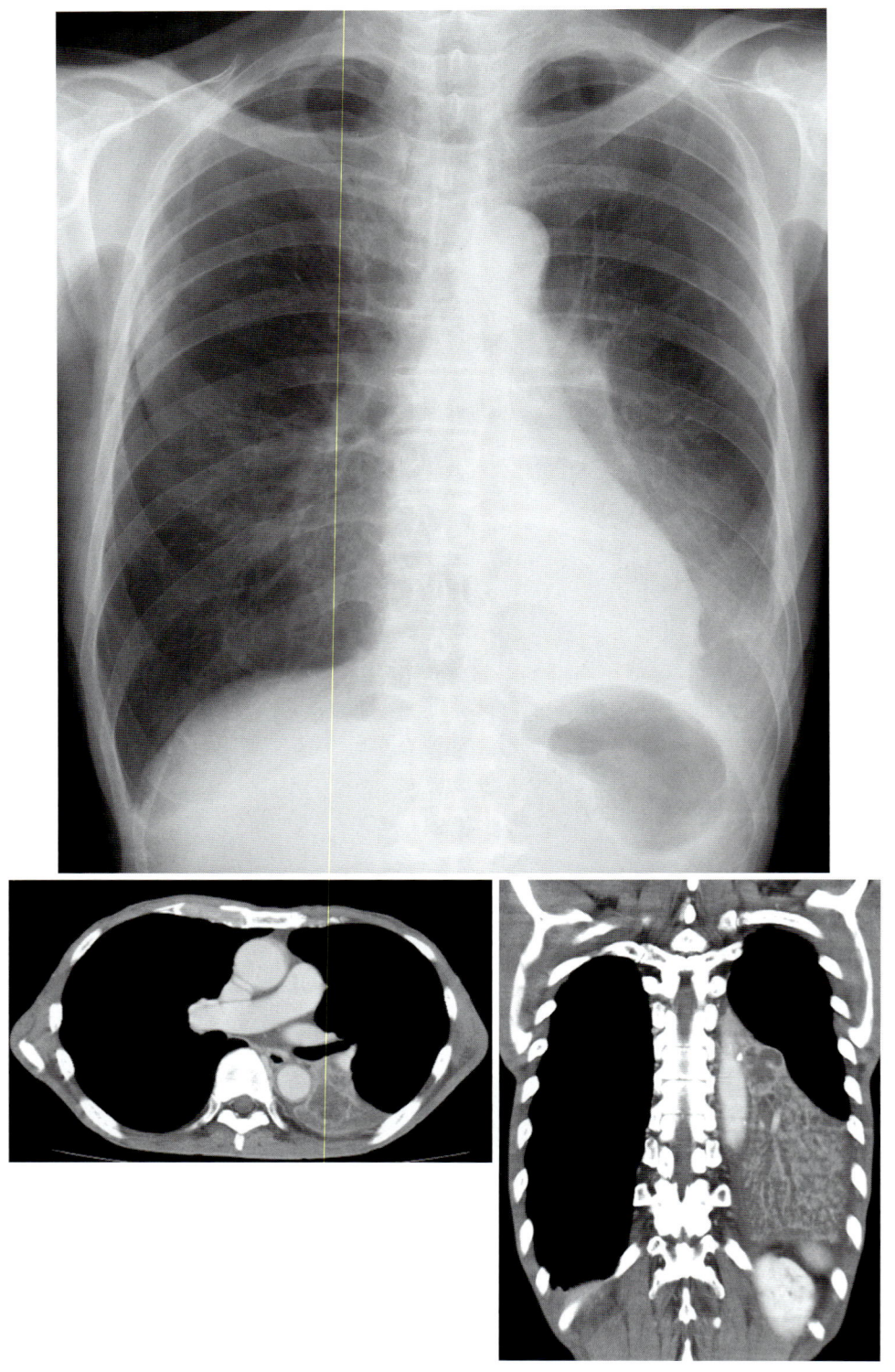

図 123. 左下葉扁平上皮癌（cT2bN0M0）

左中下肺野の透過性低下，下行大動脈線の消失，横隔膜線の消失，左主気管支の下垂があり，左下葉無気肺と診断できる。胸部 CT では肺門部に腫瘤を認め，気管支鏡で扁平上皮癌と診断された。

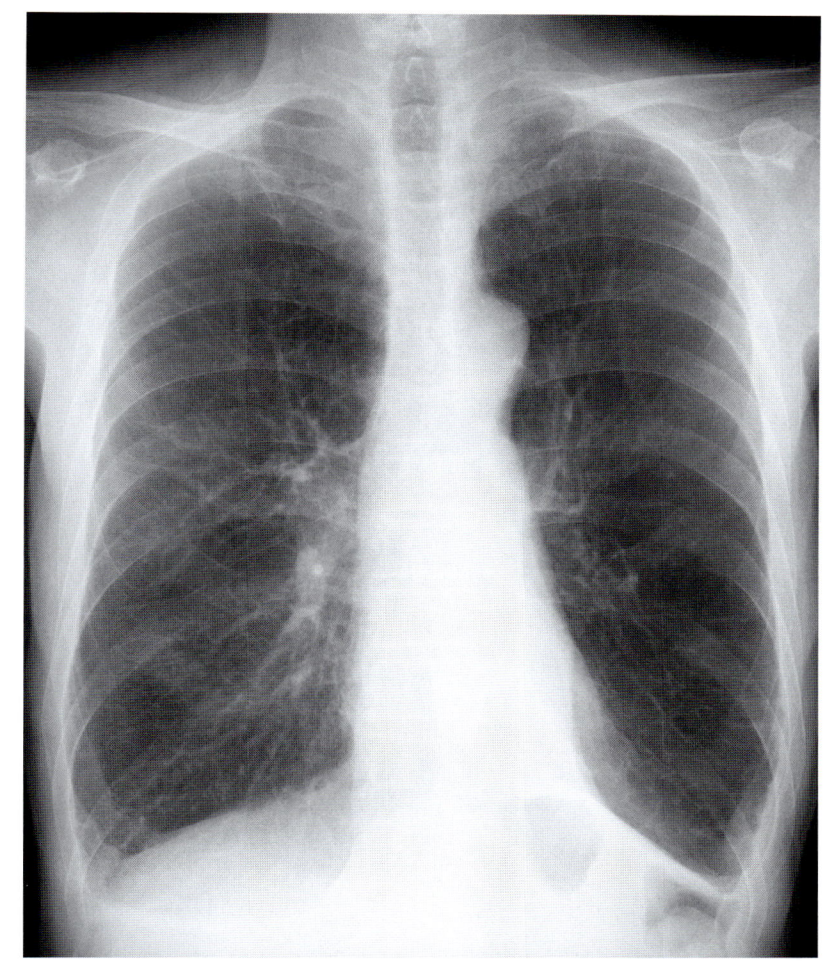

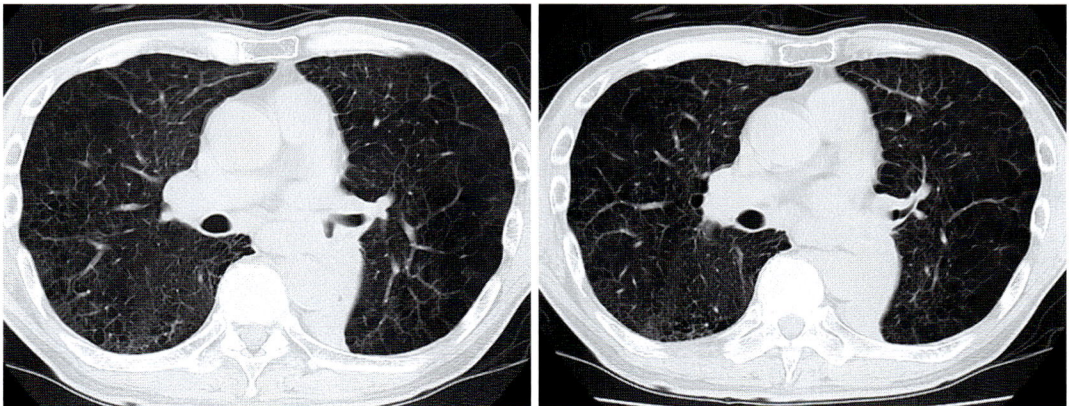

図 124. 左下葉扁平上皮癌（cT4N3M0）

左心陰影に重なり過剰な線が認められ左下行大動脈線が消失している。両側肺に肺気腫があるものの左肺野の透過性が亢進している。左下葉の容積減少の強い無気肺と診断できる。胸部 CT では左下葉気管支に腫瘤を認め，気管支鏡で扁平上皮癌と診断された。

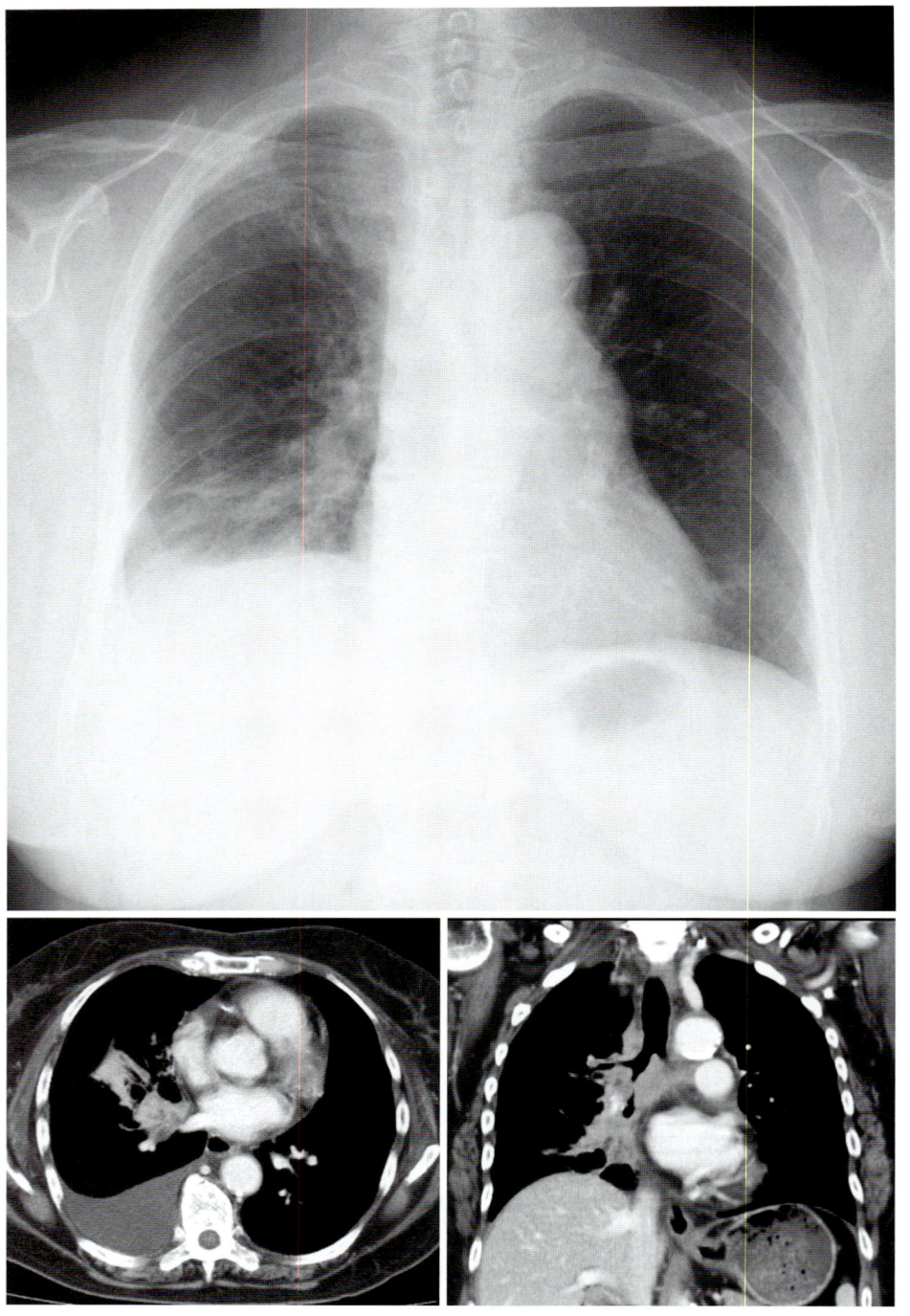

図125. 右下葉扁平上皮癌（cT3N3M1b）

右横隔膜線の挙上とともに透過性の低下があり，重なる血管影がみえないことから肋骨横隔膜角の鈍化は乏しいが肺底部胸水貯留と診断できる。右肺門や縦隔の腫脹があり，腫瘍による癌性胸膜炎に伴う胸水貯留を疑う所見である。胸部造影CTで右肺門を中心に広がる腫瘍と胸水貯留が認められ，気管支鏡で扁平上皮癌と診断された。

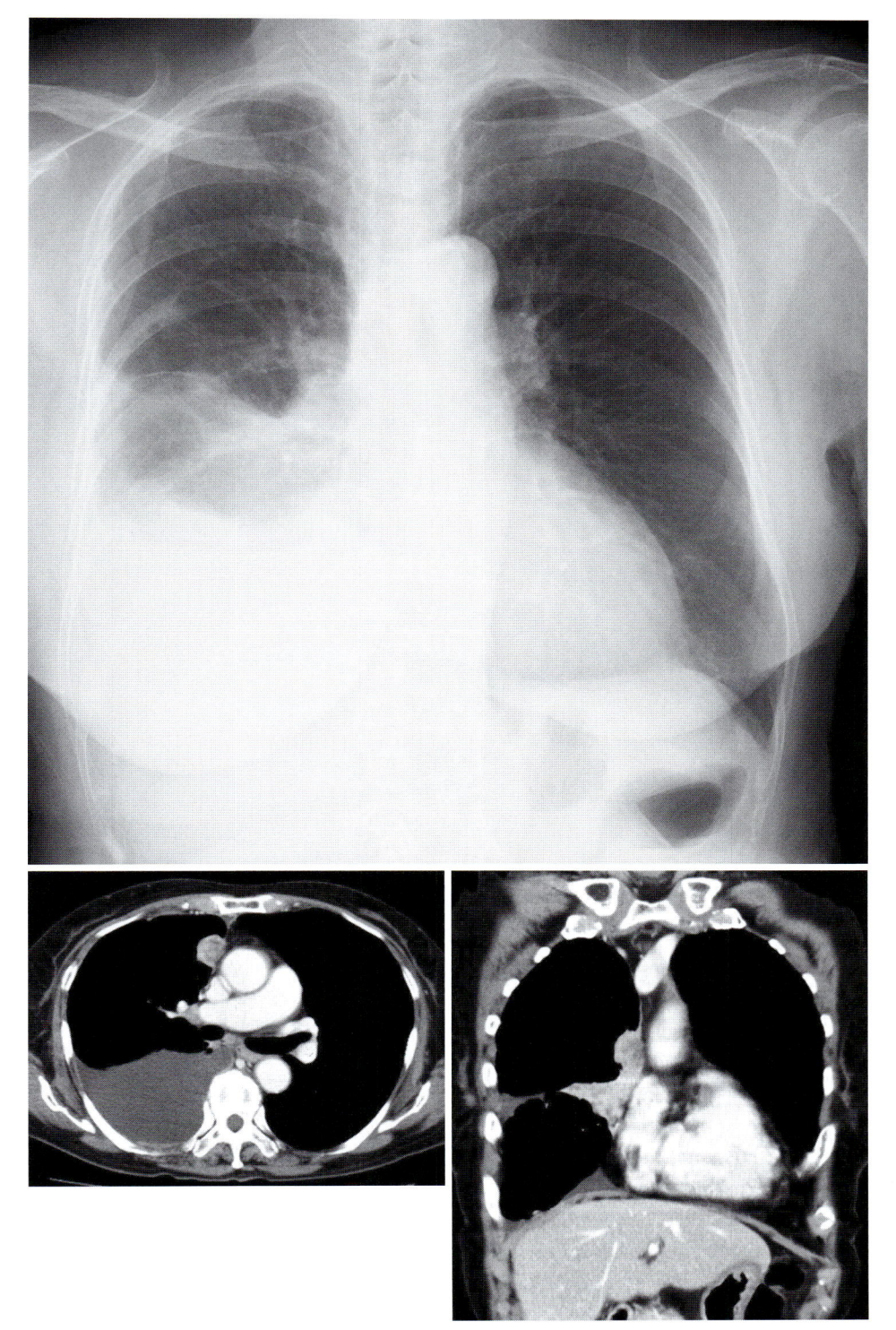

図 126. 右中葉腺癌（cT4N0M1a，癌性胸膜炎）

右肋骨横隔膜角の鈍化と下肺野の透過性低下があり，多量の胸水貯留と診断できる。右肺門の腫脹があり，腫瘍による胸水貯留を疑うことができる。胸部CTでは右胸膜に接する多発腫瘤があり，癌性胸膜炎が明らかである。気管支鏡では非小細胞癌とのみ診断された。

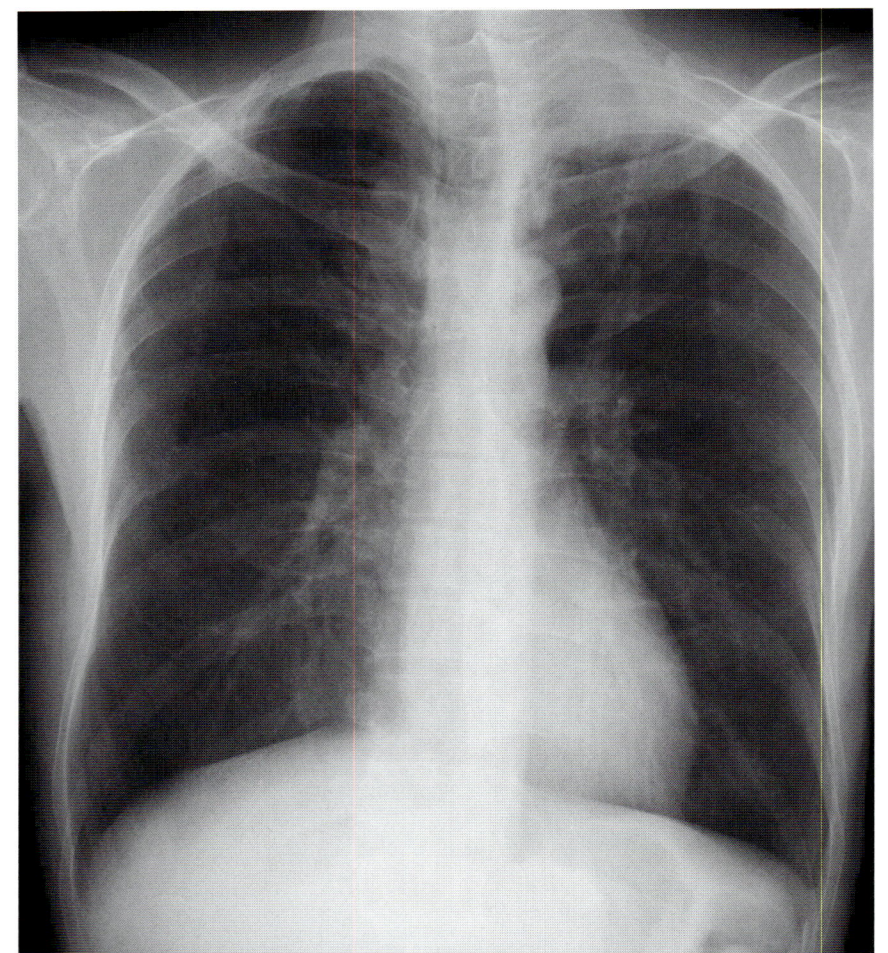

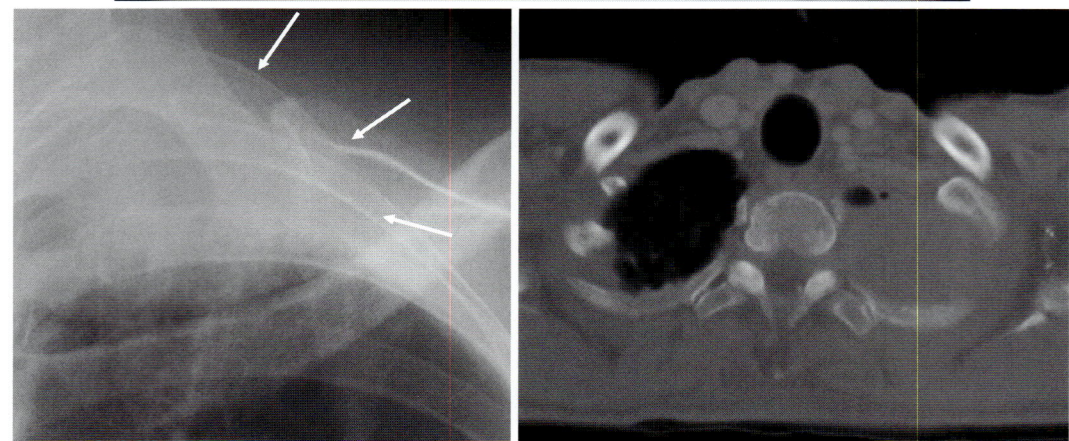

図 127. 左上葉扁平上皮癌（cT3N0M0）

左肺尖部の胸膜肥厚様の所見を認めるが，肋骨をみると第 2 肋骨の外側が消失していることがわかる。胸部 CT では胸壁浸潤を伴う肺腫瘍が認められる。胸壁合併切除にて診断，加療された。

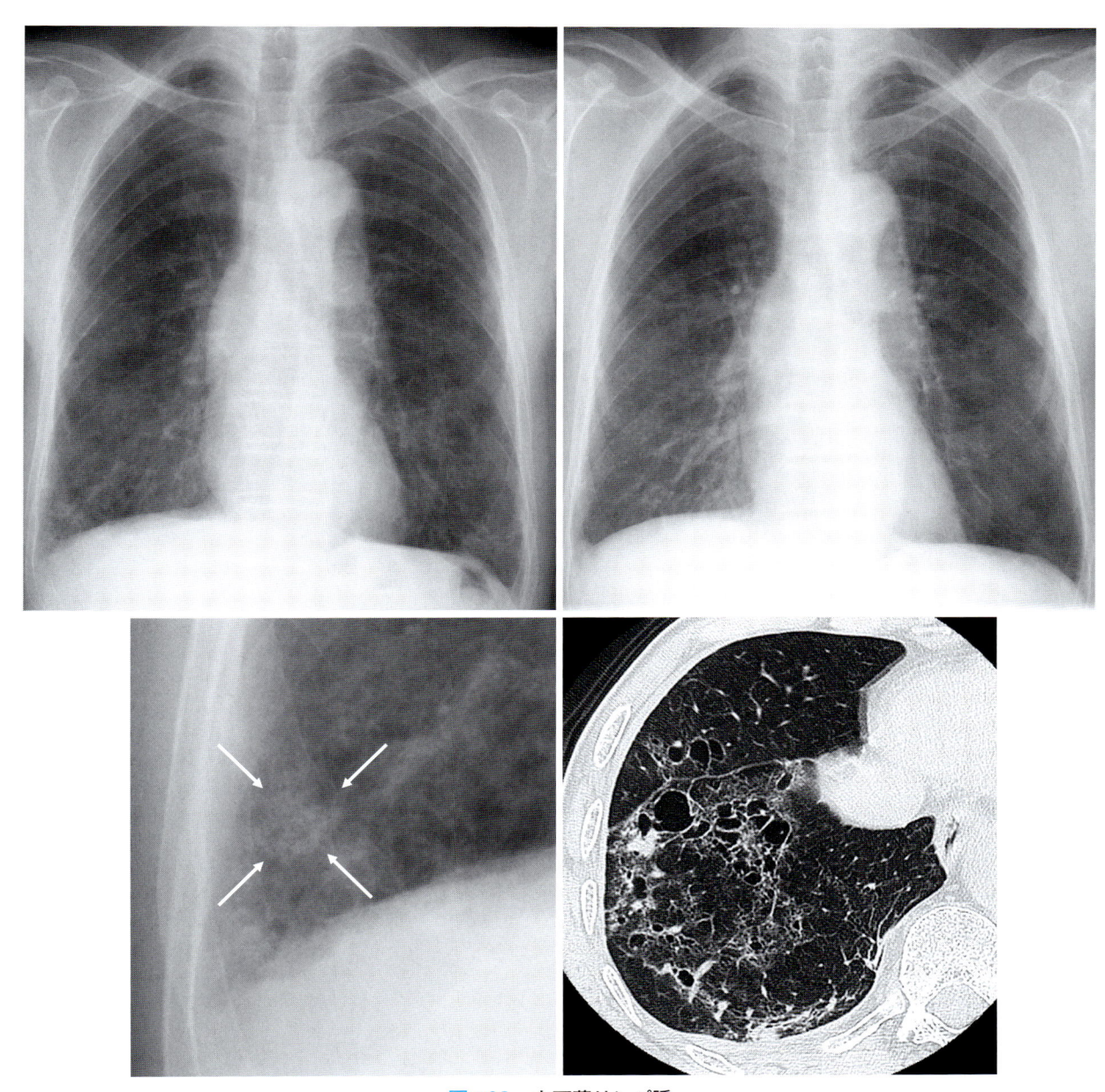

図128. 右下葉リンパ腫

1年前の写真(右上)より両側肺下肺野に網状影やすりガラス陰影が認められるが、比較すると右下肺野に小結節影が出現していることがわかる。胸部CTでは気管支拡張症と下葉に小さい充実型結節が認められ、切除にてリンパ腫と診断された。

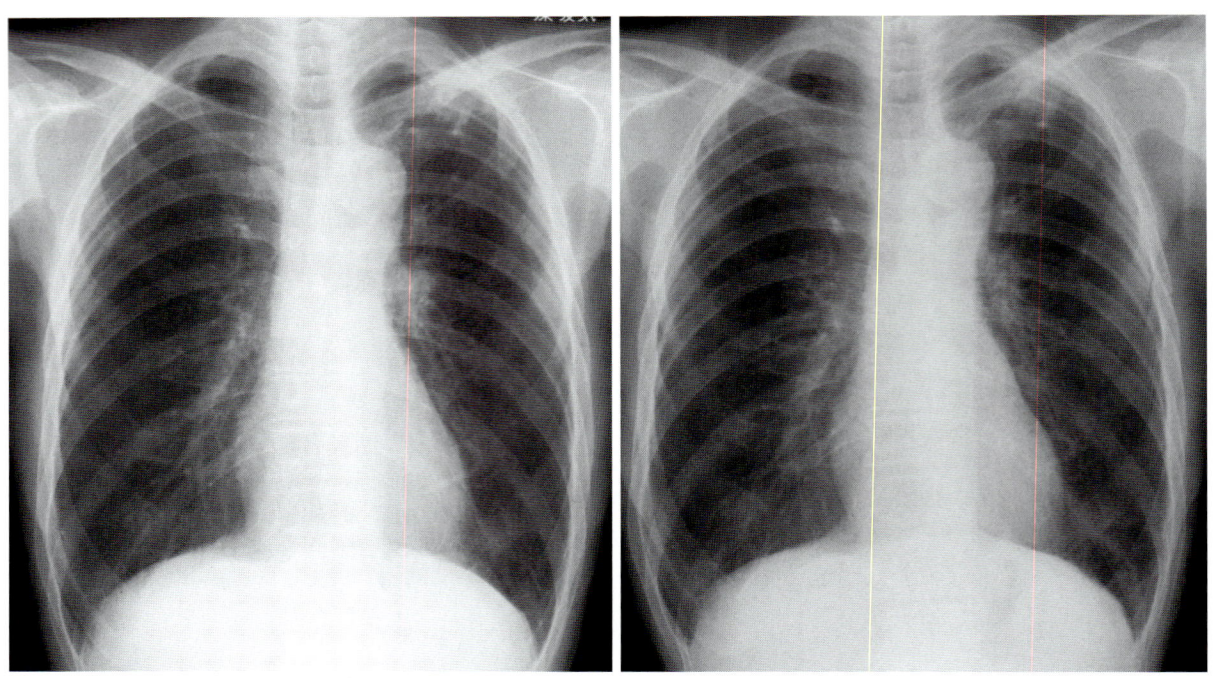

図 129. 左肺門に重なる扁平上皮癌（cT2aN2M1a）
1年前の写真（右）と比較し，左肺門の腫脹と濃度上昇が明らかである。

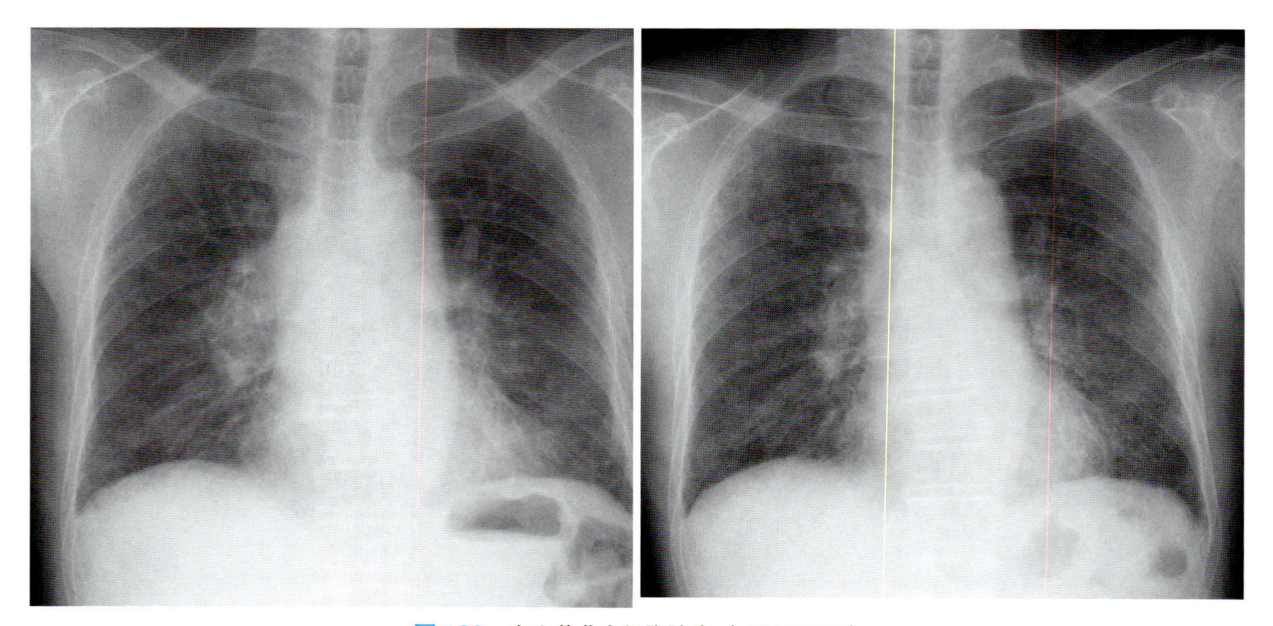

図 130. 右上葉非小細胞肺癌（cT2bN0M0）
1年前の写真（右）と比較し，右肺門の腫大と濃度上昇が明らかである。肺門部肺癌には発育の早いものが多く胸部X線写真では初期の肺癌は診断できないことから，肺門部肺癌の診断には喀痰細胞診が有効である。

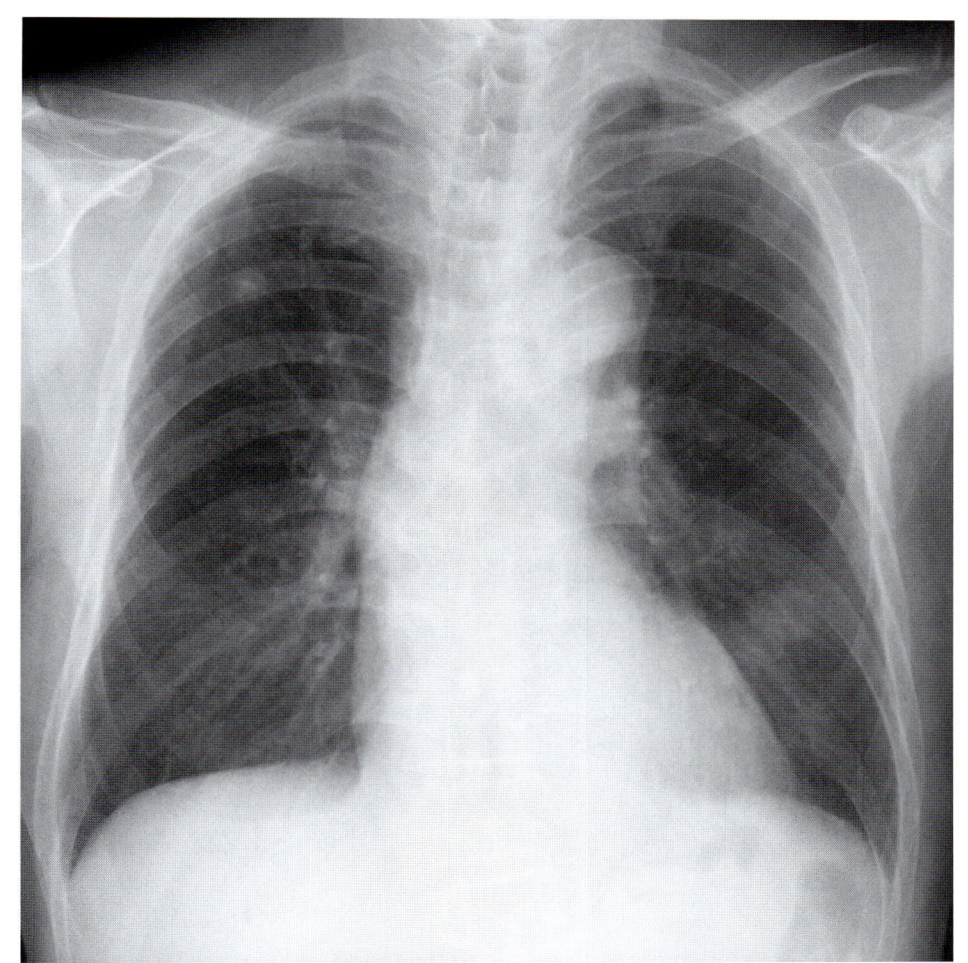

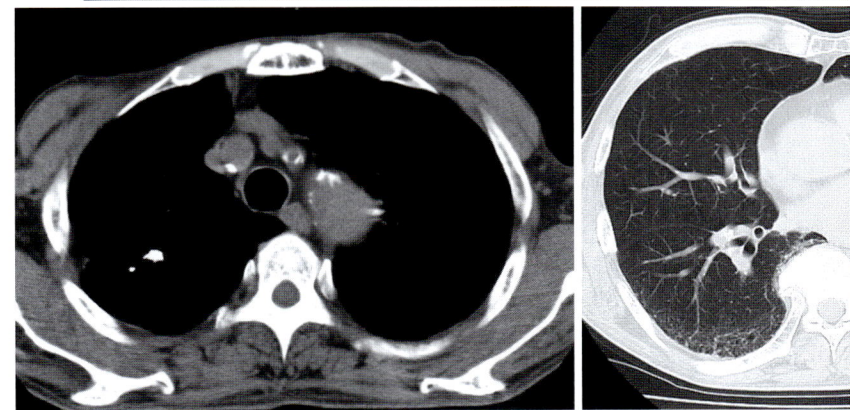

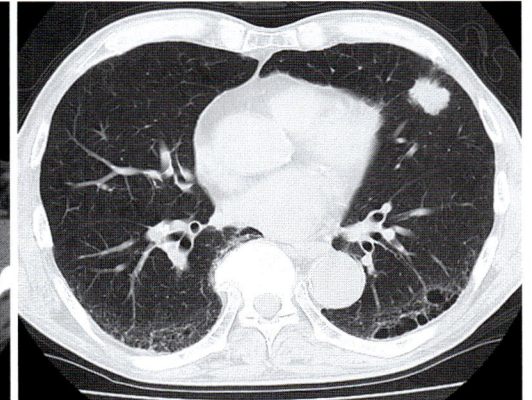

図 131. 左上葉扁平上皮癌（cT2aN0M0）

右上肺野に石灰化結節があり，左下肺野には肋骨と重なり，淡いが境界明瞭な結節を認める。胸部CTでは右上肺野の結節は石灰化が中央にあり，良性の所見を呈しているが，左下肺野の結節は舌区にあり，ノッチや胸膜陥入を伴っており，肺癌を疑うものである。目立つほうの異常所見を発見して満足しないで，両側の全肺野を検索することが大切である。

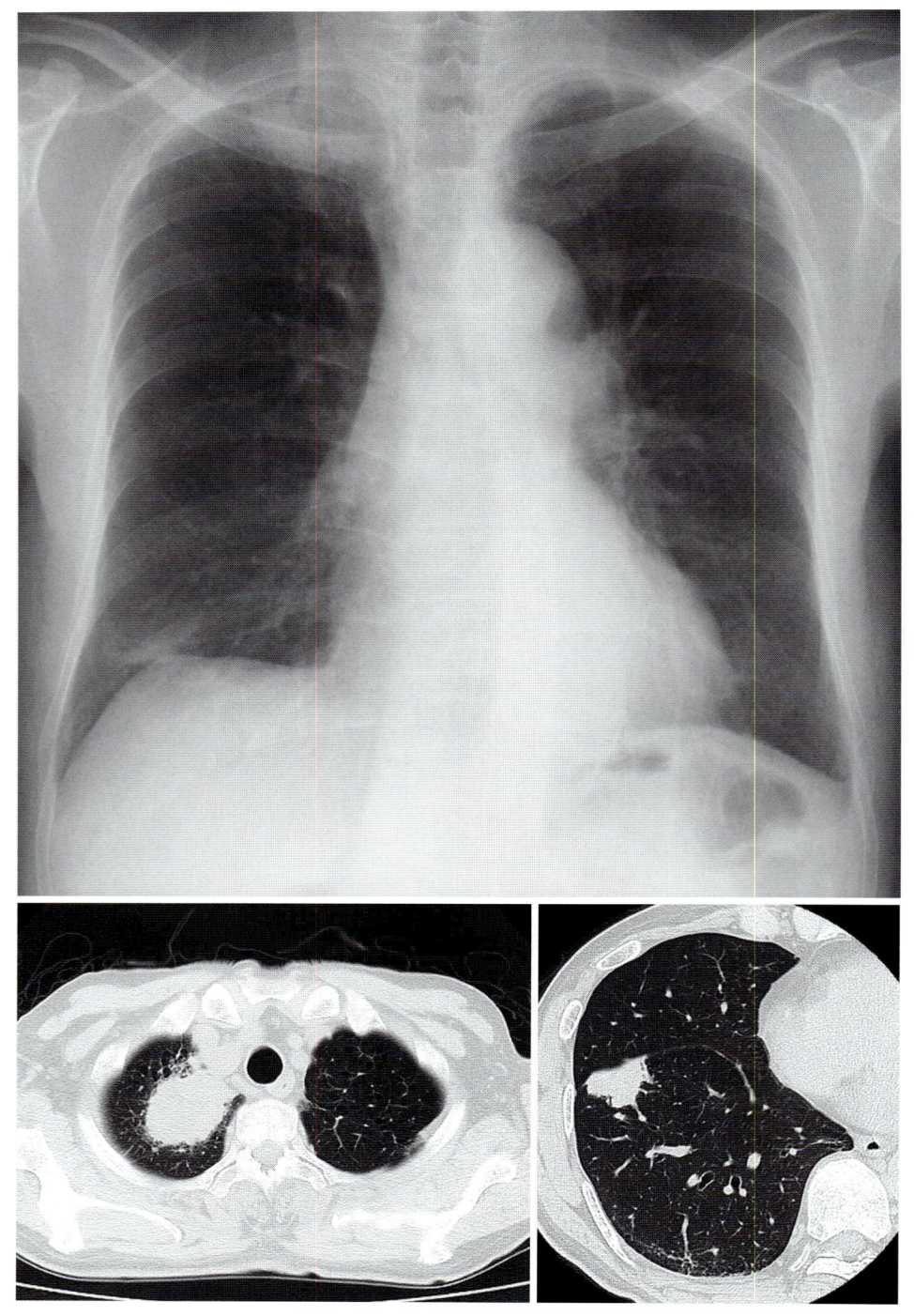

図 132. 右上葉扁平上皮癌（cT3N0M0）：右下葉器質化肺炎合併

右下肺野に境界不明瞭な結節があるが，それ以外に右肺尖に左右差があり，腫瘤を疑う所見を認める。右下葉の病変は器質化肺炎であったが，右上葉の腫瘤は扁平上皮癌であった。

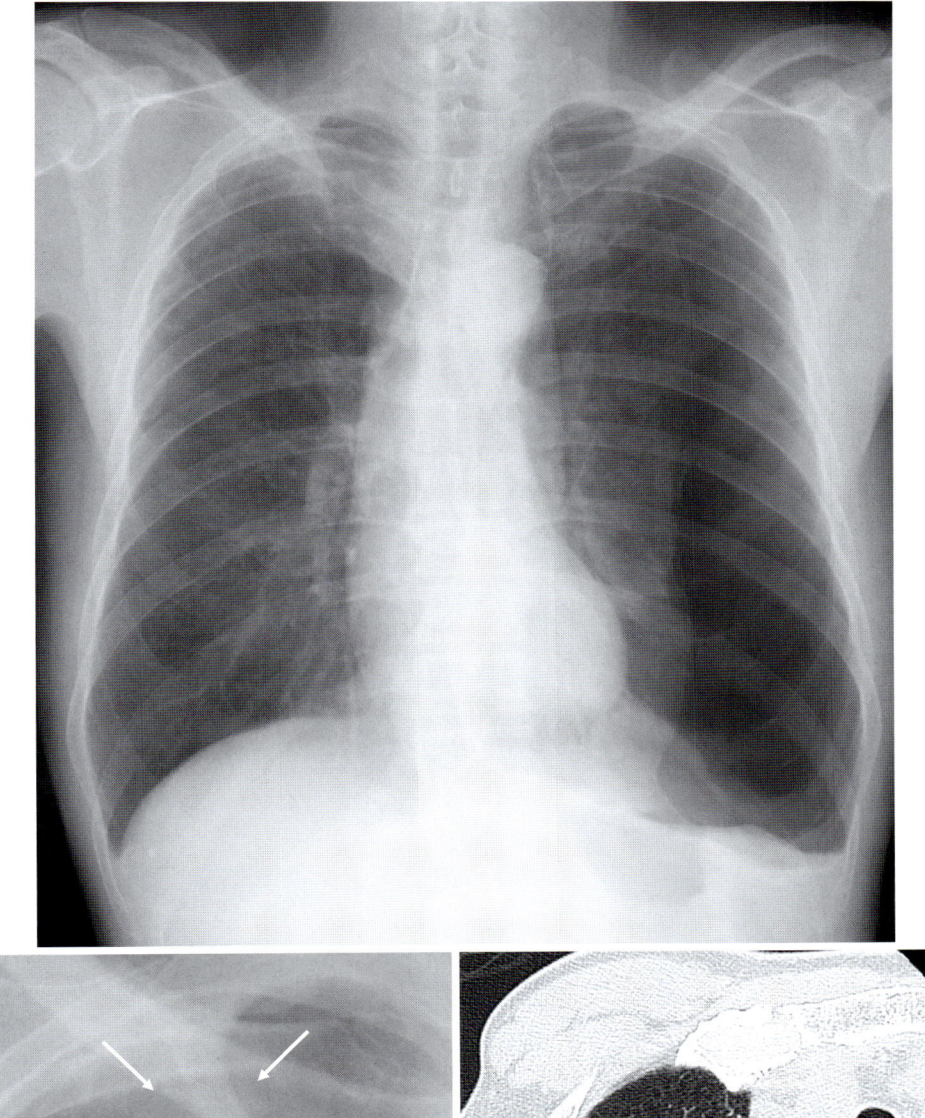

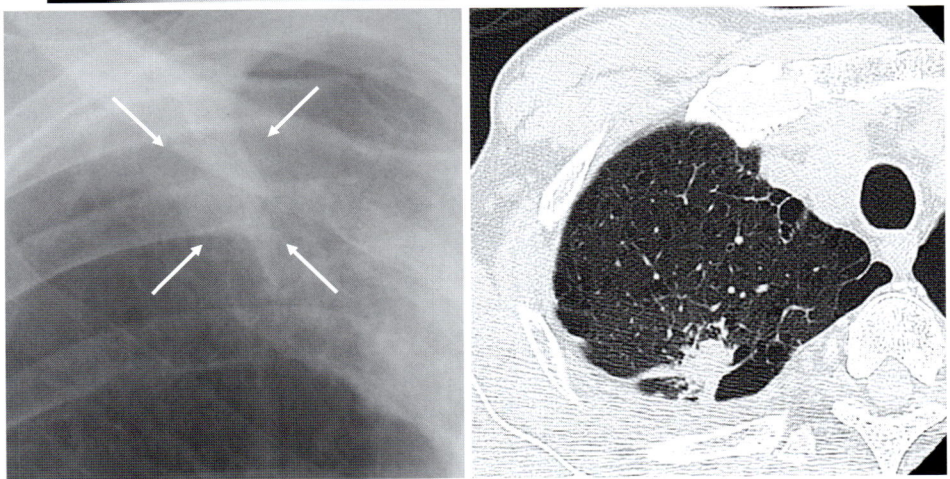

図 133. 右上葉低分化腺癌（cT3N0M0）：対側気胸合併

左気胸はすぐに診断可能と思われるが，これに満足すると右肺尖の骨に重なる不整な結節影を指摘することができない．本例は気胸として「D」判定として検診で精査され，精査の胸部 CT で発見された肺癌である．後からみると気胸がなければ右肺尖部の結節は指摘可能と思われた．

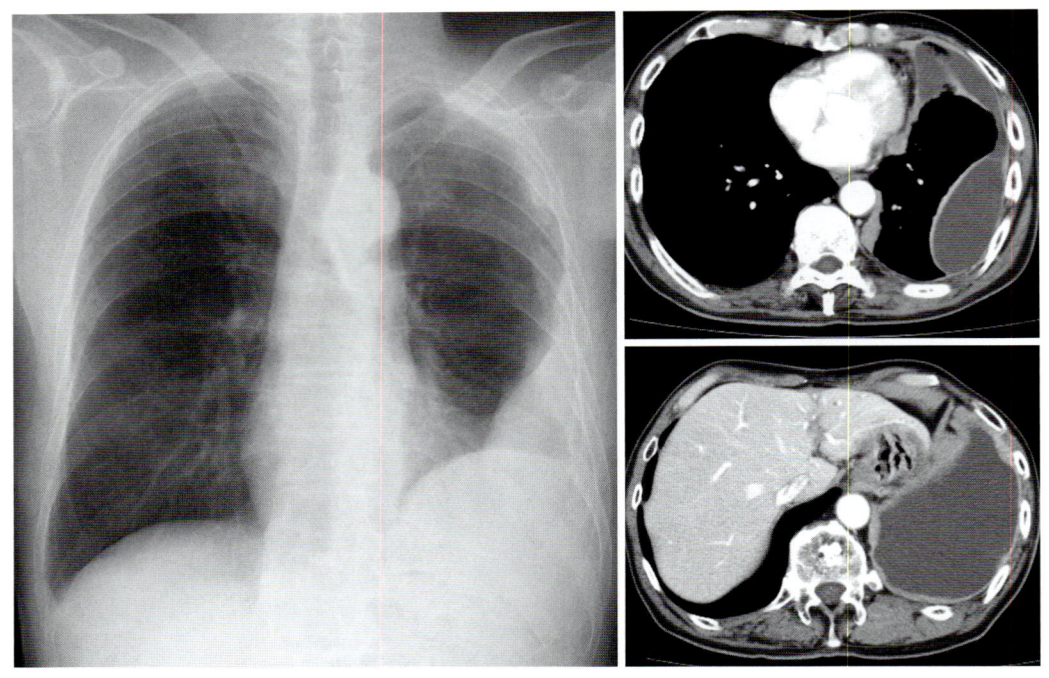

図 134. びまん性胸膜中皮腫（上皮型）

左胸膜面に癒着を疑う胸水貯留を認める。肺癌の癌性胸膜炎や胸膜中皮腫，胸膜炎を疑う所見である。検診の判定としては肺癌が否定できず「E」判定とした。胸部造影CTでは胸膜は不整に肥厚し造影されている。特に縦隔側胸膜の肥厚は中皮腫や癌性胸膜炎を疑う大切な画像所見である。

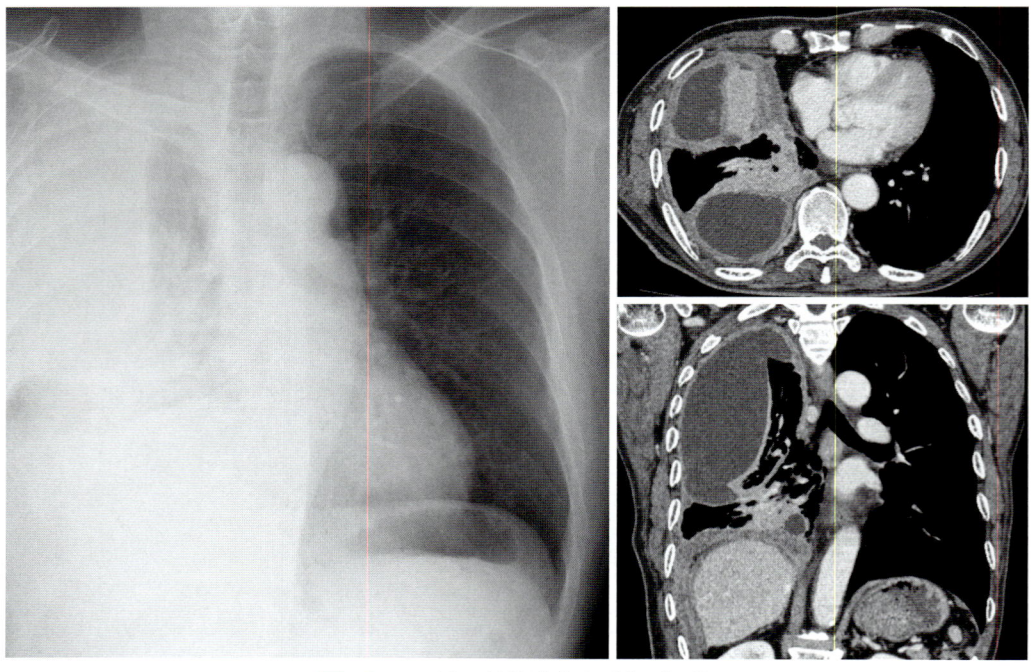

図 135. びまん性胸膜中皮腫（上皮型）

右肺野は多量に貯留した胸水と肺の虚脱で透過性が低下し，含気がほとんど消失している。図134と同様，検診の判定としては肺癌が否定できず「E」判定とした。胸部造影CTでは右側胸膜の不整な肥厚があり造影されている。

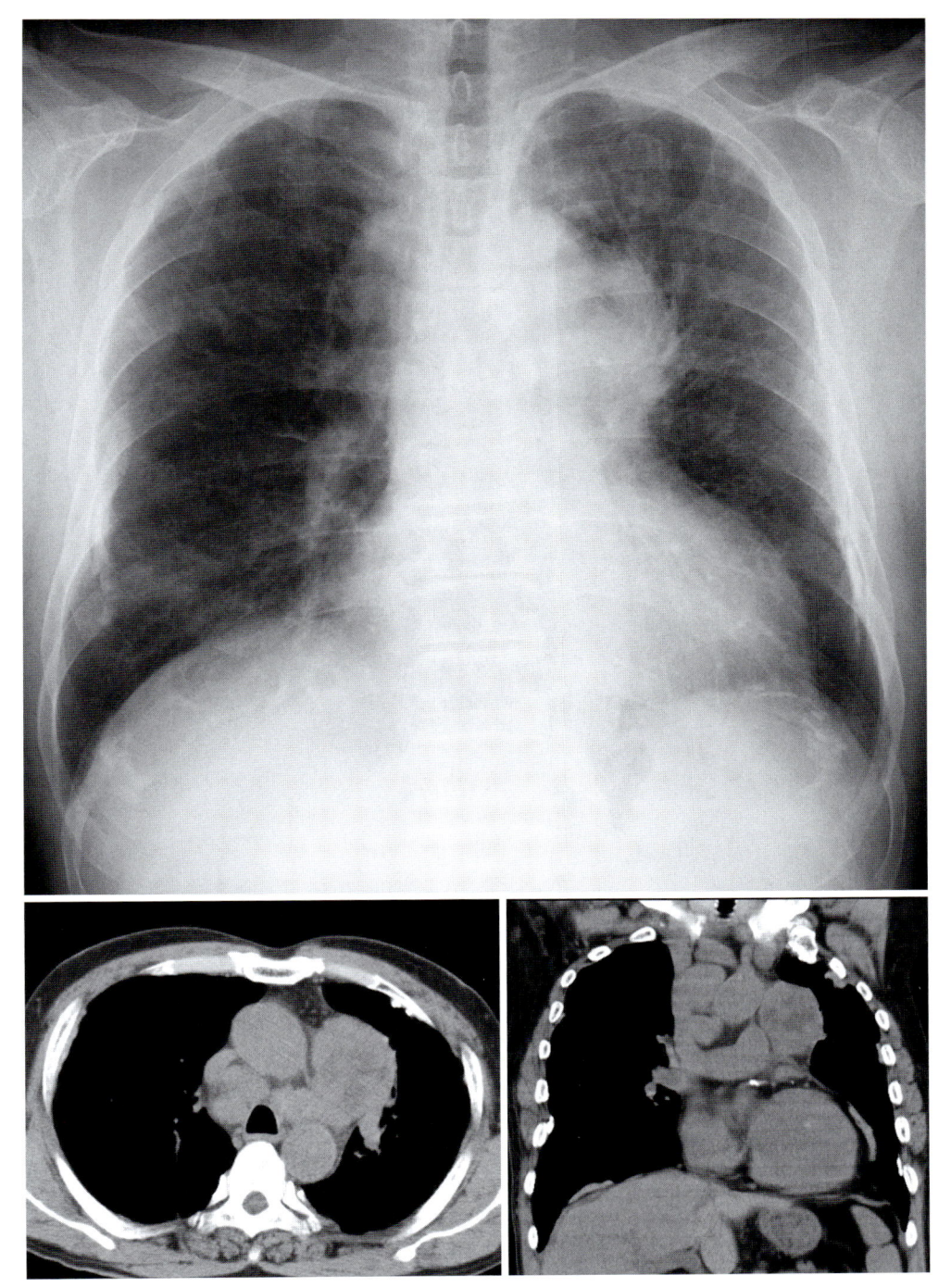

図 136. 小細胞癌：胸膜プラーク合併

左肺門部から縦隔に広範な腫脹を認める。また，左横隔膜面や右下肺野に石灰化を伴う胸膜肥厚を認める。石綿曝露に関連した肺癌や中皮腫を疑う所見である。胸部 CT では腫瘤と縦隔リンパ節腫大とともに胸膜プラークが明瞭である。針生検にて腫瘍は肺小細胞癌と診断された。

（小林　健・小田　誠）

第 VI 章 代表的な胸部病変の種類と特徴

掲載症例一覧

1) 肺悪性疾患 162
  1. 肺腺癌（AAH 含む） 162
  2. 肺扁平上皮癌 164
    附）パンコースト肺癌 167
  3. 肺大細胞癌 168
  4. 肺小細胞癌 170
  5. 転移性肺腫瘍（乳癌，腎細胞癌，肺癌） 172
    附）良性転移性平滑筋腫 174
  6. 肺悪性リンパ腫 174
2) 肺良性疾患 176
  1. 肺過誤腫 176
  2. 肺硬化性血管腫 178
  3. 炎症性筋線維芽細胞性腫瘍 178
3) 縦隔疾患 180
  1. 胸腺腫（Ⅰ期胸腺腫，浸潤性胸腺腫） 180
  2. 奇形腫 182
  3. 神経原性腫瘍（ダンベル型含む） 184
  4. 気管支嚢胞 186
  5. 心膜嚢胞 186
4) 感染性肺疾患 188
  1. 肺結核腫（結核性肉芽腫） 188
  2. 非結核性抗酸菌症 188
  3. 肺真菌症（肺アスペルギルス症） 190
  4. ニューモシスティス肺炎 190
5) その他の疾患 192
  1. 強皮症に伴う間質性肺炎 192
  2. 特発性肺線維症 192
  3. COPD 194
  4. 塵肺症 194
  5. サルコイドーシス 196
  6. びまん性汎細気管支炎 196
  7. リンパ脈管筋腫症 198
  8. MMPH 198
  9. リンパ球性間質性肺炎 200
  10. 肺動静脈瘻 200
  11. 器質化肺炎 202
  12. 円形無気肺 202
6) 胸膜疾患 204
  1. 胸膜中皮腫（上皮型，肉腫型，二相型） 204
  2. 孤立性線維性腫瘍 206
  3. 滑膜肉腫 206
  4. 膿胸関連リンパ腫 208
  5. 転移性胸膜腫瘍（乳癌） 208
7) 胸壁腫瘍 210
  1. 軟骨肉腫 210
  2. ユーイング肉腫 210
  3. デスモイド腫瘍 212
  4. 多発性骨髄腫 212
8) 石綿関連疾患 214
  1. 石綿肺 214
  2. 石綿関連肺癌 214
  3. 胸膜プラーク 216
  4. 良性石綿胸水 216
  5. びまん性胸膜肥厚 218

1. 肺悪性疾患

1 肺腺癌（図1〜5）

　原発性肺癌の組織型で最も頻度が高く，肺野末梢の陰影として発見されることが多い。陰影は比較的境界明瞭な充実性の陰影を呈するものと，境界の不明瞭な陰影で高分解能CT（high-resolution CT；HRCT）上すりガラス陰影（ground-glass opacity；GGO）を呈するものがある。

　肺野末梢の充実性陰影では腫瘍辺縁の陥凹（notching）や脈管の末梢性集束，胸膜の陥入などがみられる。また，通常は肺区域の辺縁を走行している肺静脈が腫瘍中央から流出する場合，腫瘍は二つの区域にまたがって存在すると考えられるので悪性の所見といえる。

　辺縁が不明瞭でHRCTでGGOを呈するものでは，陰影のすべてがすりガラス陰影（pure GGO）であるものから，一部に充実性の陰影を含むもの，充実性の陰影の一部にGGOを含むものまで多様である。GGOは肺胞壁を置換するように腫瘍細胞が増殖するため肺胞構造が破壊されず，肺の含気が保たれている状態で，その一部で肺胞の虚脱や線維化，瘢痕などが生ずることによって充実性の陰影が形成される。pure GGOでは高分化な細気管支肺胞上皮癌のほかに，境界領域で良性の肺異型腺腫様過形成（atypical adenomatous hyperplasia；AAH）の場合もあり，術前の確定診断は困難である。GGOに充実性の線維化瘢痕部分がみられるmixed GGOでは肺腺癌の可能性が高くなる。

　充実性の腺癌では肺門や縦隔リンパ節転移によるリンパ節腫大がみられることもあるが，GGOではリンパ節腫大をきたすことは稀である。

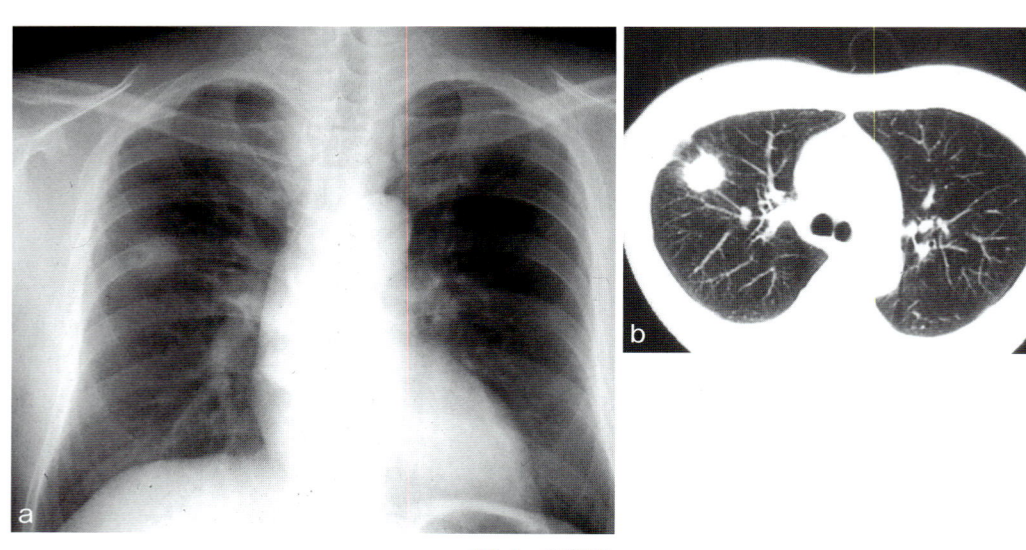

図1. 肺腺癌
a：胸部X線写真。右中肺野の淡く内部均一な円形陰影で辺縁は不明瞭である。
b：胸部CT。右肺S^{3}の充実性の陰影。辺縁が不整でスピキュラ，胸膜陥入，脈管の末梢性集束がみられる。典型的な腺癌の像である。

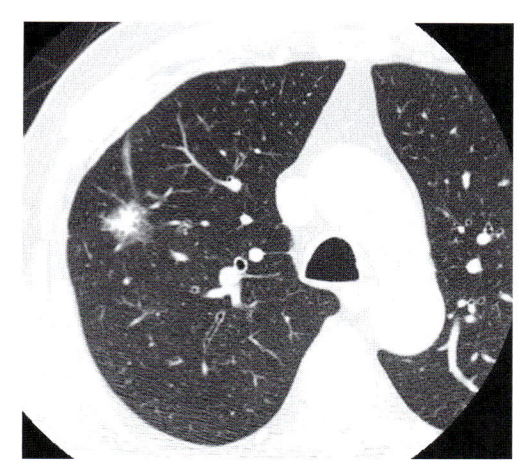

1. 肺悪性疾患 | 163

図2. 肺腺癌
胸部HRCT。円形のすりガラス陰影であるが内部に高濃度の瘢痕化と思われる陰影が広範に認められる。胸部X線写真で陰影は確認できない。肺腺癌であった。

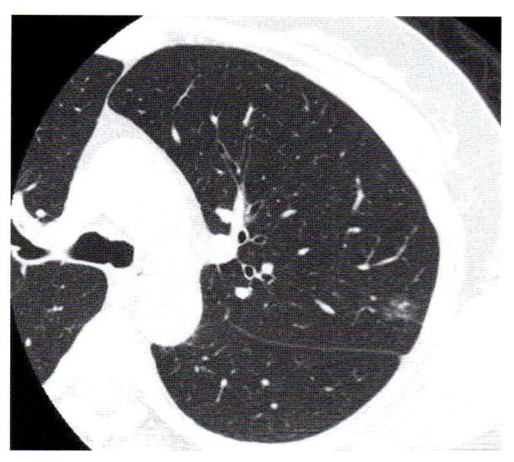

図3. 肺腺癌
胸部高分解能CT(high-resolution CT; HRCT)。淡いすりガラス陰影でやや不整形で内部にわずかに高濃度の部分がみられる。胸部X線写真で陰影は確認できない。高分化腺癌であった。

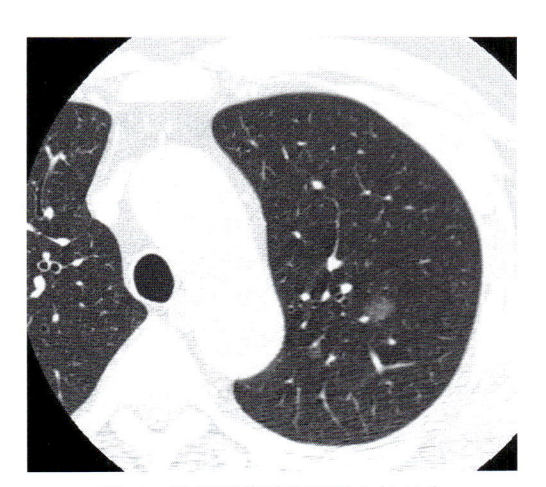

図4. 肺異型腺腫様過形成(AAH)
胸部HRCT。円形のすりガラス陰影で内部は均一に淡く、瘢痕部分を認めない。胸部X線写真で陰影は確認できない。細気管支肺胞上皮癌の可能性もあるが、本例は異型腺腫様過形成(AAH)であった。

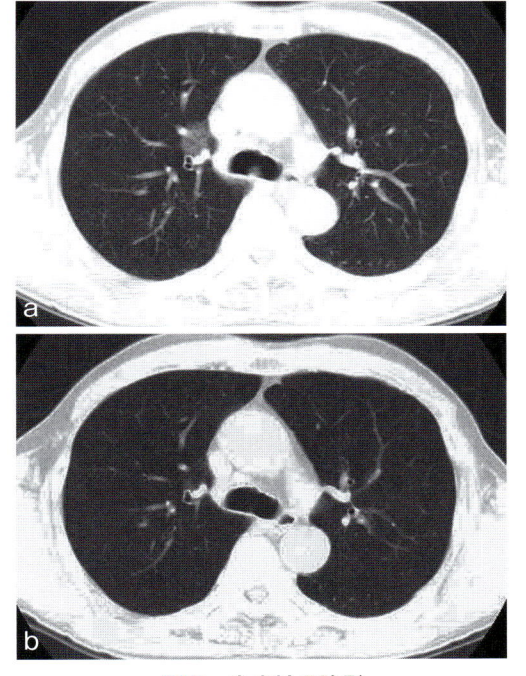

図5. 炎症性の陰影
a：胸部CT。右肺 S^3 中枢側に径1.5 cmのすりガラス陰影を認める。
b：胸部CT。経過観察して9カ月後に陰影は消失した。炎症性の陰影と考えられた。
a, bともに胸部X線写真で陰影は確認できない。

2 肺扁平上皮癌（図6〜9）

　喫煙に関連して中枢に発生することが多い。気管支内腔を閉塞するように進展するため，病変による肺の含気量低下や末梢肺の可逆的な肺炎をきたす場合のほか，気道閉塞による無気肺など，腫瘍による二次変化を呈することが多い。こうした場合は胸水の貯留がみられても炎症性胸水の場合があるので，悪性胸水と断定しない注意が必要である。腫瘍の増大に伴って中心部の組織に壊死をきたして空洞を形成することもある。

　中枢発生の場合は咳嗽や喀痰などの自覚症状が生じやすく，腫瘍自体を画像で確認できなくても腫瘍による二次変化を確認できれば，喀痰細胞診によって癌細胞が検出されやすい。また，腫瘍は気道内腔に進展する傾向があるので，気管支鏡生検による確定診断も比較的容易である。

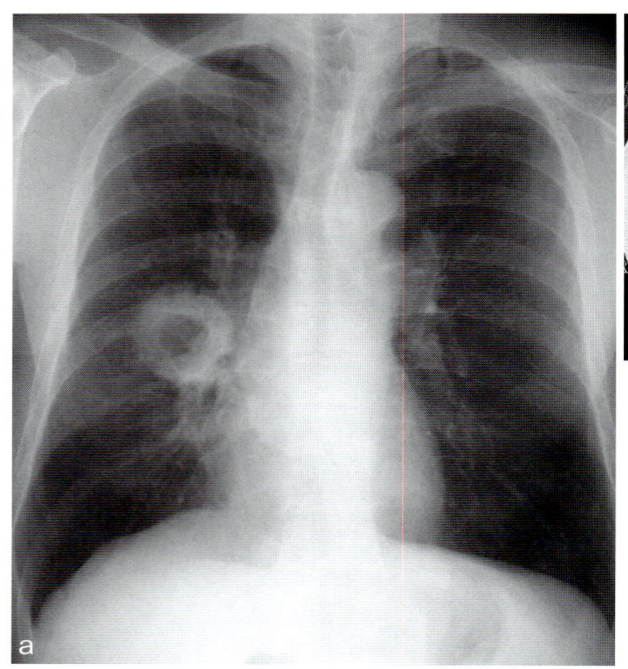

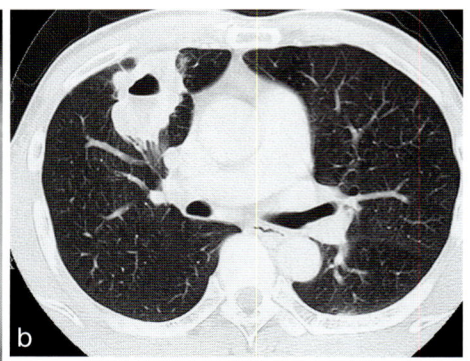

図6．扁平上皮癌
a：胸部X線写真。右肺門部に内部に空洞を伴う円形の腫瘤陰影を認める。
b：胸部CT。右肺 S^3 に境界が比較的明瞭な内部に空洞を伴った陰影を認める。

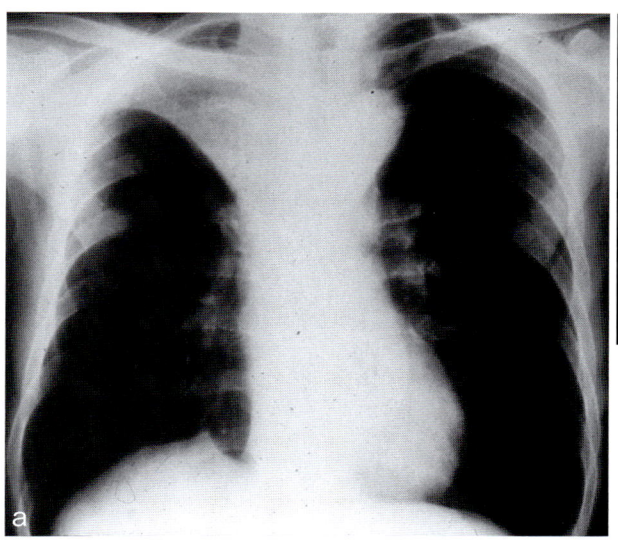

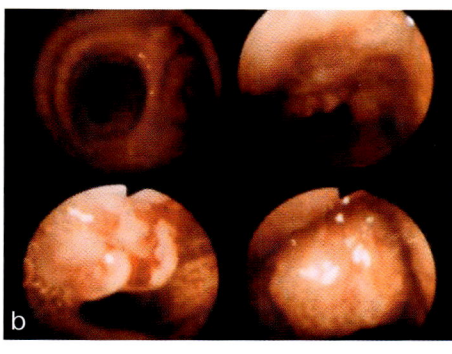

図 7. 扁平上皮癌
a：胸部X線写真。右上葉無気肺を認めるが，原発巣の陰影は確認できない。
b：気管支鏡所見。気管支内腔に突出し，右上葉支を完全閉塞する腫瘤を認め，生検で扁平上皮癌と診断された。

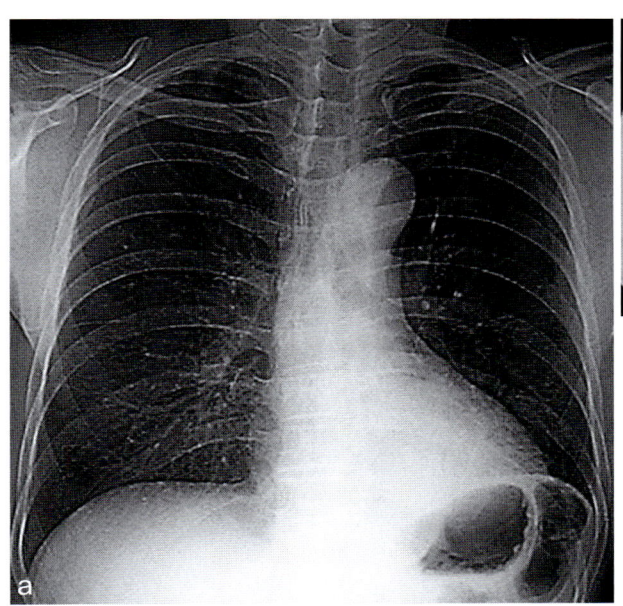

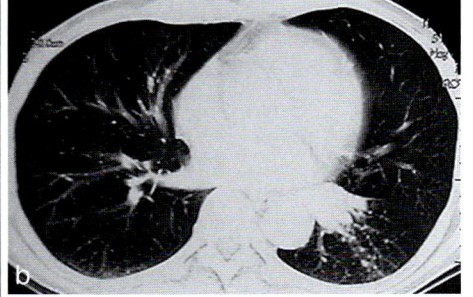

図 8. 扁平上皮癌
a：胸部X線写真。高血圧で通院中に咳嗽と喀痰が気になり，喀痰細胞診を行ったところ Class V と判定された。胸部X線写真では異常所見は認められない。
b：胸部CT。心臓背側の左下葉支中枢側に腫瘤とその末梢に肺炎像を認める。扁平上皮癌であった。

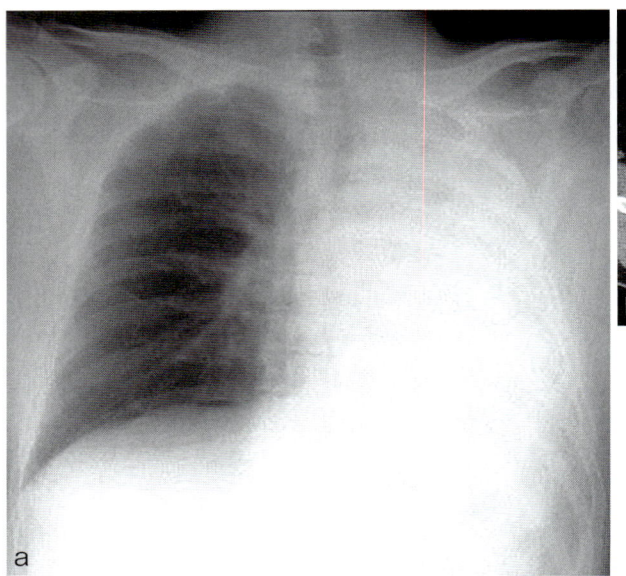

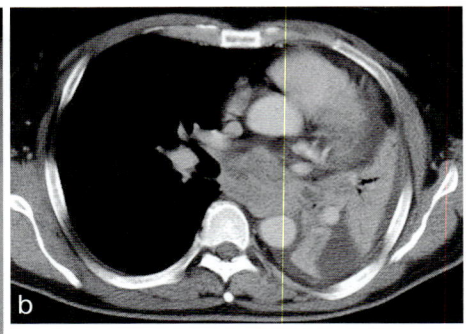

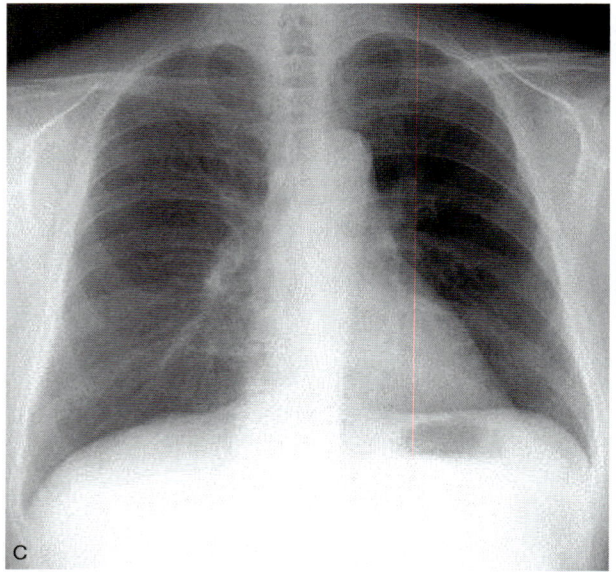

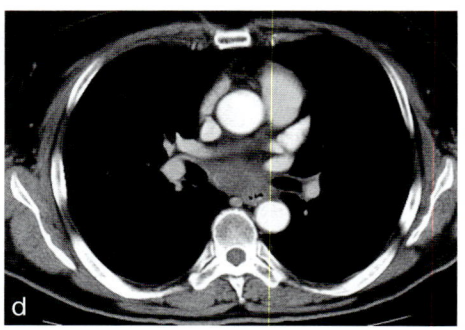

図9. 扁平上皮癌

a：胸部X線写真。左全無気肺と気管の左側への偏位を認める。
b：胸部造影CT。左肺門部腫瘤と気管分岐下リンパ節が一塊となって左肺は完全虚脱している。胸水の貯留も認める。
c：胸部X線写真（放射線化学療法終了後）。左肺の含気が戻り，気管も正中位となり，左肋骨横隔膜角は明瞭で胸水貯留も改善している。
d：胸部造影CT。腫瘍は縮小して左肺の含気が戻り，胸水も消失した。

附 パンコースト(Pancoast)肺癌(図10)

　肺尖部に発生した肺癌が上方に進展し，腕神経叢に浸潤して患側の肩〜上肢に激烈な疼痛を呈する病態をパンコースト肺癌と称する．肺癌の組織型は問わないので腺癌，扁平上皮癌の場合もその他の場合もある．胸郭上方は構造的に抵抗が少ないため，肺尖部に発生した癌では容易に胸郭を越えて浸潤性に進展する．肺尖部で鎖骨下動脈後方の腫瘍は superior sulcus tumor，前方の腫瘍は anterior apical tumor と区別されることもあるが，肺尖部胸壁浸潤癌を総称してパンコースト腫瘍，パンコースト肺癌と呼ぶことが多い．

　胸部X線写真では鎖骨，第1肋骨に重なり陰影の確認が難しいが，左右の肺尖の含気の状況を比較することによって異常を認識し，胸部CT所見で肺尖から頸部の腫瘍が確認される．呼吸器症状を伴わずに肩や上肢のしびれや疼痛，筋委縮などを訴えるために整形外科を受診している場合がある．疼痛やしびれは腕神経叢が肺癌の進展で下方から刺激されるため，尺側に出現することも重要である．

　一般に予後不良であるが，術前放射線化学療法の後に胸壁合併切除を伴う拡大手術で完全切除がなされれば予後も期待できる．症状緩和のためにも放射線照射は必要である．

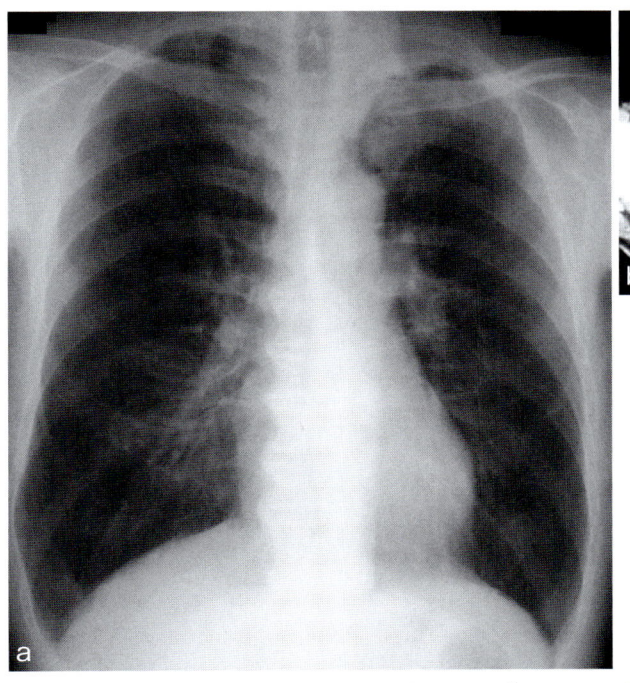

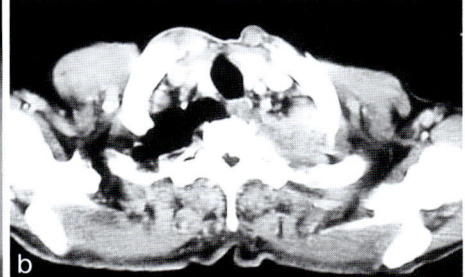

図10. パンコースト肺癌
　a：胸部X線写真．肺野の結節性の陰影は確認できないが，肺尖の含気に左右差があり，左肺尖部の異常を認識できる．左肩〜上肢にしびれ，疼痛などがあればパンコースト肺癌を強く疑う．
　b：胸部CT．左肺尖部に腫瘍性の陰影を認める．

3 肺大細胞癌(図 11〜13)

　肺大細胞癌は肺癌の4大組織型の一部であるが，肺癌全体の7〜10%を占め，男女比は5対1とされる未分化癌である。

　従来は，肺癌の中で，他の3組織型には該当しない腫瘍がすべてこの組織型に入るという，いわゆる waste basket 的な分類がなされてきたことから，種々のタイプの未分化癌の総称と考えられてきた。

　しかし最近，その亜型として，大細胞神経内分泌癌(large cell neuroendocrine carcinoma；LCNEC)の存在がクローズアップされ，小細胞癌など神経内分泌癌のグループとして，予後解析，治療戦略などが検討されている。

　肺大細胞癌は通常，肺野末梢に発生し，隣接する肺組織を圧排性に浸潤発育する。進行速度が速いため，胸壁浸潤やリンパ節転移，腹部腸管転移などの頻度も少なくないことが報告されている。

　したがって，胸部X線写真では，肺野末梢に存在する高濃度，大型の腫瘍影で発見されることが多く，造影 CT 検査などで，胸壁浸潤などの解析が必要になるが，原発巣中心部の壊死組織の存在を示唆する所見も重要である。

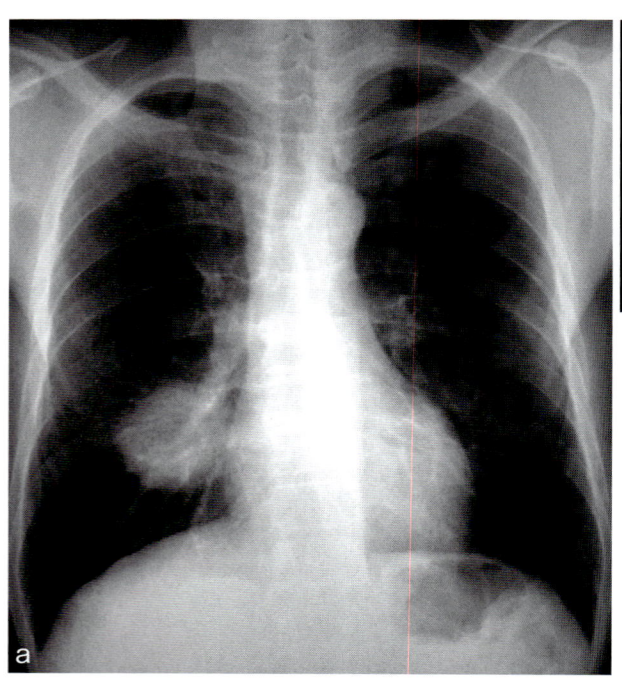

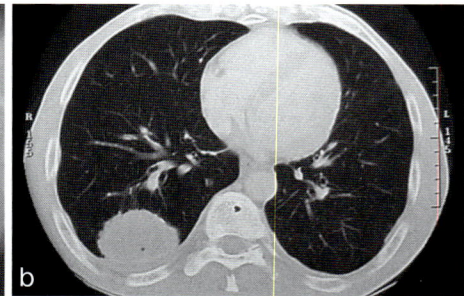

図 11. 肺大細胞癌(LCNEC)
a：胸部X線写真。右中肺野から下肺野にかけて，肺門に連なるように，円形の大型の腫瘍影を認める。
b：胸部 CT。右下葉，胸膜直下に辺縁不整，中心部に air bronchogram を伴う濃度の高い腫瘤がみられる。胸壁浸潤はみられない。

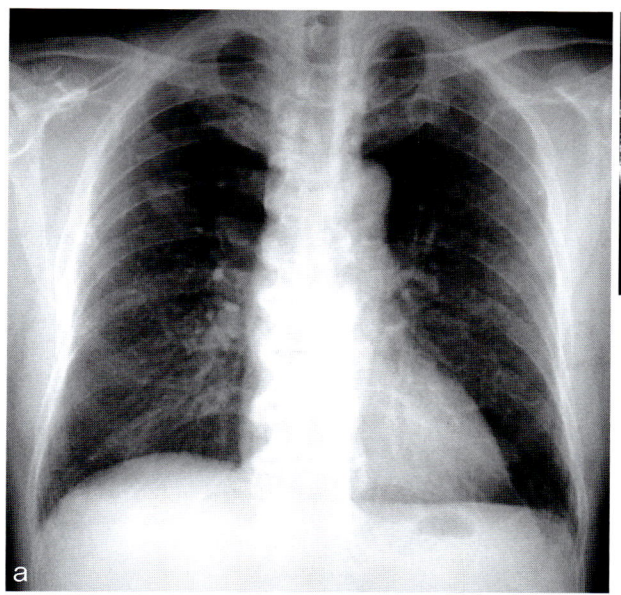

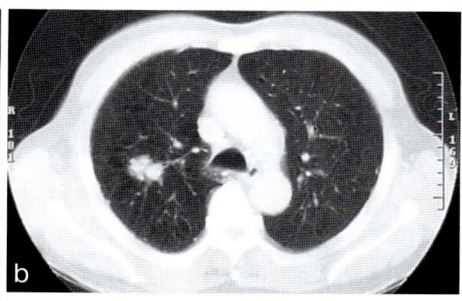

図 12. 肺大細胞癌（LCNEC）
a：胸部X線写真。右上肺野に一部境界不鮮明，縦長の小型結節影を認める。
b：胸部CT。右上葉，胸膜から離れた肺内中層に，辺縁不整，八頭状で分葉状の，濃度の高い小型腫瘤影がみられる。

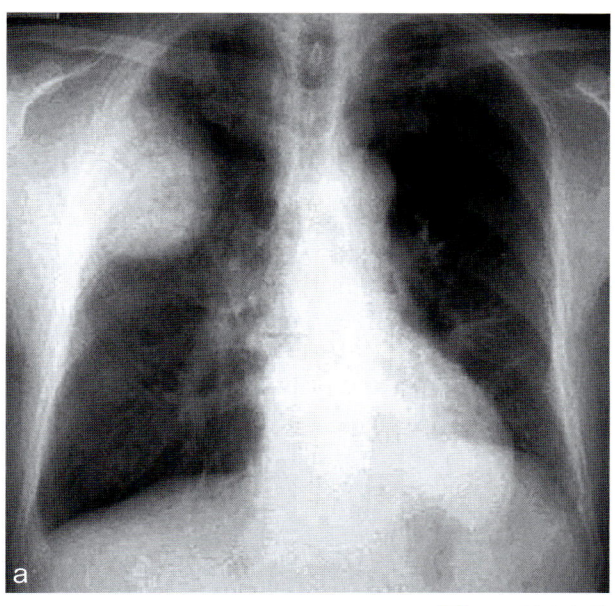

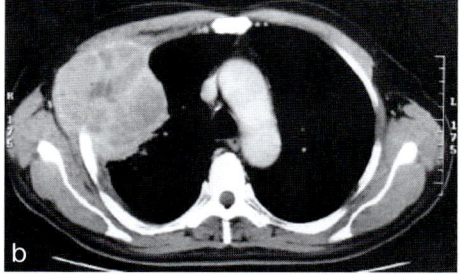

図 13. 肺大細胞癌
a：胸部X線写真。右上肺野に比較的境界鮮明で大型の腫瘤影を認める。腫瘤は胸壁に接している。
b：胸部CT。右上葉，肺野から胸壁内に連続して浸潤し，辺縁不整，中心部に低吸収部分を伴う大型腫瘤がみられる。

4 肺小細胞癌（図 14～16）

　肺小細胞癌は肺癌全体の 10～20％ を占め，患者のほとんどが男性を占める肺未分化癌である。従来より，電子顕微鏡や免疫組織化学的検討によって，腫瘍の神経内分泌癌としての性格が明らかにされていたが，最近では，大細胞神経内分泌癌とともに，神経内分泌腫瘍群の high grade グループとして分類もなされるようになってきている。他の組織型の肺癌と同様に，喫煙が本腫瘍の発癌のリスクを助長しているが，組織型別の検討により，小細胞癌では，扁平上皮癌に次いでその影響が大きいことが報告されている。

　一般に，肺の中枢気道に発生し，気管支壁内，粘膜下を長軸方向に発育進展するが，肺野末梢発生の症例もみられる。進行がきわめて早いため，発見時には肺門縦隔リンパ節の転移による腫大や，脳，骨，肝臓など胸郭外の遠隔転移を伴っていることが多い。

　したがって，胸部 X 線写真では，中枢発生症例では縦隔肺門陰影に重なって，異常影の発見が遅延することがある。また，原発巣よりも縦隔，肺門部リンパ節の巨大な腫脹，転移巣で発見されることも多く，造影 CT 検査などで，原発巣，腫大リンパ節などの詳細な解析や，腫瘍の隣接組織への浸潤の解析が必要となる。

　また，肺野末梢発生の症例では，腫瘍が腫瘍細胞密度の濃い癌胞巣を形成して浸潤発育するため，高濃度の肺野結節影，肺野腫瘤影として発見される。圧排性の発育を呈することが多いため，肺野の脈管の腫瘍への引き込みの程度は軽度である。

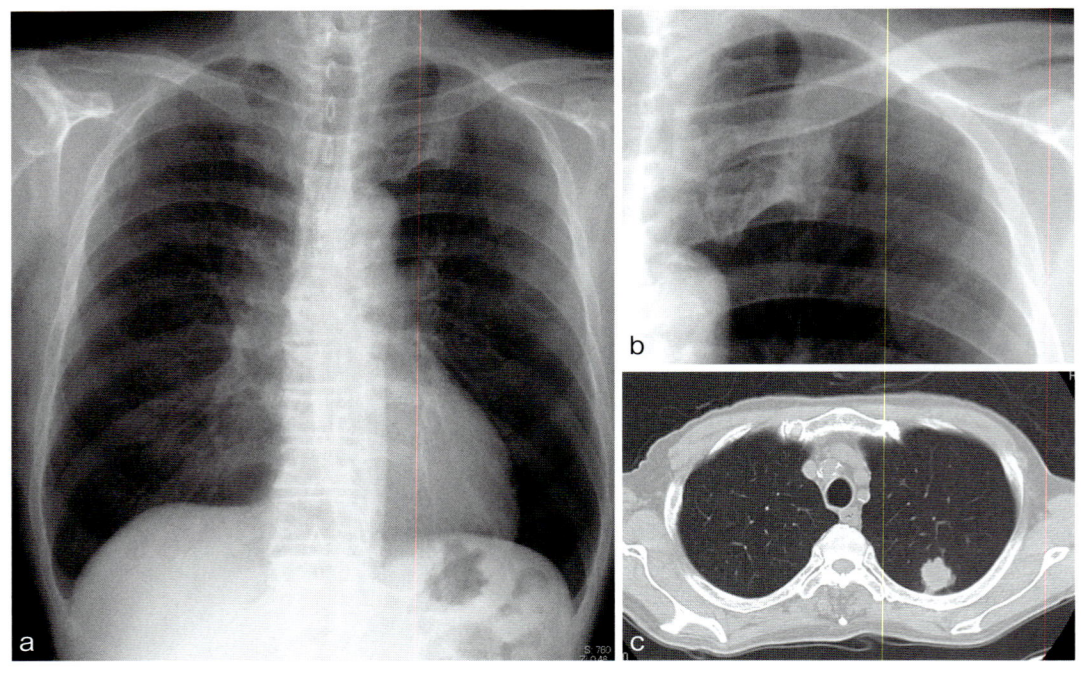

図 14． 肺小細胞癌
a：胸部 X 線写真。左上肺野に，不鮮明であるが，小型結節を認める。
b：胸部 X 線写真（拡大図）。小型で肋骨に重なる陰影であり，見落としやすい。
c：胸部 CT。濃度均一で辺縁不整の結節が胸膜直下にみられ，胸膜の陥入を伴っている。

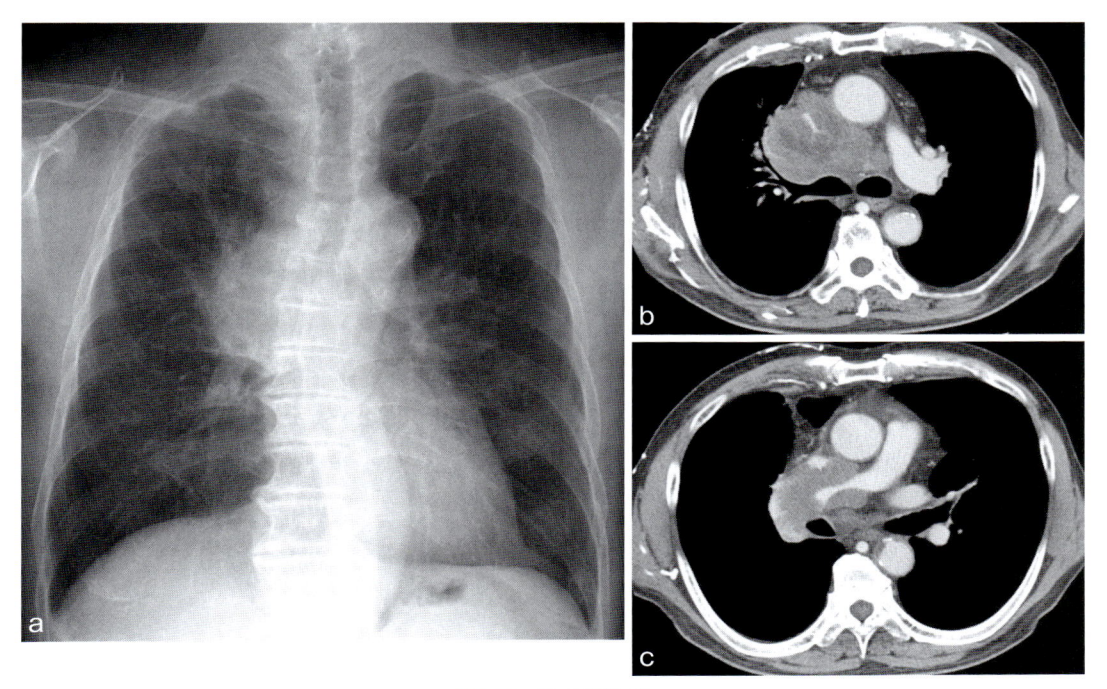

図 15. 肺小細胞癌
a：胸部X線写真。右上肺野に淡い腫瘤影および右肺門部のリンパ節の腫脹を認める。
b, c：胸部CT。右上縦隔を中心に，縦隔リンパ節の巨大な腫脹がみられ，腫瘍による上大静脈，右肺動脈主幹の狭窄がみられる。

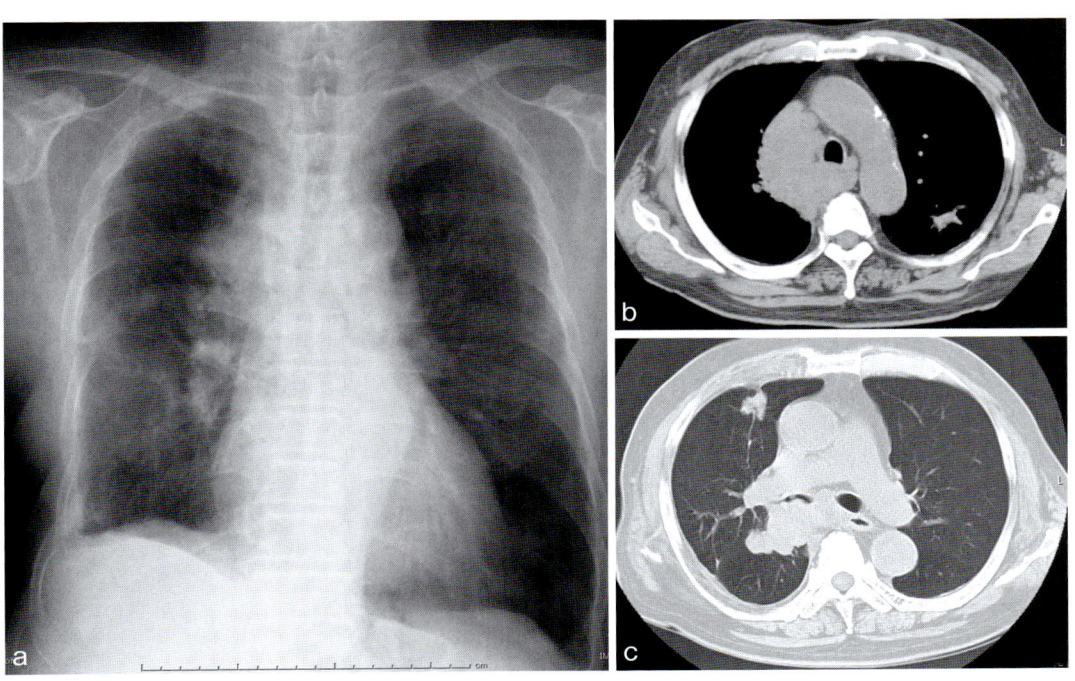

図 16. 肺小細胞癌
右肺門部に重なる小型の腫瘤影および上縦隔，分岐下，右肺門部の著明なリンパ節腫脹，右中間気管支幹の狭窄を認める。肺野の腫瘤影は小型で，肺門部と重なり，さらに周囲には肺野の炎症による浸潤影を伴っており，胸部X線写真では腫瘍の同定が困難で，比較読影が必要である。

5 転移性肺腫瘍（図17～19）

　肺は循環する血液のフィルターの役割を担っているため，他臓器からの転移が多くみられる臓器であり，癌により死亡した患者の20～50％に肺転移が認められると報告されている。

　臨床的には，多くの肺転移は無症候性であり，胸部X線あるいはCT検査にて発見される。

　画像上の特徴は，多発性，両側性の肺野結節影で，辺縁は比較的シャープであり，経過をみれば，速やかに増大することが多い。結節の大きさは，粟粒大からいわゆるキャノンボールサイズと呼ばれる大型のものまでさまざまで，換気血流比の関係から，下葉のlower divisionに多く発見される。

　特に単発性の結節を認めた場合は，原発性肺癌との鑑別が問題となるが，画像のみではなく，病理学的な検索が必須となる。また，このような結節が発見された場合は，悪性疾患の既往，皮膚軟部腫瘍切除の既往など，患者の病歴を詳細に聴取することも必要である。

　転移した肺腫瘍の，一部石灰化，空洞，囊胞形成なども報告されており，肺結核腫，肺真菌症などの感染症や肺良性腫瘍など，良性肺疾患との鑑別も問題となるが，これらの鑑別にはPET-CTなども有効な画像診断ツールになるものと思われる。

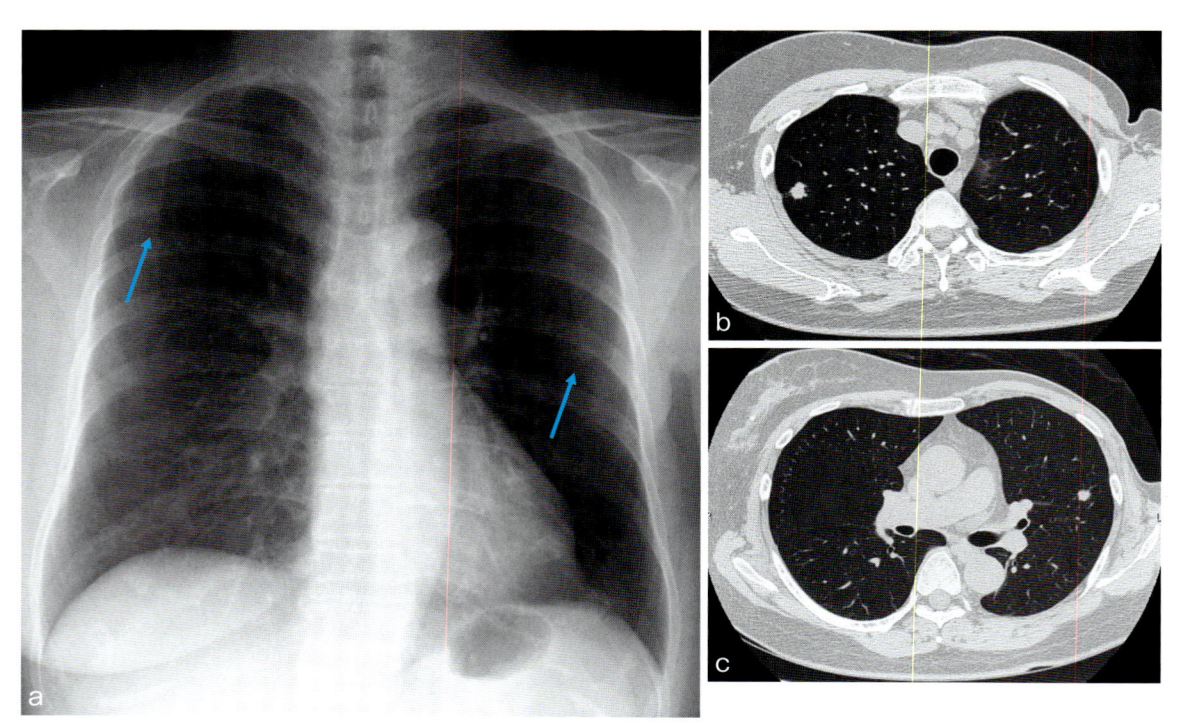

図17．転移性肺腫瘍（乳癌）
a：胸部X線写真。左乳房切除後である。右上肺野，左中肺野に，やや不鮮明な小型の結節を認める。左側の腫瘍は小型結節であるため，見落としやすい。
b, c：胸部CT。右上葉胸膜直下に濃度が均一で，腫瘤辺縁の毛羽立ちを呈する結節がみられ，胸膜の陥入もみられた。
胸部X腺写真でも手術の既往が明らかであるが，乳癌の既往があるため，転移性肺腫瘍が最も疑われた。

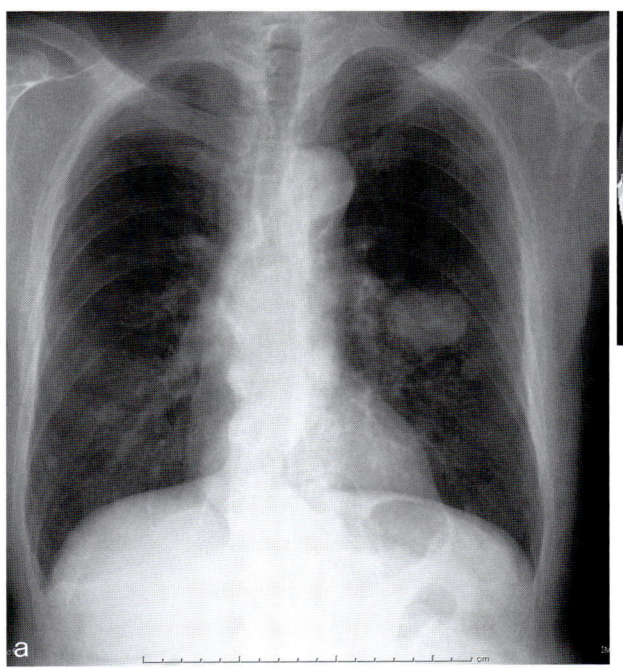

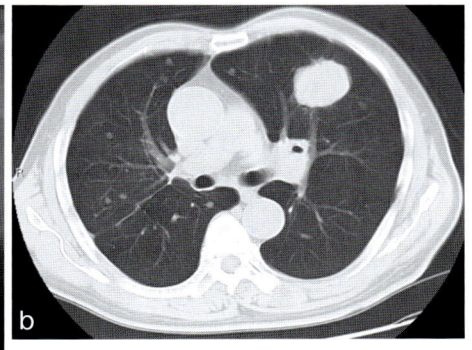

図 18. 転移性肺腫瘍（腎細胞癌）

a：胸部X線写真。両側肺野に，鮮明な，小型から大型までさまざまなサイズの多発肺結節を認める。小型の陰影も鮮明であるため多発性の肺結節との診断は容易である。

b：胸部CT。両側肺野に濃度が比較的均一で，辺縁シャープな結節が下肺野優位にみられ，大型結節でも胸膜の陥入はみられない。腎細胞癌の既往があったため，腎癌肺転移が最も疑われた。

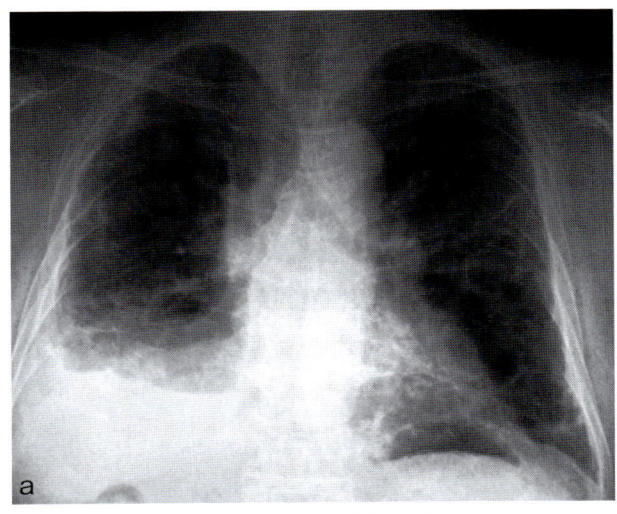

図 19. 転移性肺腫瘍（肺癌）

a：胸部X線写真。両側肺野に，小型多発性の囊胞様陰影および肺内結節を他数認める。結節および囊胞様陰影は両側肺野に広く分布している。

b, c：胸部CT。両側肺野に，粟粒大の結節および，さまざまな大きさの空洞を伴う小結節および囊胞様陰影がみられ，囊胞様陰影も薄壁空洞型の肺内転移巣と考えられた。

肺癌の既往があり，肺癌の肺内再発と診断された。

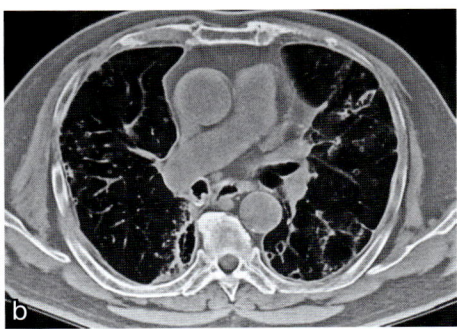

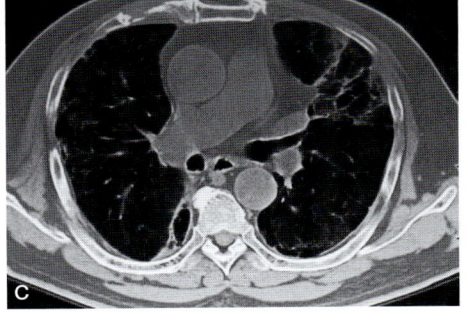

附 良性転移性平滑筋腫（図 20）

　良性転移性平滑筋腫は，良性の子宮平滑筋腫にもかかわらず肺転移をきたすきわめて稀な腫瘍である。良性転移性平滑筋腫は子宮筋腫に随伴した肺の多発性平滑筋腫で，疾患の定義・解釈はいまだ混乱があるのが現状である。①「子宮を原発とする，低悪性度の平滑筋肉腫の肺転移」とする説，②「単に良性子宮筋腫の肺転移」とする説，③ほかに成因としては「多源説」を主張する説，などがある。画像的には両肺に辺縁明瞭な小〜大結節陰影が多発するが，他の転移性肺腫瘍と鑑別することは困難である。基本的に気管支の関与はない。ときに有茎性のため，肺外病変のようにみえる場合がある。

6 肺悪性リンパ腫（図 21）

　肺，縦隔には二次性も含め，多くのタイプの悪性リンパ腫がみられるが，肺および肺門リンパ節に限局し，それ以外の部位に病変を認めないものを肺原発悪性リンパ腫と呼ぶ。Mucosa-associated lymphoid tissue type（MALT）は低悪性度の節外性 B 細胞リンパ腫であり，一般的に進行が緩徐である。肺原発の悪性リンパ腫の 70〜80％を占める。CT 所見は非特異的であるが，単発ないし多発の結節，腫瘤，浸潤影を示すことが多い。主として気管支血管に沿って分布する。腫瘍が柔らかく既存の構造を破壊することは少ない。その結果，angiogram sign（浸潤影内に造影で血管が描出される），air bronchogram がみられることが多い。ときに halo sign（周囲にすりガラス陰影を伴う）もみられる。

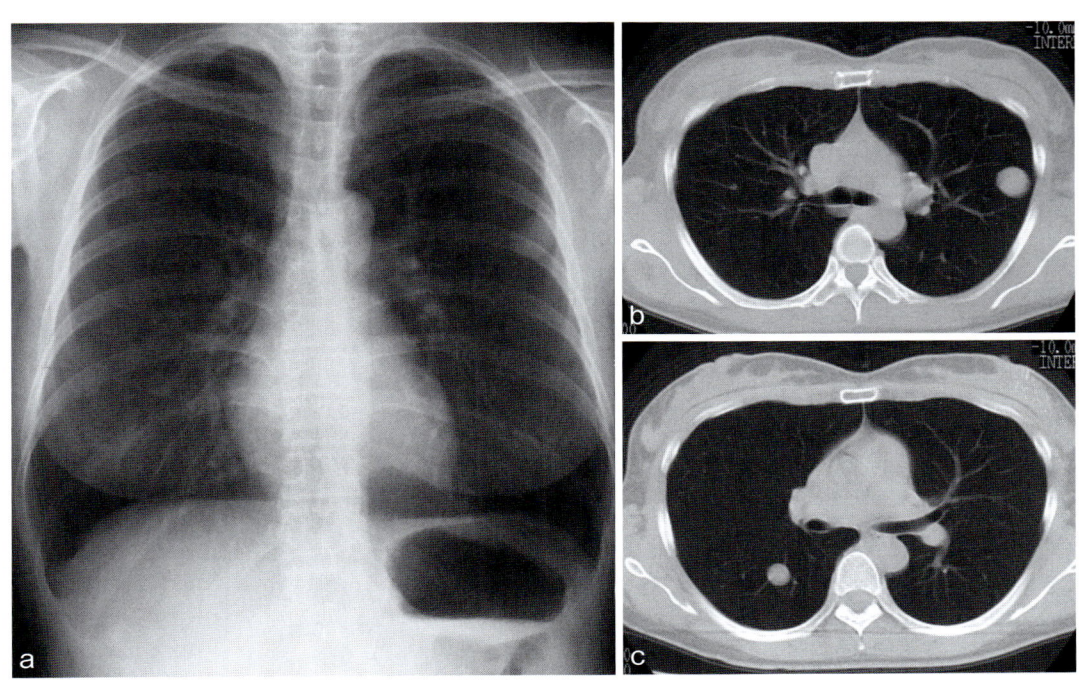

図 20. 転移性平滑筋腫（40 歳代，女性）
　a：胸部X線写真。右下肺野と左中肺野におのおの直径1 cmと2 cm大の辺縁明瞭な結節陰影を認める。
　b, c：胸部CT。さまざまなサイズのきわめて辺縁が明瞭な円形の結節陰影が両肺に散在性に存在する。気管支の関与ははっきりしない。胸腔鏡下生検（VATS）で転移性平滑筋腫と診断された。

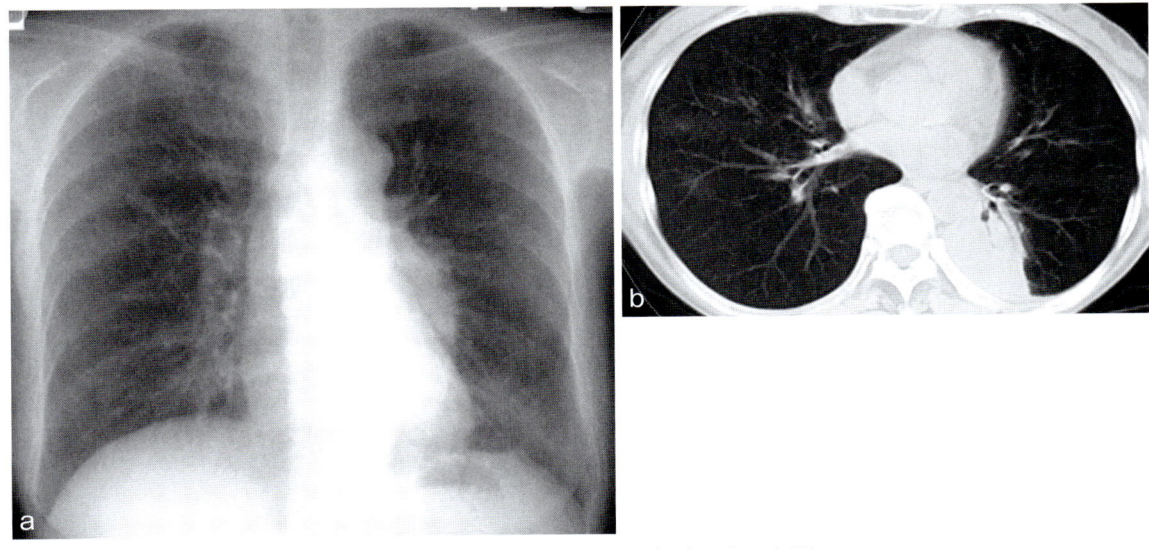

図 21. 肺悪性リンパ腫（MALT）（64 歳，女性）
　a：胸部X線写真。左肺門付近に比較的辺縁が明瞭な浸潤陰影が心陰影とシルエットアウトせず存在する。
　b：胸部CT。左 S^6 領域に一部 air bronchogram を伴ったコンソリデーションを認める。気管支鏡下肺生検で，MALT と診断された。

2. 肺良性疾患

1 肺過誤腫（図 22，23）

　肺良性腫瘍で最も頻度が高い腫瘍である。病理組織学的には新生物ではなく，肺を構成する組織の成分が異常な混合を呈する組織奇形と考えられている。軟骨成分を主体とするが，平滑筋や脂肪組織などが混在する。多くは末梢の肺実質内に発生するが，中枢の気道内に発生することもある。

　中年以降の男性に多く，無症状で胸部異常陰影によって発見されることが多い。肺野末梢の類円形で境界明瞭な結節陰影で内部は均一であるが，胸部 CT ではときに内部に特徴的なポップコーン状の石灰化を認める。発育はきわめて緩徐であり，経時的な変化を認めることは少ないが，急速に増大することもある。単発の発生がほとんどであるが，多発例の報告もある。

　術前の確定診断は困難であり，切除手術による標本で確定診断される。周囲肺実質との結び付きが疎であるため，肺実質を腫瘍とともに切除することなく核出術により過誤腫のみの摘出が可能である。

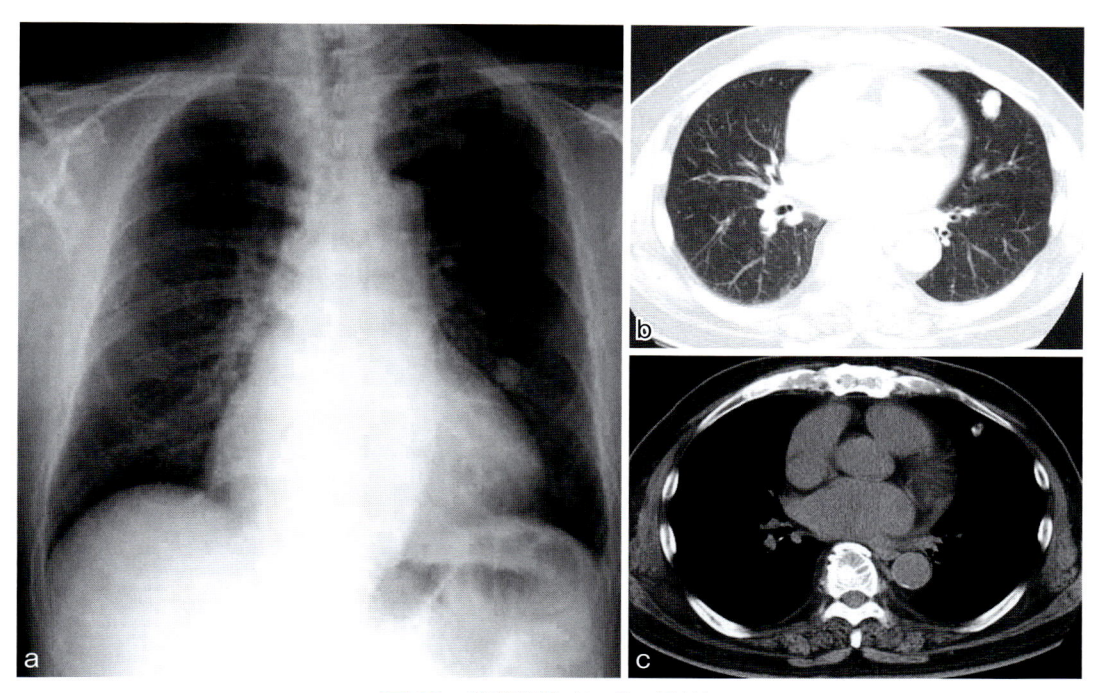

図 22. 肺過誤腫（67 歳，男性）
a：胸部 X 線写真。左中肺野で心陰影左縁に接して淡い円形の陰影を認める。
b：胸部 CT。辺縁明瞭で内部均一な類円形陰影である。
c：縦隔条件単純 CT。内部に小石灰化巣が認められる。肺野末梢の過誤腫であった。

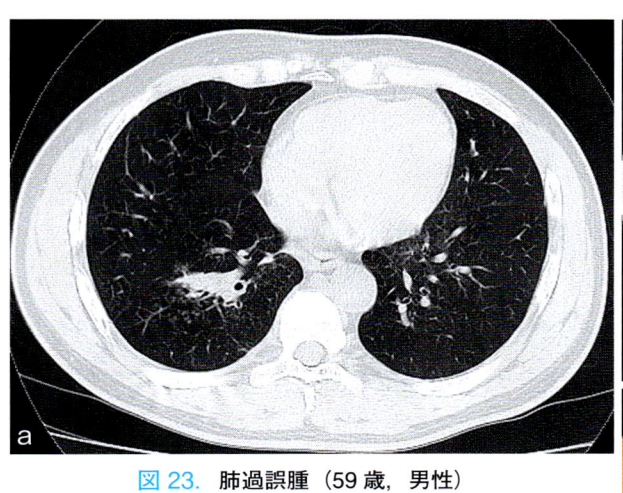

図 23. 肺過誤腫（59 歳，男性）
a：胸部 CT。感冒様症状で発症。CT にて末梢の肺炎像を認めた。
b：胸部 CT。抗菌薬投与にて症状改善し，CT 上も肺炎像は消失したが，末梢気管支内に腫瘤陰影を認めた。
c：内視鏡所見。気管支鏡検査にて右 B^{10} 入口部にポリポイドの腫瘤を認め，生検で過誤腫であった。内視鏡的に切除された。

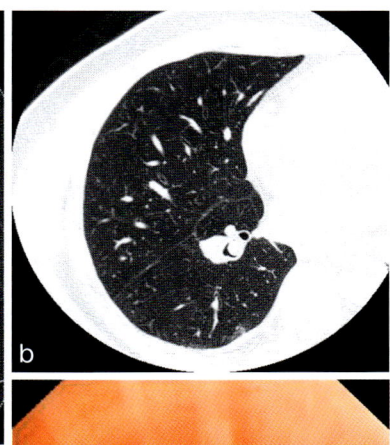

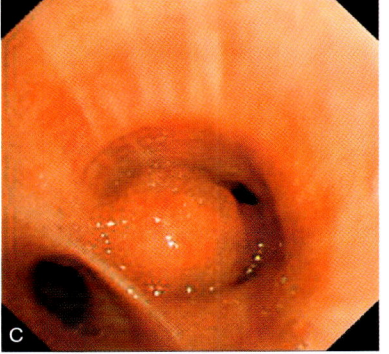

2 肺硬化性血管腫（図 24）

　Katzenstein らにより分類された4種類の組織パターン，すなわち充実性(solid)，乳頭状(papillary)，硬化性(sclerotic)，出血性(hemorrhagic)パターンがあり，充実性が主体であるが，その他のものもさまざまな比率で混じることが特徴とされる上皮性肺腫瘍である。以前は血管内皮細胞由来と考えられていたが，現在は細気管支もしくはII型肺胞上皮細胞由来であるとされ，「血管腫」という疾患名は厳密には誤りである。

　中年女性に好発し（約80％），多くが無症状で，検診などで偶然発見されることが多い。自覚症状を呈するものは少ないが，そのうちでは血痰が最多である。胸部X線写真では単発性円形陰影を呈することが多い。胸部CTでも境界明瞭な内部均一な結節をみることが多いが，辺縁不整のものや，内部不均一のものも報告されている。画像から鑑別すべき疾患は，①良性腫瘍：過誤腫，カルチノイドなど，②悪性腫瘍：転移性肺癌，原発性肺癌，③感染症：肺真菌症，結核腫などが挙げられる。経気管支肺生検や針生検で診断確定に至ることは少なく，外科的切除により診断されることが多い。

3 炎症性筋線維芽細胞性腫瘍（図 25）

　従来，炎症性偽腫瘍(inflammatory pseudotumor)，形質細胞性肉芽腫(plasma cell granuloma)などと呼ばれていた疾患は，筋線維芽細胞が主な構成細胞であるため，近年，炎症性筋線維芽細胞性腫瘍(inflammatory myofibroblastic tumor；IMT)と呼ばれている。IMT は，主として，筋線維芽細胞の特徴を示す紡錘形細胞の増殖からなり，リンパ球や形質細胞を主とする炎症細胞浸潤が特徴的である。画像上，病変は分葉傾向を示す充実性の腫瘤として描出されることが多いが，内部が不均一な場合や石灰化を伴う場合もあり，特異的なものはない。チロシンキナーゼ受容体蛋白の1つである ALK が IMT において異常発現することが報告されている。

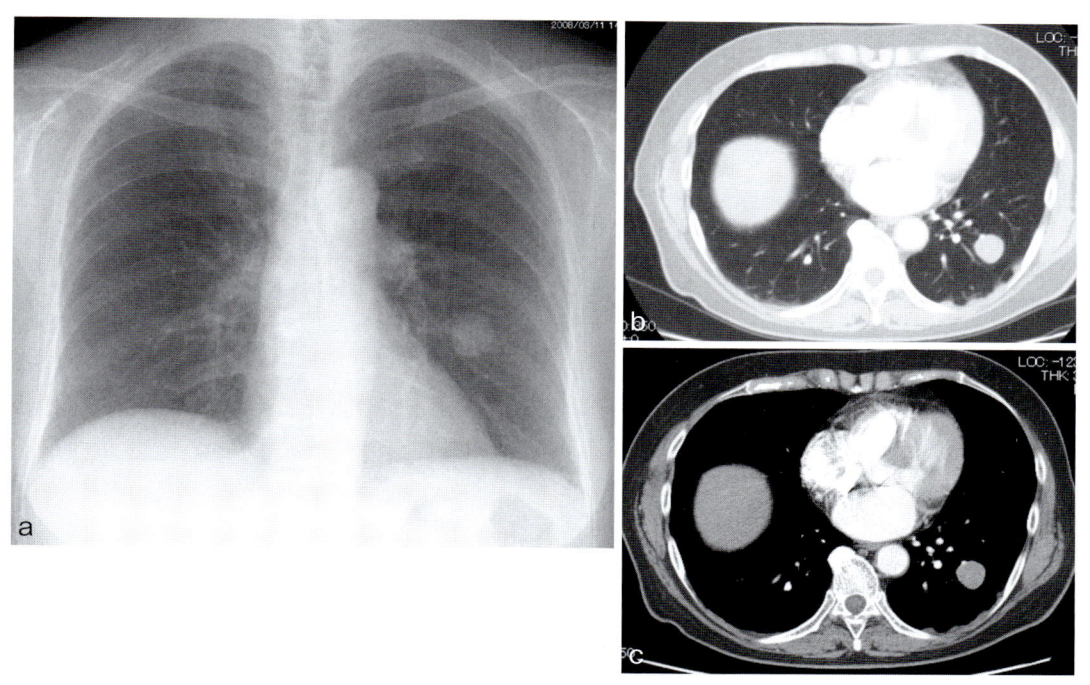

図 24. 肺硬化性血管腫（66 歳，非喫煙者の女性，無症状）

a：胸部X線写真。左中から下肺野にかけて直径 20 mm 大の辺縁明瞭な結節陰影を認める。
b：胸部CT。左 S^9 に表面の一部が造影される辺縁明瞭，内部均一な結節が確認できる。胸膜陥入，スピキュラの形成はない。なお，腫瘍マーカーは CEA，SCC，NSE いずれも正常範囲内であった。

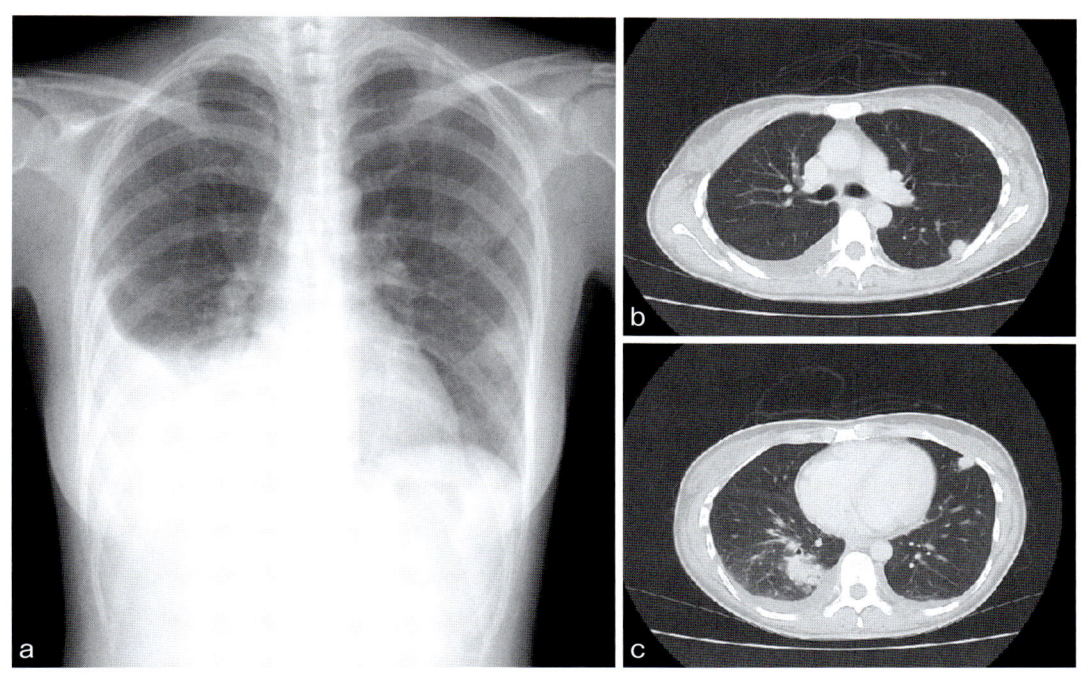

図 25. 炎症性筋線維芽細胞性腫瘍（50 歳代，女性）

a：胸部X線写真。右胸水と左下肺野に直径 1.5 cm 大の辺縁が一部不明瞭な結節影を認める。
b,c：胸部CT。右胸水と両肺の胸膜直下に辺縁が不明瞭な直径 1 cm から 3 cm 大の結節陰影を認める。気管支の関与は乏しい。右下葉に一部気管支血管束の肥厚所見がある。

3. 縦隔疾患

　縦隔に発生する腫瘍をひとまとめにして縦隔腫瘍と総称する。しかし通常，気管，気管支や食道など，縦隔の臓器に発生した腫瘍は除外している。縦隔腫瘍は，胸部X線写真上，両肺の間の中央陰影に接して，肺野側に突出する半球状の腫瘤陰影として認められ，典型的な症例では，胸膜外サイン（extrapleural sign）を呈する。腫瘍の辺縁が整であるものは良性腫瘍で，胸膜で被包化されている可能性が高い。縦隔腫瘍はその発生母地によりさまざまな組織型がみられるが，上縦隔，前縦隔，中縦隔，後縦隔と分類される縦隔の解剖学的な部位によって，各組織型の腫瘍の発生する好発部位が異なり，腫瘍の縦隔内での発生部位を同定することが重要である。

1　胸腺腫（図26，27）

　胸腺腫は胸腺由来の上皮性腫瘍で上皮細胞とリンパ球が混在した多様な形態をとり，病理組織学的な悪性度と臨床的悪性度が一致せず病理学的に良性であっても浸潤・転移をきたすこともあり，潜在的悪性腫瘍と考えられている。正岡による臨床病期分類は胸腺腫の予後を十分に反映したもので治療方針決定に有用である。World Health Organization（WHO）による病理組織分類では type A, type AB, type B1 の予後は比較的良好であるのに対して，type B2, type B3 および胸腺癌の予後は不良である。また胸腺腫には重症筋無力症，赤芽球癆などの自己免疫疾患を合併する場合がある。

　胸部X線写真で縦隔から張り出す異常陰影として認められ，胸部CTにて胸骨裏面の前縦隔に腫瘤状陰影として認められる。腫瘤は辺縁明瞭，内部均一なものから，辺縁が不明瞭で周囲組織に浸潤性に発育しているものまで幅広い。腫瘤内部に囊胞性変化や石灰化がみられることもある。胸膜播種や胸水貯留を呈する場合は予後不良である。左側では胸部大動脈の蛇行，右側では右鎖骨下動脈の蛇行が縦隔から張り出す異常陰影と認識されることがあるので注意を要する。無症状で前縦隔の内部均一な腫瘤陰影を認めた場合，頻度のうえからも胸腺腫を考えてよい。腫瘤が大きな場合や周囲に浸潤性に発育している場合には，胸部圧迫感，胸痛，咳嗽などの症状を呈することもある。

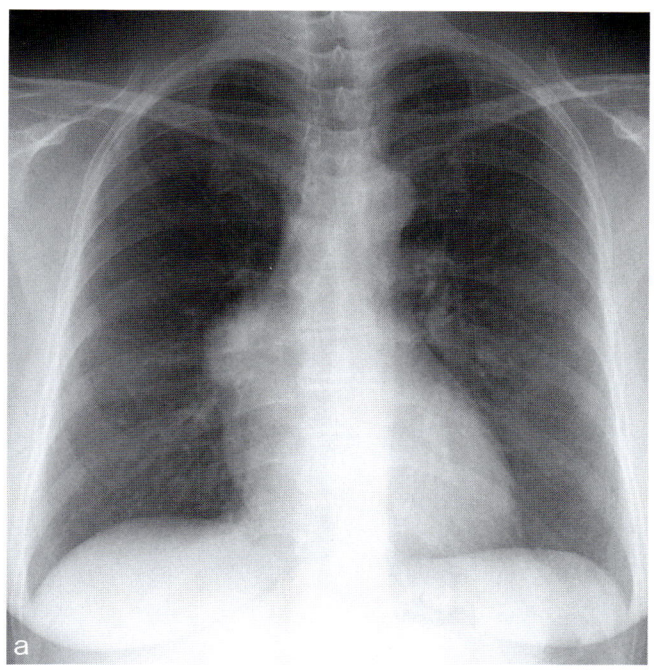

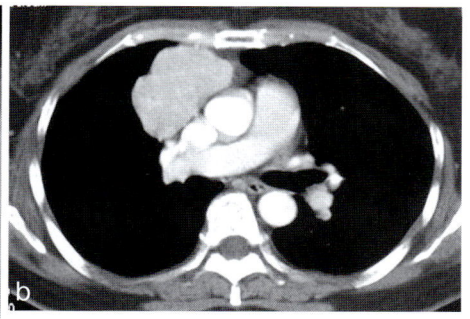

図 26. 胸腺腫（正岡分類 I 期）

a：胸部X線写真。心右縁に接して肺野に向かって突出する腫瘤陰影を認める。シルエットサイン陽性で前縦隔腫瘍が疑われる。
b：胸部造影CT。胸骨背面で上行大動脈，上大静脈前方の前縦隔に辺縁不整で内部均一な腫瘤性病変を認める。心大血管，前胸壁との境界は明瞭で低CT値の領域が介在しており，浸潤性の発育はないと思われる。正岡分類I期の胸腺腫であった。

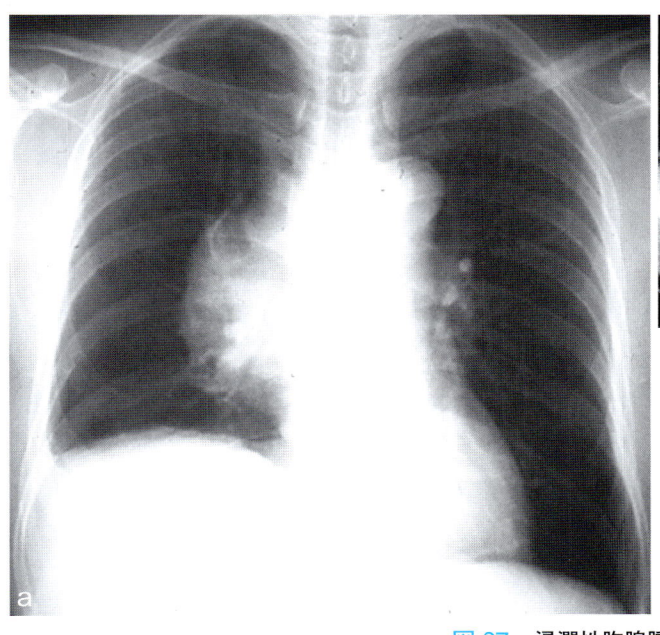

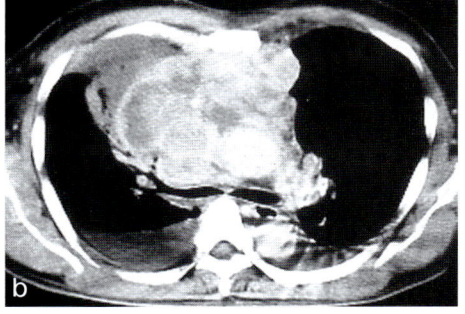

図 27. 浸潤性胸腺腫

a：胸部X線写真。右肺門部に腫瘤性陰影を認め，心右縁は不明瞭である。右横隔膜は挙上し，右肋骨横隔膜角は鈍で胸水貯留が疑われる。
b：胸部造影CT。辺縁不整で内部は不均一，一部に石灰化を認める大きな腫瘤は気管分岐部を圧排し，心大血管との境界は不明瞭で浸潤性に発育していると思われる。右側の無気肺や背側に胸水貯留も認め，浸潤性胸腺腫と考えられる。胸水貯留は胸膜播種による可能性が高い。右横隔膜の挙上は縦隔浸潤による横隔神経麻痺が考えられる。

2　奇形腫（図28，29）

　縦隔発生の胚細胞性腫瘍は広く奇形腫と呼ばれるが，良性の成熟奇形腫と悪性胚細胞性腫瘍に分けられ，両者は疾患として大きく異なる。一般的に縦隔の奇形腫とは良性の成熟奇形腫のことであり，前縦隔に好発し，無症状で被膜に覆われた辺縁明瞭な縦隔の腫瘤陰影として発見される。病理組織学的に三胚葉成分を腫瘍内に含んでいるために，胸部CT上腫瘍内部は不均一，モザイク状で，歯牙，軟骨，毛髪などが証明されることがあり，胸部CT検査により診断されることも多い。また一部に嚢胞を形成する場合もあり，内部構造が低CT値をとることから診断の糸口となる。稀に腫瘍が肺に穿破して毛髪などの内容物を喀出することがある。

　悪性胚細胞性腫瘍は若年男性の発生がほとんどで，悪性度が高く，急速に成長，増大して周囲臓器を圧迫，浸潤することにより胸痛，咳嗽，呼吸困難などの重篤な臨床症状をきたして発見されることが多い。胸部X線写真，胸部CT所見では前縦隔の充実性腫瘍で周囲臓器に浸潤性に発育し，横隔神経麻痺による横隔膜拳上や胸水，心嚢水の貯留がみられることも少なくない。腫瘍が大きく呼吸困難が高度な場合は仰臥位が取れないこともある。病理組織学的には精上皮腫(seminoma)と非精上皮腫(non-seminoma)に分類され，非精上皮腫ではα-fetoprotein(AFP)，human chorionic gonadotropin-β(HCG-β)，CEAなどの血中腫瘍マーカーが異常高値を呈する場合が多い。精上皮腫では放射線療法，化学療法が奏効するが，非精上皮腫では化学療法が奏効して縮小し，周囲臓器を合併切除する拡大手術に至る症例があるものの予後は不良である。

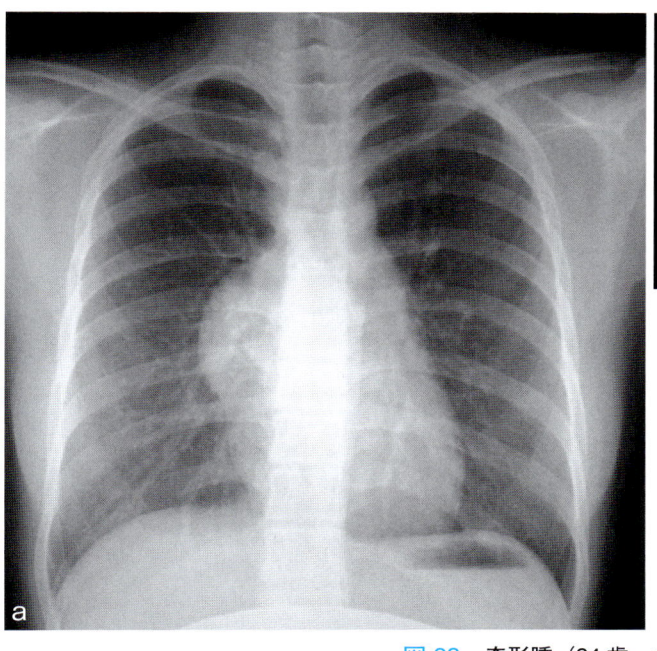

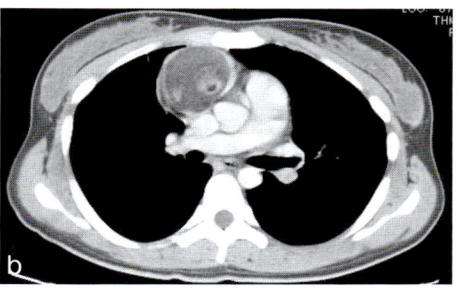

図 28. 奇形腫（24 歳，女性）

a：胸部X線写真。右肺門部，中央陰影に接して，シルエットサイン陽性の，肺野側に突出する半球状の腫瘤影が認められる。辺縁は整で，圧排性の進展がみられる。
b：胸部CT。心陰影に接して，辺縁整の，被包化された腫瘍が前縦隔にみられる。腫瘍内部の濃度は低濃度で囊腫状であり，内部で層状構造を示している。

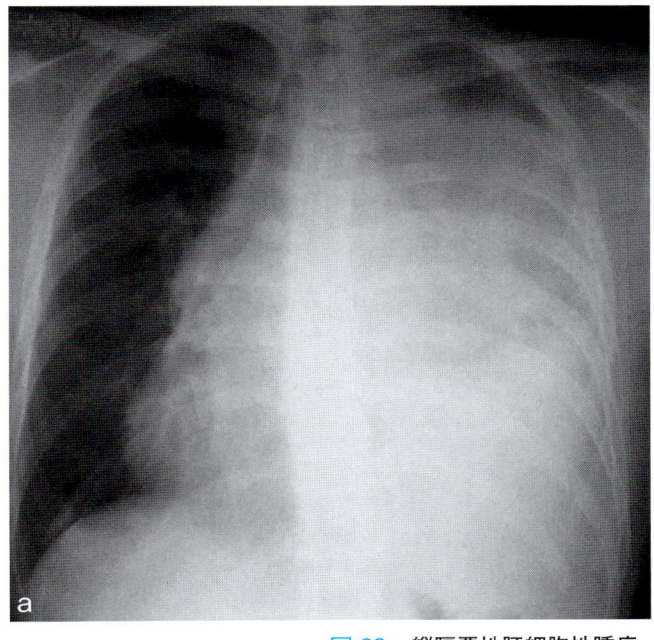

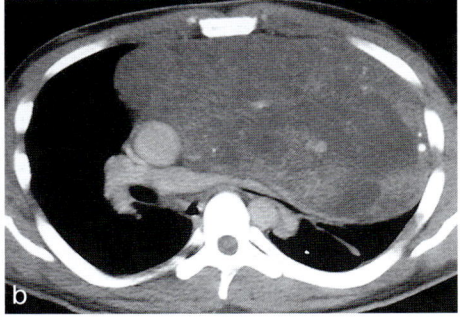

図 29. 縦隔悪性胚細胞性腫瘍（26 歳，男性）

a：胸部X線写真。左胸腔全体を占める大きな病変で，心，気管など縦隔の右方偏位が著しい。
b：胸部CT。肺動脈，上行大動脈は圧排偏位し，左主気管支はスリット上に圧排狭窄している。患者は仰臥位が困難で，CT検査中にすぐに呼吸困難を訴えた。仰臥位が困難な場合は側臥位や腹臥位でのCT撮影が必要である。

3　神経原性腫瘍（図 30〜32）

　神経鞘腫などの神経原性腫瘍は肋間神経，交感神経などから発生するため，後縦隔に好発する。しかし迷走神経や横隔神経発生の腫瘍では，後縦隔ではなく，それぞれの神経の走行部位で，中縦隔などにも発生するものがみられる。胸部 X 線写真上は，多くの症例で傍脊椎部位に胸膜外サイン陽性の半球状腫瘤影として認識されるが，胸壁に移行する部位や胸壁にも，肋間神経発生の神経鞘腫がみられることもある。傍脊椎部位に発生した神経鞘腫は，神経根に沿って増大すると考えられているが，腫瘍の存在部位から，①神経根から発生し硬膜内のみに発育するタイプ，②硬膜内外に発育するタイプ（ダンベル型），③硬膜外のみに発育するタイプがある。特にダンベル型神経鞘腫は，硬膜内外，脊柱管内外，神経根管内外，脊柱内外など，鉄亜鈴様に 2 カ所以上の解剖局在にまたがって存在する腫瘍である。硬膜貫通部位と椎間孔では腫瘍がくびれて鉄亜鈴型，あるいは砂時計型になるため，この名称がある。ダンベル型神経鞘腫は，Eden により 4 型に分類されている。1 型：intra-& extradural type，2 型：intra-& extradural and paravertebral type，3 型：extradural & paravertebral type，4 型：foraminal & paravertebral type である。腫瘍の圧排による半側脊髄圧迫症状が出現することが多い。

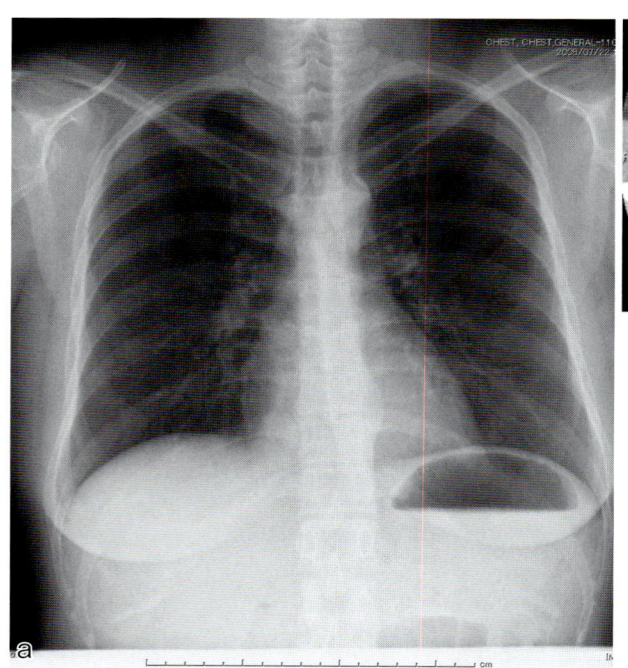

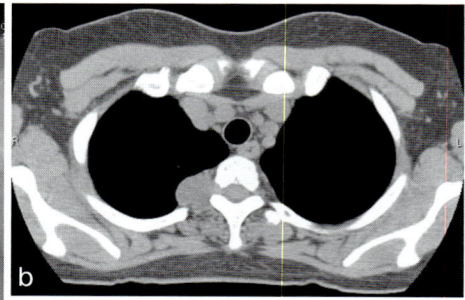

図 30. 神経鞘腫（40 歳代，女性）
a：胸部 X 線写真。右上縦隔，上大静脈に接して，シルエットサイン陰性の，肺野側に突出する半球状の小型腫瘤影が認められる。辺縁は整で，濃度は均一である。
b：胸部 CT。後縦隔，胸椎に接して，辺縁整，被包化された腫瘤がみられる。胸膜外サインは陽性で，腫瘤内部の濃度は均一，内部構造の変化はみられない。

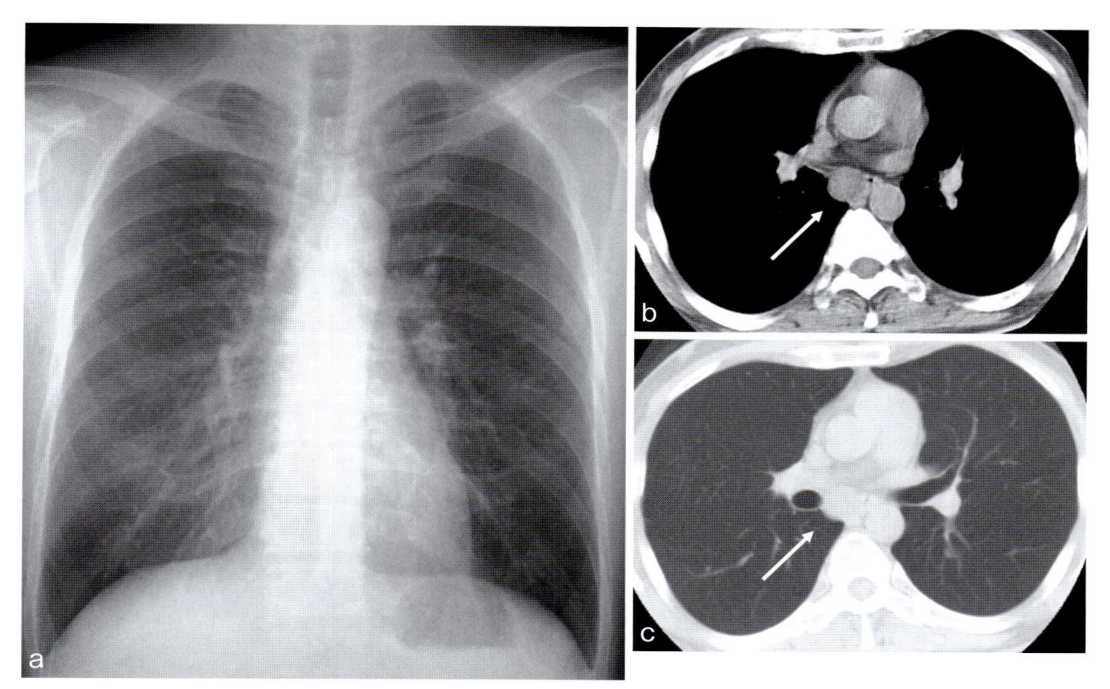

図 31. 迷走神経発生神経鞘腫（40 歳代，男性）

嚥下障害があり，胃内視鏡検査にて食道壁の圧排像を認めた。胸部 X 線写真では縦隔に腫瘤影は認めないが(a)，胸部 CT では気管分岐部やや尾側，食道に接して圧排するように，球状の縦隔腫瘤影を認める(b,c)。腫瘤の辺縁は整，内部濃度は均一である。内視鏡手術が施行され，食道壁に伴走する迷走神経発生の神経鞘腫と診断された。

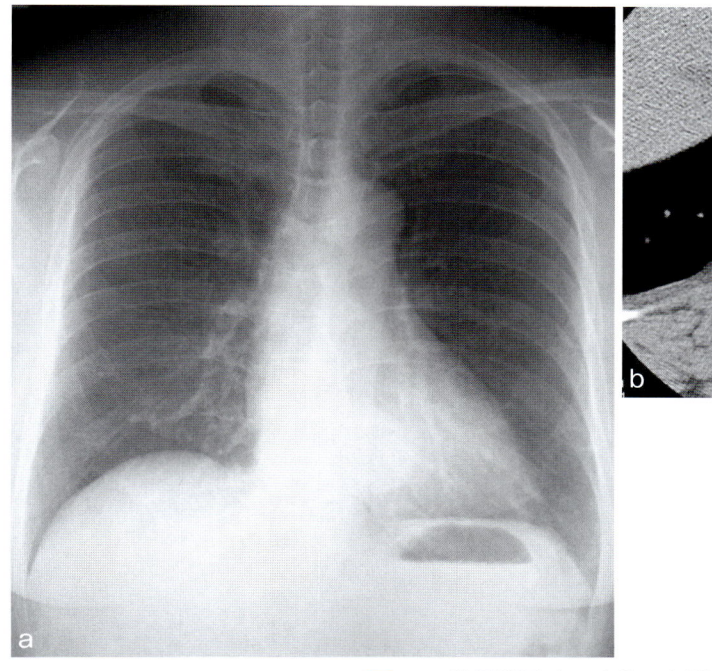

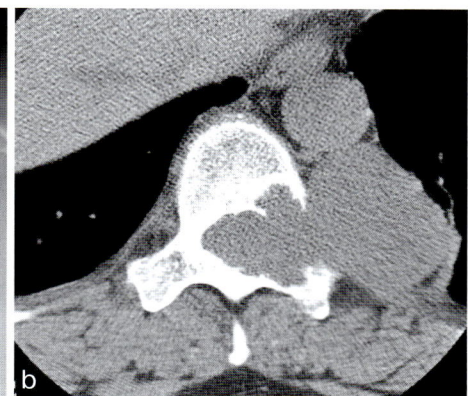

図 32. 神経鞘腫（40 歳代，女性）

a：胸部 X 線写真。心陰影裏面，胸椎に接して，シルエットサイン陰性の，肺野側に突出する半球状の腫瘤影が認められる。辺縁は整で，被包化された腫瘤影がみられる。
b：胸部 CT。後縦隔，下行大動脈と胸椎に接して，一部被包化された辺縁整の腫瘤がみられる。腫瘤内部の濃度は均一であるが，腫瘤は一部椎体および横突起を破壊し脊髄腔まで浸潤している像がみられる。ダンベル型神経鞘腫，Eden 分類 2 型と診断された。

4　気管支嚢胞（図33）

　縦隔に発生する嚢胞で比較的頻度が高い。肺と食道の発生は胎生期の前腸（foregut）を原基として腹側に気管，気管支，肺が形成され，背側で食道が形成される。この発生の過程のいずれかの段階で異常が生じて発生原基の一部が周囲組織や肺内に迷入，遺残して嚢胞を形成し気管支嚢胞となる。嚢胞内は白色ないし茶褐色で，混濁した粘液性の内容が充満し，嚢胞壁内面は気管支の構造に類似した線毛円柱上皮で覆われ，嚢胞壁には粘液腺，平滑筋，軟骨成分などがみられるが，すべての成分が確認される場合は少ない。また，食道嚢胞と気管支嚢胞は発生原基が同一であるため，病理組織学的に鑑別することが困難な場合も少なくない。

　発生部位は傍気管，気管分岐部，主気管支や葉気管支に接する肺門部，傍食道などのほか肺内発生もみられる。多くの場合は無症状で胸部異常陰影として発見されるが，胸痛，咳嗽などの症状が生ずることもあり，特に肺内気管支嚢胞では感染を繰り返したり，気道との交通による喀痰増加や発熱などの炎症所見を呈することがある。

　CT，MRI検査などで内容が液性の嚢胞と確認されれば発生部位から気管支嚢胞を疑うことは比較的容易である。治療は外科的な切除である。最近では胸腔鏡手術により低侵襲で切除可能となったが，炎症を繰り返している場合は周囲との癒着があり，摘出がやや難しい場合もある。

5　心膜嚢胞（図34）

　心膜周囲に発生する先天性嚢胞で右の心横隔膜角付近に好発する。稀に心膜炎に起因して後天性に発生することもある。心膜腔との交通がある場合は心膜憩室とされる。多くの場合は索状に心膜に連続するか孤立した嚢胞として認められる。嚢胞壁はきわめて薄く，一層の中皮細胞からなり，無色透明の漿液性内容が透見できる。CT値は水と同等で，MRIではT1強調で低信号，T2強調で高信号を呈する境界明瞭で均一な腫瘤陰影である。縦隔発生の気管支嚢胞など他の嚢胞性疾患との鑑別は必ずしも容易ではないが，切除手術は比較的容易である。小さなものは経過観察でよい。また，内容液の穿刺吸引で治療されることもある。

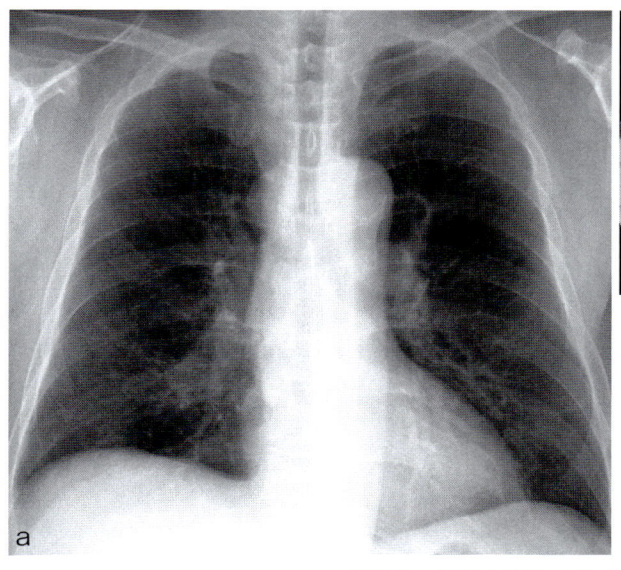

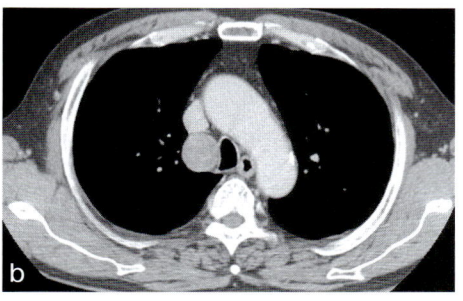

図 33. 気管支嚢胞（40 歳代，男性）

a：胸部X線写真。右上縦隔から右肺野側に突出する辺縁明瞭な半円状の陰影が認められる。気管の偏位は認めない。

b：胸部CT。気管右壁に接し上大静脈背側に辺縁明瞭で内部均一な円形の陰影を認める。CT値から内容は粘性の液状成分が考えられる。胸腔鏡手術による摘出を施行し，傍気管に位置する気管支嚢胞であった。

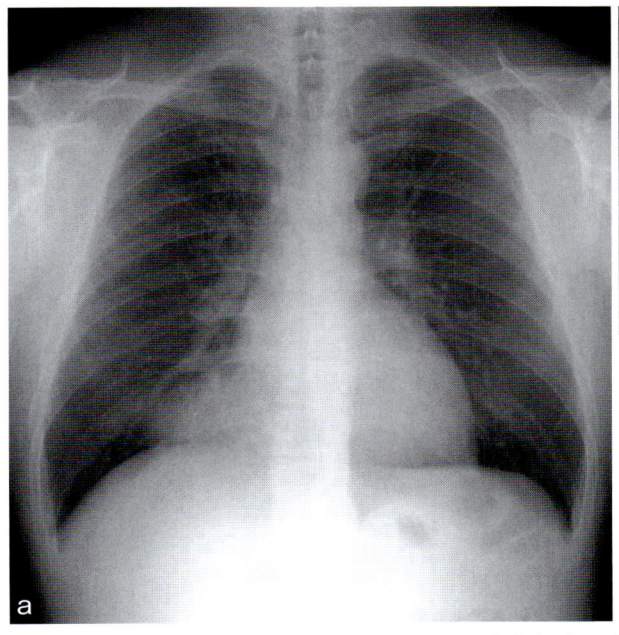

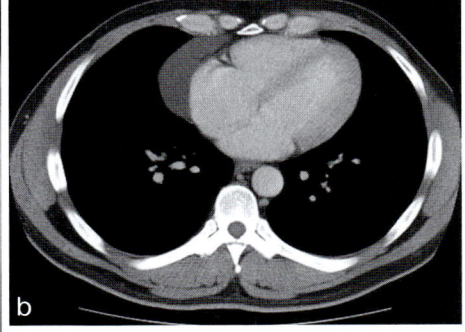

図 34. 心膜嚢胞（37 歳，男性）

a：胸部X線写真。右心横隔膜角に内部均一な腫瘤陰影を認める。

b：胸部CT。CT値が低く，水と同等で，辺縁明瞭で内部均一である。発生部位と性状から心膜嚢胞が最も疑われる。

4. 感染性肺疾患

1 肺結核腫（結核性肉芽腫）（図35）

　肺結核症は，ヒト型結核菌による肺感染症であり，自覚症が少なく，検診で発見されることが多い。肺結核症の胸部X線像は多彩であり，鑑別すべき疾患も多い。一般には，浸潤性陰影，結節性陰影，空洞性陰影，散布性陰影主体，と4型に分けることができるが，肺癌との鑑別が問題になるものは，結節影が主体となる病変である。

　肺結核腫は，肺結核症の境界明瞭な被包乾酪巣からなる線維増殖性病変である。乾酪巣の水分は吸収され，一部石灰化することが多い。

　好発部位は，肺結核症の好発部位と同様であるが，肺尖部，S^6など肺のupper divisionで，二次性肺結核の好発部位である。腫病巣周囲には散布巣がみられることが多い。

　肺結核腫は，胸部X線写真上，多くは2cm以下の，小型で境界明瞭な結節影としてみられる。

　原発性肺癌との鑑別点として，病巣内の良性石灰化パターンの存在，病巣周囲の散布巣の存在，腫瘍内部の空洞形成などが挙げられている。空洞形成がみられる時には，空洞壁は一般に，比較的薄いことが特徴である。また，上に挙げたような特徴を伴わない病巣も存在することを念頭に胸部X線写真を読影する必要がある。

2 非結核性抗酸菌症（図36）

　肺の非結核性抗酸菌（non-tuberculous mycobacteria；NTM）症はわが国ではMycobacterium avium complex（MAC）症が80％，Mycobacterium kansasii症が10％で，残りの10％がその他のNTM症である。陳旧性肺結核，塵肺症などに合併する場合は上葉を中心とした空洞性病変をきたすことが多いが，基礎疾患のない中高年の女性の例では，右中葉，左舌区に多発性の微小結節の集簇と気管支拡張像が認められる。

　診断基準には臨床的基準としての画像所見と細菌学的基準として菌の同定が求められている。無症状で陰影の変化がなく，無治療で経過観察される症例も少なくない。

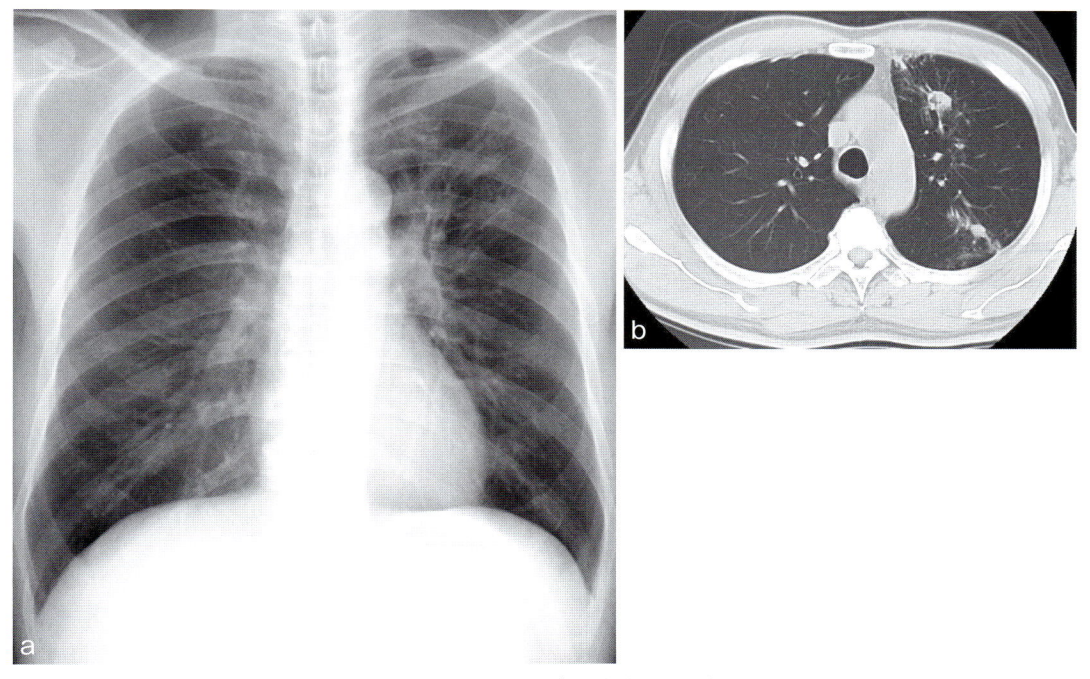

図 35. 肺結核腫（60 歳代，男性）

a：胸部X線写真。左上肺野から肺門部に重なる小型の腫瘤状の，散布影および浸潤影を認める。
b：胸部CT。肺野の腫瘤影は小型で，周囲に散布状陰影，浸潤影を伴っており，多中心性である。

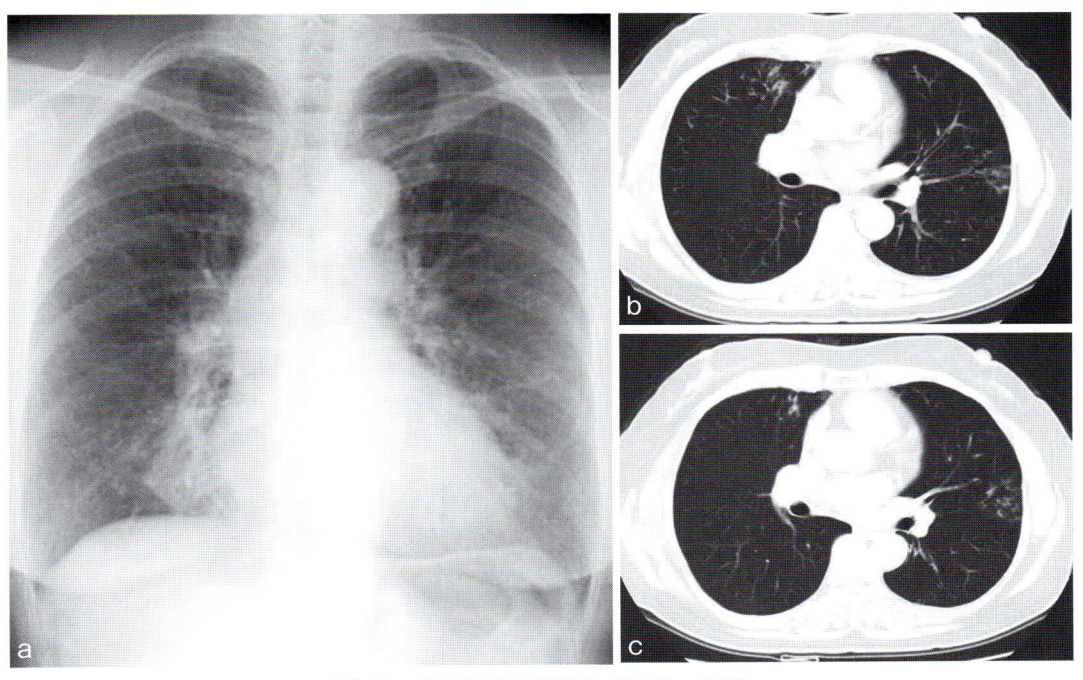

図 36. 非結核性抗酸菌症（52 歳，女性）

a：胸部X線写真。心陰影の右縁，左縁ともに不明瞭である。右中肺野に不明瞭な陰影と周囲の複数の小結節陰影が認められる。
b, c：胸部CT。右肺中葉と左肺舌区に淡い不均等な陰影と小結節影の撒布とを認める。

3　肺真菌症(図37)

　肺真菌症は，いわゆる日和見感染症の一つとして，発生頻度が上昇し，治療の対象となる症例も増加している．肺真菌症にはさまざまなものがあるが，代表的なものとしては，カンジダ症，放線菌症，アスペルギルス症，クリプトコッカス症，ノカルディア症が挙げられる．

　それらの中で，限局性肺病変を呈するため，臨床的に肺腫瘍との鑑別が問題になるのは，肺アスペルギルス症，および肺クリプトコッカス症である．

　肺アスペルギルス症は，組織侵襲型アスペルギルス症，アレルギー性気管支肺アスペルギルス症，および腫瘤を形成するアスペルギローマ(肺アスペルギルス腫)に分類される．

　このうち，アスペルギローマは，結核性残遺空洞や気腫性肺嚢胞内に菌体が侵入・増殖し，壁に定着する．腔内に遊離して存在する真菌の集塊，すなわち真菌球を形成する．

　胸部X線上は，肺野末梢に，周囲に空洞や嚢胞陰影を伴って，腫瘤状陰影が認められる．円形から楕円形の濃度均一な陰影で，体位により，その位置が容易に移動することから，診断確定の糸口となる．腫瘤の周囲の三日月型の気腔が明瞭な場合は，メニスカスサイン，エアークレッセントサインと呼ばれるが，胸部CT検査にてより明瞭となる．

　肺クリプトコッカス症は，日和見感染症ばかりではなく，健常人にも限局性肺病変がみられ，原発性肺癌，転移性肺腫瘍との鑑別が問題となる．

　胸部X線上は，濃度の濃い単発性の結節影を呈するものが多い．その一般的な特徴として，上葉に少なく下葉に多い．空洞化は稀で石灰化は少ない．肺門リンパ節の腫脹は少ないことが挙げられているが，胸部CT検査では，ときに腫瘤内部に空洞様所見がみられることがある．

4　ニューモシスティス肺炎(図38)

　真菌の一種であるpneumocystis jiroveciiによる日和見感染症である．AIDS患者以外に，悪性腫瘍患者の治療中に併発することが多い．胸部X線写真では，びまん性のすりガラス陰影を両側対称性に認め，肺門側に優位にみられる．比較的胸膜直下はスペアされることが多い．CT(HRCT)では，①両側びまん性のすりガラス陰影を対称性に認め，②病変部と非病変部が明瞭に境される，いわゆるモザイクパターンが特徴である，③病変が高度になると浸潤影を呈する，④ときにすりガラス陰影の内部に小葉間隔壁ないし小葉内間質の肥厚を反映した網状影を伴う，いわゆる"crazy-paving appearance"がみられることがある．なお，AIDS患者に合併したニューモシスティス肺炎ではびまん性のすりガラス陰影に加えて嚢胞，空洞病変がみられるのが特徴である(気胸を高率に合併)．

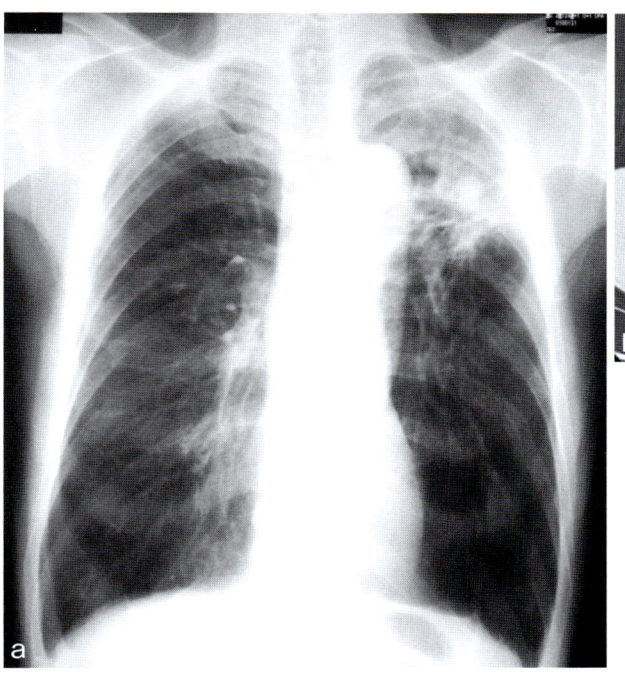

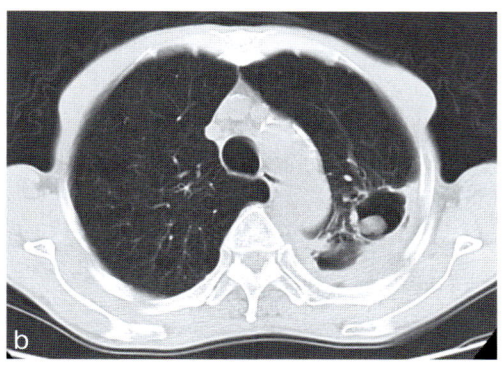

図 37. 肺アスペルギルス症（70 歳代，男性）
a：胸部 X 線写真。左上肺野に，胸膜の変化を伴って肺門部と連続する炎症性の浸潤影および境界は整であるが，高濃度の円形小型結節を認める。
b：胸部 CT。胸膜直下に形成された空洞内に，濃度均一，辺縁整の球状の結節がみられる。空洞周囲には浸潤影を伴い，胸膜の炎症性の肥厚もみられる。結節内部に石灰化はみられない。

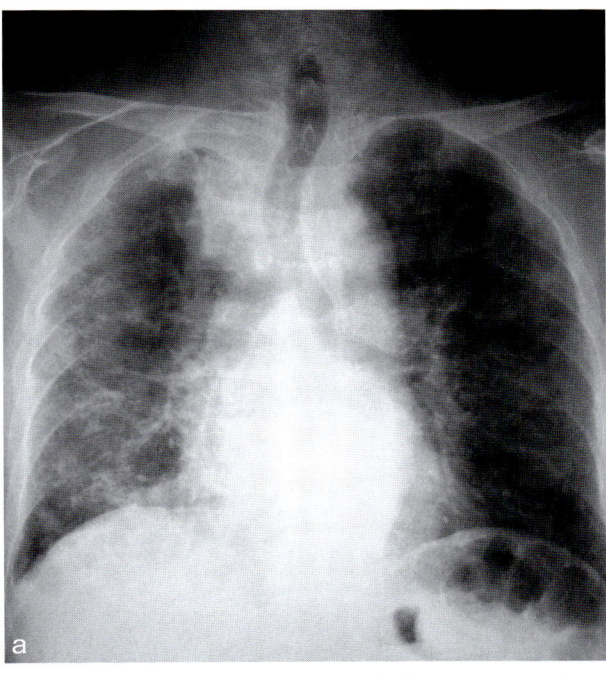

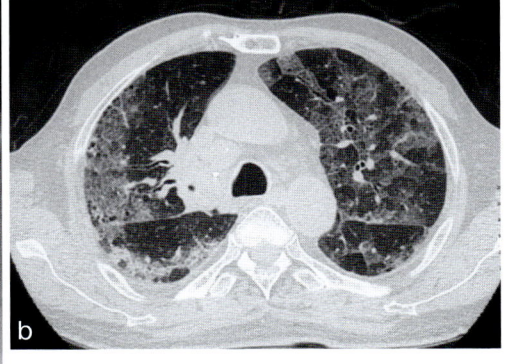

図 38. 肺癌に合併したニューモシスティス肺炎（70 歳代，男性）
a：胸部 X 線写真。右肺に淡い浸潤影と，左肺にすりガラス陰影を認める。
b：胸部 CT。両肺にすりガラス陰影がみられる。二次小葉単位で温存された領域が低吸収域としてみられ，いわゆるモザイクパターンを呈する。

5. その他の疾患

1 強皮症に伴う間質性肺炎(図39)

　強皮症は他の膠原病と比べても間質性肺炎の合併が最も高く，約80%の患者で合併するといわれる．間質性肺炎のパターンではNSIP（非特異的間質性肺炎）が最多である．胸部X線写真では両側肺底部にみられる網状結節影が特徴である．CT，特にHRCTの特徴を下記に示す．①すりガラス陰影，②線維化（蜂巣肺，牽引性気管支拡張，不規則な小葉間隔壁肥厚，小葉内間質肥厚），③末梢および胸膜下に優位な線維化，④胸膜肥厚，胸水，⑤食道拡張，⑥肺高血圧をきたすと肺動脈径の拡大．

2 特発性肺線維症(図40)

　特発性肺線維症（idiopathic pulmonary fibrosis；IPF）は原因不明の疾患で，主に肺胞隔壁に線維化をきたす疾患である．特発性間質性肺炎（idiopathic interstitial pneumonias；IIPs）の一亜型であり，病理学的・放射線学的にはUIP（usual interstitial pneumonia）のパターンを呈する．胸部X線写真では，両下肺野優位，末梢性に肺容量の減少を伴った網状影や粒状影，輪状影，蜂巣肺を認める．胸部CT（HRCT）では，①胸膜直下の網状，線状影，②蜂巣肺，③牽引性気管支拡張，細気管支拡張，④すりガラス陰影，⑤浸潤影がみられることが多い．IPFはその診断に病理学診断を必要としないが，HRCTによるこれら所見の確認は必須である．

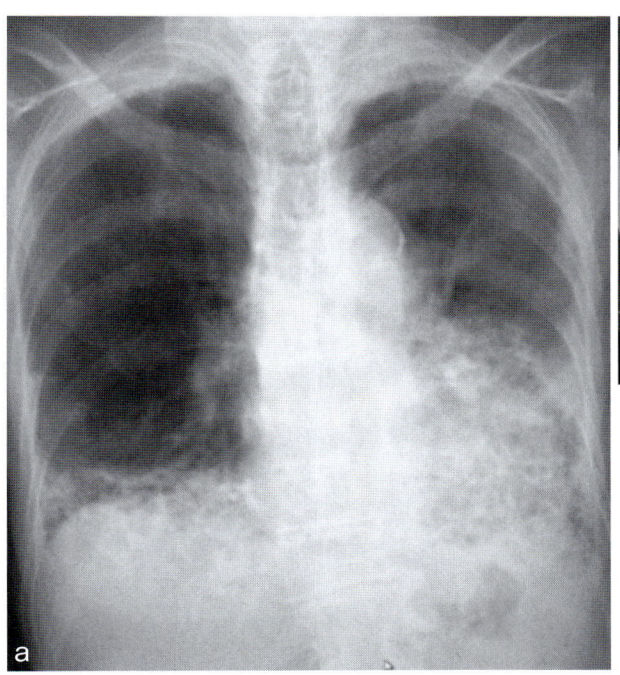

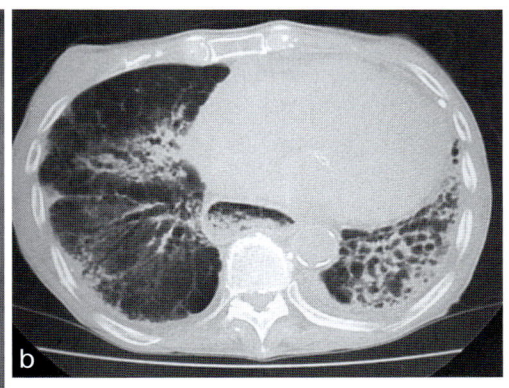

図 39. 強皮症に合併した間質性肺炎（50 歳代，女性）
a：胸部 X 線写真。下肺野中心に左肺に優位な網状線状影を認める。肺容量の減少も認める。
b：胸部 CT。左下葉に蜂巣肺と少量の胸水を認める。右中葉には気管支血管束の肥厚と，右下葉には牽引性気管支拡張も認める。

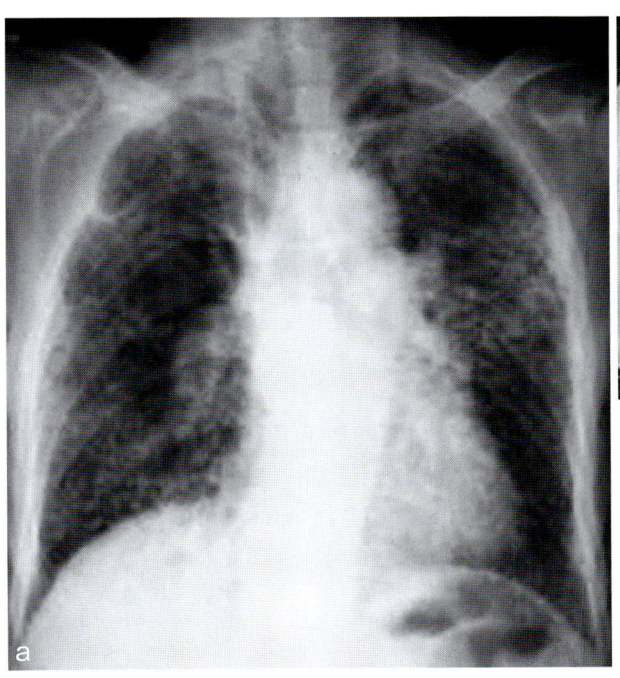

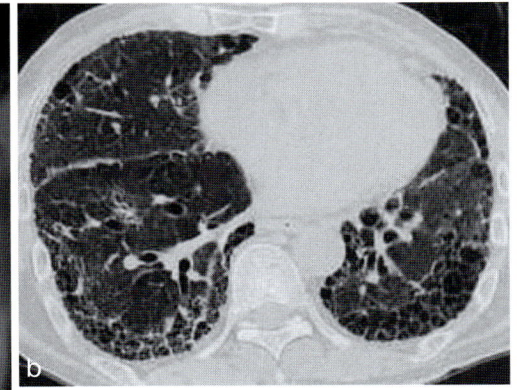

図 40. 特発性肺線維症（60 歳代，男性）
a：胸部 X 線写真。両肺びまん性に網状影を認める。肺容量の減少も認める（右横隔膜は第 9 肋間）。
b：胸部 CT。両側下葉胸膜直下に蜂巣肺がある。牽引性気管支拡張も認める。右中下葉の葉間胸膜の肥厚も認める。

3 COPD(図41)

　COPD(chronic obstructive pulmonary disease)は喫煙により生じた末梢気道の好中球性気道炎症の結果，肺胞壁が破壊され，終末細気管支より遠位気道の不可逆的・恒常的拡張を呈する疾患である。1秒率70%未満の気流閉塞病態をCOPDと称する。日本人の場合，ほとんどが喫煙による小葉中心性肺気腫であり，上肺優位に気腫性変化が強い。胸部X線写真では，肺野の透過性亢進，肺血管陰影の減少，過膨張肺(横隔膜低位，平低化，滴状心，肋間腔の拡大)，胸骨後腔と心臓後腔の拡大が特徴的である。CTでは気腫病変に対応する領域であるCT値 −940〜960HUの低吸収域(low attenuation area；LAA)が小葉中心性にみられることが多い。

4 塵肺症(図42)

　粉塵による肺の線維性増殖性変化を総称して塵肺症という。直径が2μm以下の粉塵では肺胞にまで到達し，炭粉以外のほとんどの粉塵は肺胞マクロファージに取り込まれるが，リソゾームで分解されないため，マクロファージの崩壊とともに漏出される。これが周辺組織の線維性増殖を促進し，肉芽腫が形成される。吸入する粒子の種類により珪肺症(珪酸)，アスベスト症(石綿)，溶接工肺(酸化鉄)，セメント肺(酸化カルシウム)，ベリリウム肺(ベリリウム)などに分類される。塵肺は基本的には多数の境界明瞭な小結節が上肺野に優位にみられることが多い。索状影，粒状影もみられる。しかし，ときに大陰影と呼ばれる1cmの結節，腫瘤陰影を呈することもある。大陰影はときに胸膜陥入像の頻度も高く，原発性肺癌との鑑別が問題となる。しかし，塵肺の場合は，両側性，石灰化，陰影周囲の小結節などを伴うことが多い。診断には何よりも職歴の詳細な聴取が重要である。

5. その他の疾患

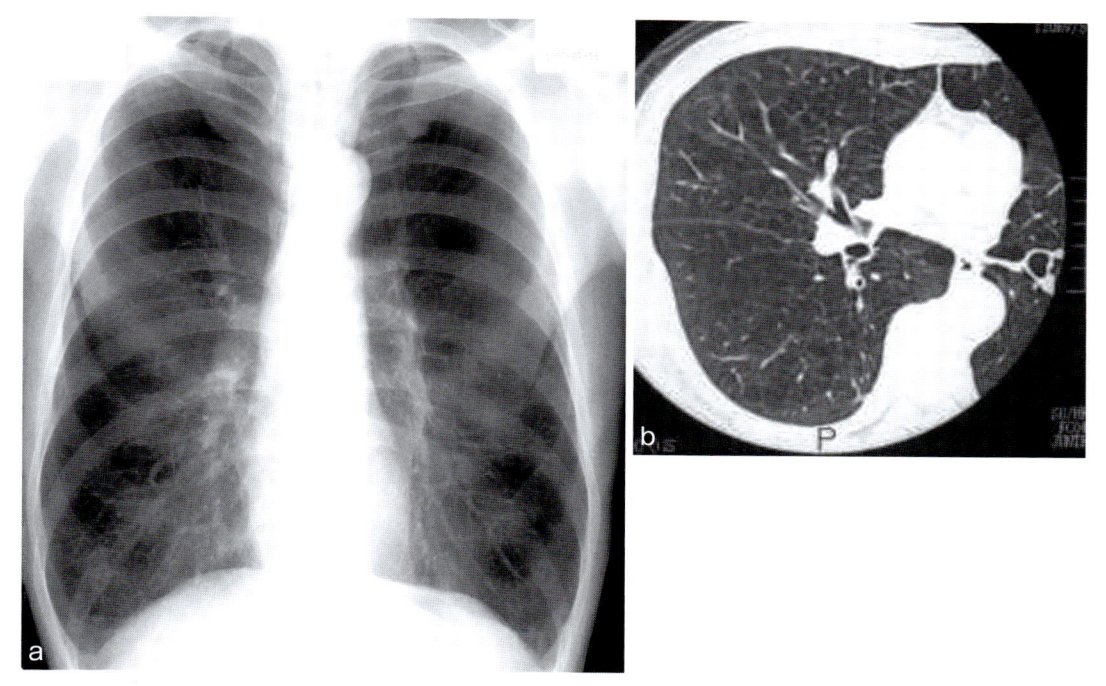

図 41. COPD

a：胸部X線写真。肺野の透過性亢進，肺血管陰影の減少，過膨張肺〔横隔膜低位（第11肋間），滴状心，肋間腔の拡大〕を認める。

b：HRCT。上葉を中心にLAA（low attenuation area：低吸収域）を散在性に認める。小葉中心性の肺気腫所見を認める。

〔a図：日本呼吸器学会COPDガイドライン第2版作成委員会．COPD（慢性閉塞性肺疾患）診断と治療のためのガイドライン 第2版，メディカルレビュー社，2004．より転載〕

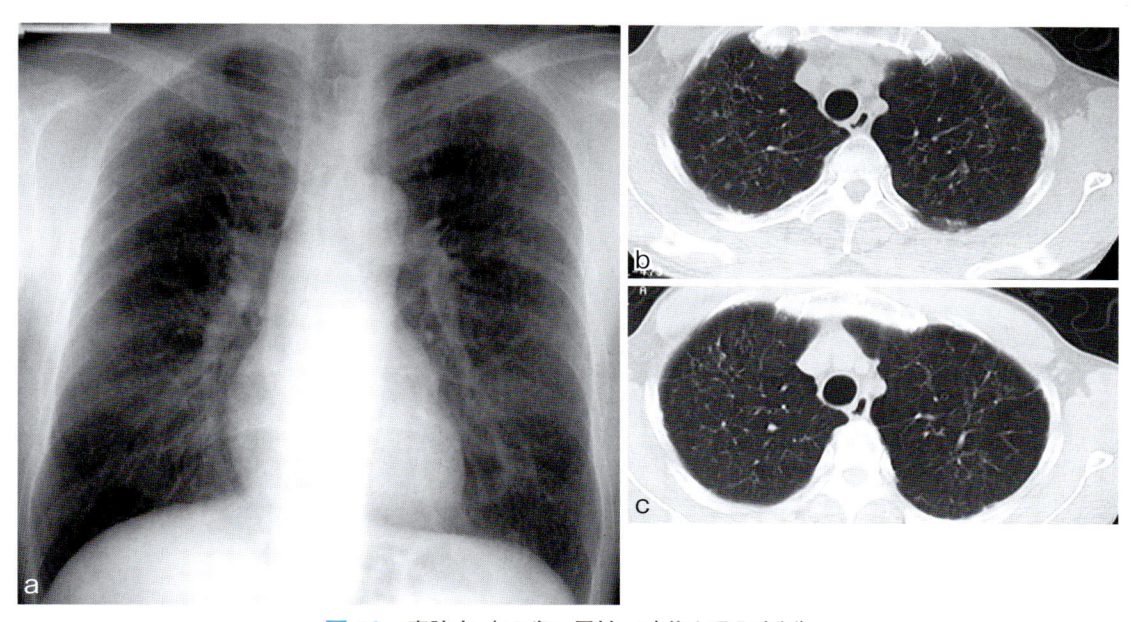

図 42. 塵肺症（43歳，男性，珪藻土吸入症例）

a：胸部X線写真。両上肺野を中心に粒状陰影を認める。

b, c：胸部CT。両上葉に小粒状影と小葉間隔壁の肥厚像がみられる。

5 サルコイドーシス(図43)

　原因不明の全身性肉芽腫性疾患であり，多彩な画像所見を呈する。70～80％が自然寛解し，予後良好な疾患であるが，なかには難治性のものもあり，線維化が進行し，臓器の機能障害を引き起こすこともある。病期は胸部X線写真を基に，0期：肺病変なし，Ⅰ期：BHL(両側肺門リンパ節のみ)，Ⅱ期：BHL＋肺野陰影，Ⅲ期：肺野陰影のみ，Ⅳ期：進行した肺線維化陰影に分類される。胸部CTでは，リンパ節と肺野病変の評価が大切である。サルコイドーシスの肺病変はリンパの流れに沿って，小葉間隔壁などの広義間質に形成される。胸部HRCTでは，綿花様陰影(cotton-like shadow)，星雲様陰影(constellation shadow)，胸膜小結節状陰影，小粒状陰影，気管支血管束周囲の肥厚，小結節状陰影の集簇した塊状陰影など多彩である。進行して線維化をきたした例では，上肺野優位に容積減少，線状影，蜂窩肺などの所見を呈する。

6 びまん性汎細気管支炎(図44)

　びまん性汎細気管支炎(diffuse panbronchiolitis；DPB)は反復する気道感染，喘息様症状を主症状とする原因不明の疾患で，高率に慢性副鼻腔炎を合併する。病理学的には呼吸細気管支を中心に高度の炎症細胞浸潤を伴う汎細気管支炎が特徴であり，広範は気管支拡張も伴う。男女差はなく，発症年齢は40～50歳代をピークとして若年者から高齢者まで各年齢層にわたる。HLA抗原との相関から遺伝性素因の関与が示唆されている。画像的には，細気管支内の炎症を反映して小葉中心性粒状影，気管支拡張に伴う気管支壁の肥厚による索状影，エアートラッピングによる肺の過膨張所見が特徴である。進行すると粒状影が少なくなり，気管支拡張所見が目立つようになる。DPBは気道感染を繰り返し呼吸不全から死に至る予後不良の疾患とされてきたが，エリスロマイシン少量長期療法の普及によりその予後は著しく改善した。1998年に厚生労働省からDPBの診断の手引きが発刊されているが，病理診断は必須でなく，病歴とCT画像が診断の中心的役割を果たす。

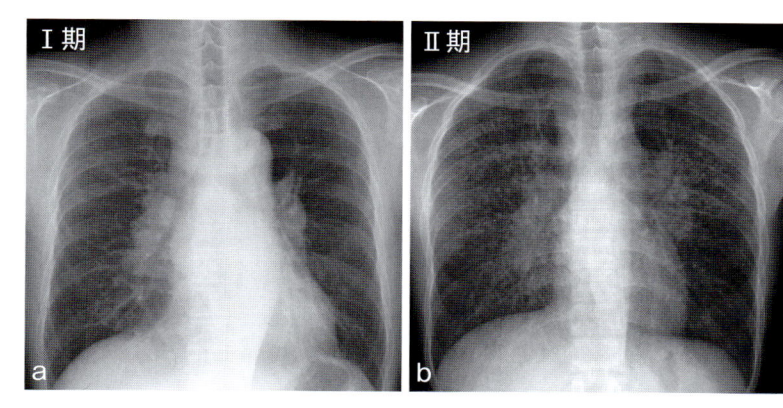

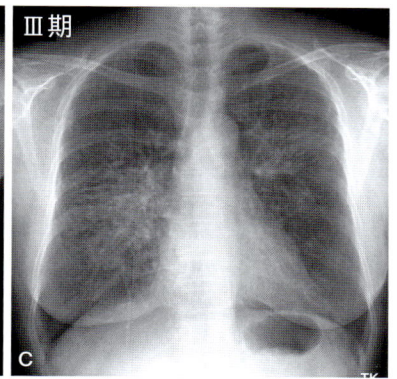

図43. サルコイドーシス

a：胸部X線写真。Ⅰ期のサルコイドーシス。両側肺門リンパ節腫脹（BHL）を認める。肺野は異常なし。
b：胸部X線写真。Ⅱ期のサルコイドーシス。BHLに加えて両肺にびまん性粒状陰影を認める。
c：胸部X線写真。Ⅲ期のサルコイドーシス。BHLはなく，右中肺野，左上肺野を中心に粒状・線状陰影を認める。
d：胸部CT。気管支血管束周囲の肥厚と肺野に融合性・散在性にみられる小結節状陰影の集簇がある。

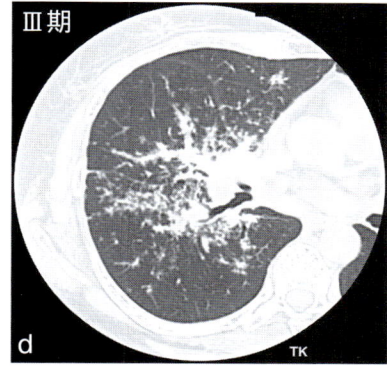

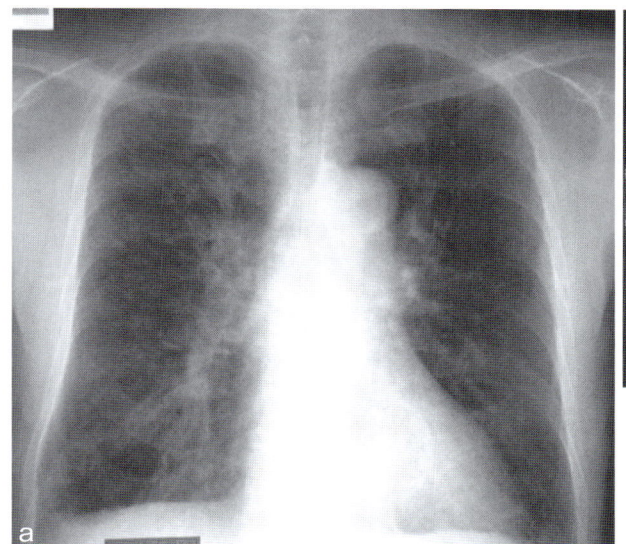

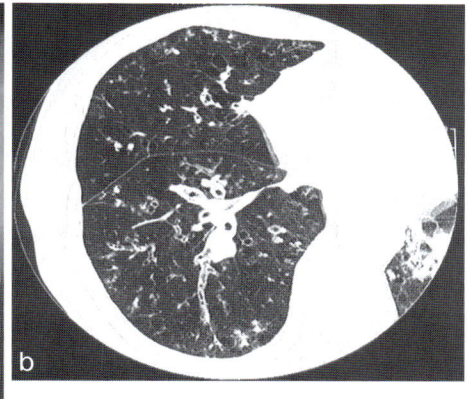

図44. びまん性汎細気管支炎（DPB）（70歳，男性）

a：胸部X線写真。粒状影が中下肺野を中心に分布している。軽度の肺の過膨張所見も認める。
b：胸部HRCT。小葉中心性の粒状影は少なく，細気管支の拡張像と気道壁の肥厚がある。

7 リンパ脈管筋腫症(図 45)

　リンパ脈管筋腫症(lymphangioleiomyomatosis；LAM)は，主として妊娠可能年齢の女性に発症する稀な疾患で，肥厚した平滑筋細胞(LAM 細胞)が増殖する。このため細気管支の狭窄や閉塞が生じ，エアートラッピングが起こり，末梢気道の拡張，囊胞形成が生じると推測されている。症状としては，労作性の息切れ，気胸，囊胞形成，血痰，咳嗽，乳糜胸水などの症状や所見を認める。胸部 X 線写真は CT に比べて感度が低く，正常，網状陰影，過膨張，胸水などの所見が病期に応じて認められる。高分解能 CT は診断に非常に有用で，境界明瞭な薄壁を有する囊胞(径数 mm～1 cm 大が多い)が肺野にびまん性に散在する像が特徴的である。囊胞は肺気腫と比較して明瞭で上葉優位の分布ではない。確定診断のためには経気管支肺生検や胸腔鏡下肺生検による LAM 細胞の確認が必要である。

8 MMPH(図 46)

　常染色体性優性遺伝性疾患の結節性硬化症(tuberous sclerosis complex；TSC)では女性 TSC 症例の 26～40％に肺囊胞性病変(肺 LAM)を合併するといわれている。TSC-LAM 症例は *TSC1* あるいは *TSC2* 遺伝子のどちらの異常でも発生し得る。Multifocal micronodular type 2 pneumocyte hyperplasia(MMPH)は 2 型肺胞上皮細胞の過形成が肺内にびまん性に起こってくる状態で，ときに LAM にみられる。画像的には，両肺にびまん性に小結節陰影がみられ，粟粒結核や転移性腫瘍と鑑別を要するが，本疾患は特に治療は要しない。

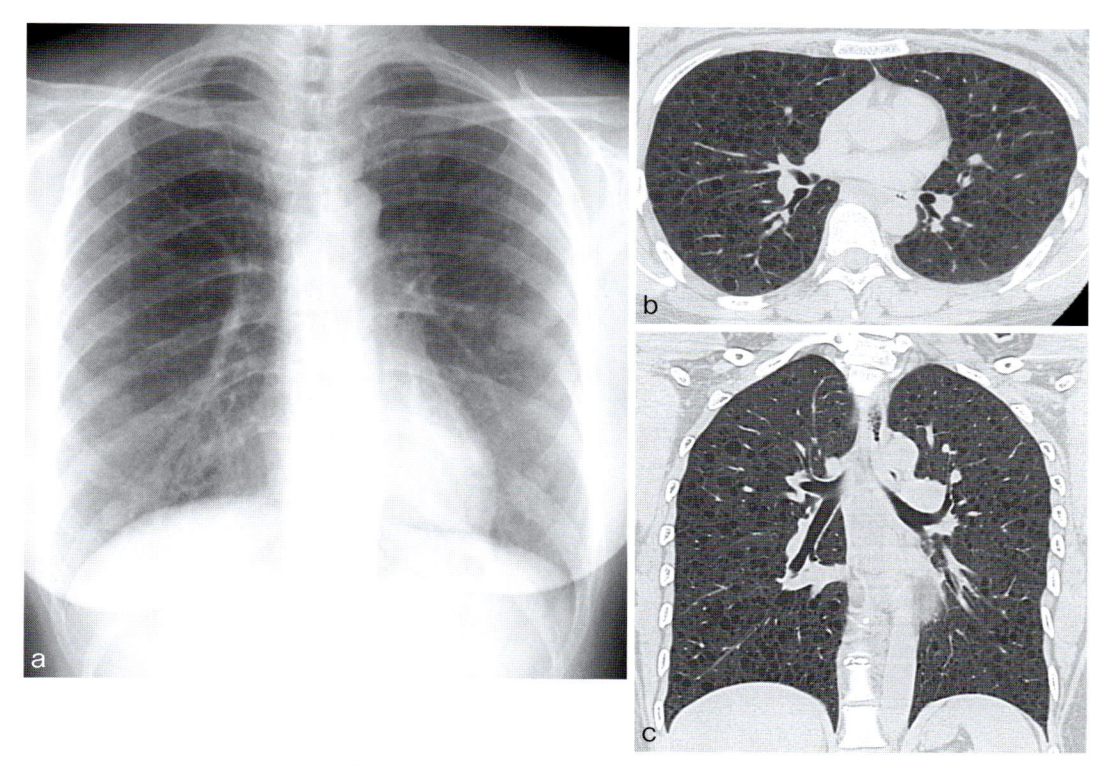

図 45. リンパ脈管筋腫症（LAM）（30 歳代，女性）
a：胸部 X 線写真。全肺にわたり囊胞がびまん性に散在する所見がわずかにみられるが明瞭ではない。
b, c：胸部 CT。全肺野にわたり直径 5 mm から 1.5 cm 程度の薄壁囊胞がびまん性に散在する。気管支鏡下肺生検でリンパ脈管筋腫症（LAM）と診断された。

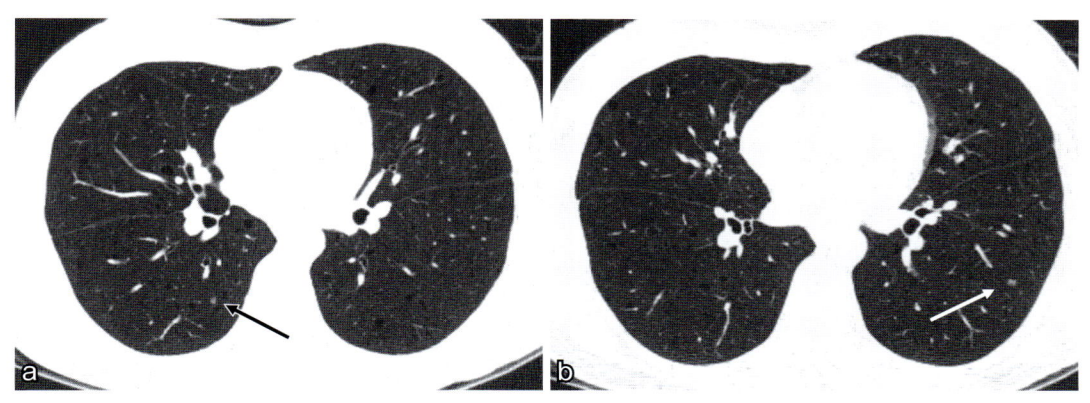

図 46. MMPH（26 歳，女性）
a, b：胸部 CT。全肺野にわたり薄壁囊胞がびまん性に散在するリンパ脈管筋腫症（TSC-LAM）の患者に合併した MMPH（multifocal micronodular type 2 pneumocyte hyperplasia）の症例。両肺に直径 5 mm 大の小結節陰影を認める。

9 リンパ球性間質性肺炎(図47)

　リンパ球性間質性肺炎(lymphocytic interstitial pneumonia；LIP)はきわめて稀な疾患であり，多クローン性のリンパ球と形質細胞が肺間質にびまん性に浸潤する疾患である。現在では，肺リンパ増殖性疾患の一部と考えられている。ATS/ERSによる特発性間質性肺炎(IIP)のコンセンサス分類に含まれている。LIPはシェーグレン症候群などの自己免疫疾患に合併することが多い。LIPの好発年齢は50～60歳で女性に多い。胸部X線写真では網状陰影，結節陰影，すりガラス陰影を下肺野優位に認めることが多い。胸部HRCTでは，すりガラス陰影，結節陰影，小葉間隔壁肥厚，気管支血管周囲間質の肥厚，囊胞，リンパ節腫大をみることが多い。

10 肺動静脈瘻(図48)

　肺動脈と肺静脈が異常短絡をきたす先天性疾患であるが，肺病変単独の場合と遺伝性出血性毛細血管拡張症(Osler-Weber-Rendu病)の肺病変として認められる場合とがある。肺動静脈短絡による呼吸困難や血痰，喀血などの症状を呈することもあるが多くは無症状であり胸部異常陰影として発見されることが多い。低酸素血症がある場合でも，軽度であれば生来からのもので自覚症状を呈することなく経過している。

　陰影は境界明瞭で類円形，瓢箪状，多房状などさまざまな形態を呈するが，造影CTにより流入動脈，流出静脈の描出も含めて診断可能である。さらに高分解能CT(high-resolution CT；HRCT)によって小さな肺動静脈瘻や細い流入，流出血管も診断可能になった。治療は外科的切除とカテーテル塞栓術があるが，治療の適応については十分な検討が必要である。

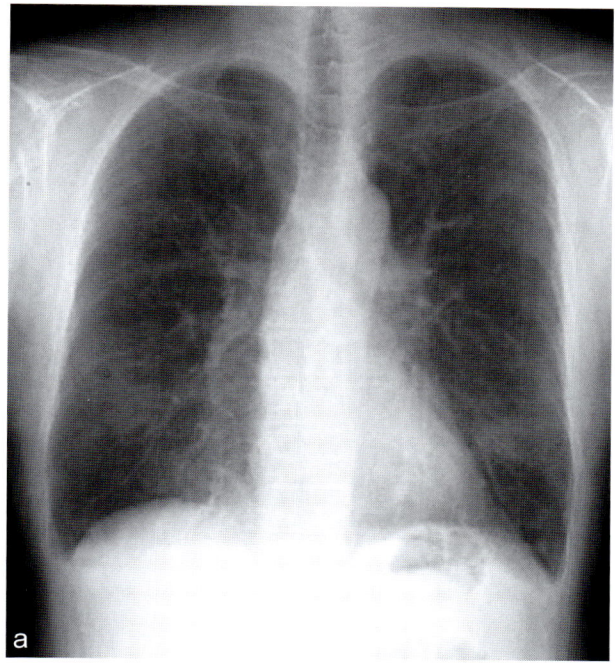

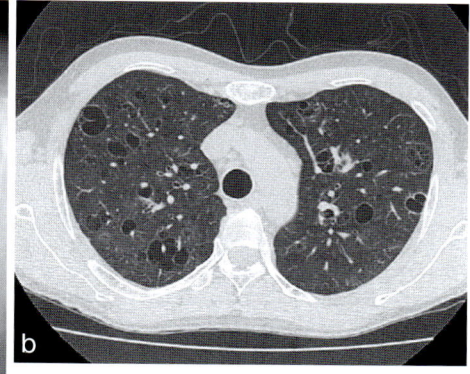

図 47. リンパ球性間質性肺炎（LIP）
（40 歳，男性）

a：胸部X線写真。嚢胞を示唆する所見は乏しい。両側下肺野に淡いすりガラス陰影を認める。全肺野にわたり線状網状影がみられる。
b：胸部CT。気管のレベルの断面。両肺に大小の薄壁嚢胞を認める。部分的に肺野濃度の上昇があり，左にすりガラス陰影がみられる。

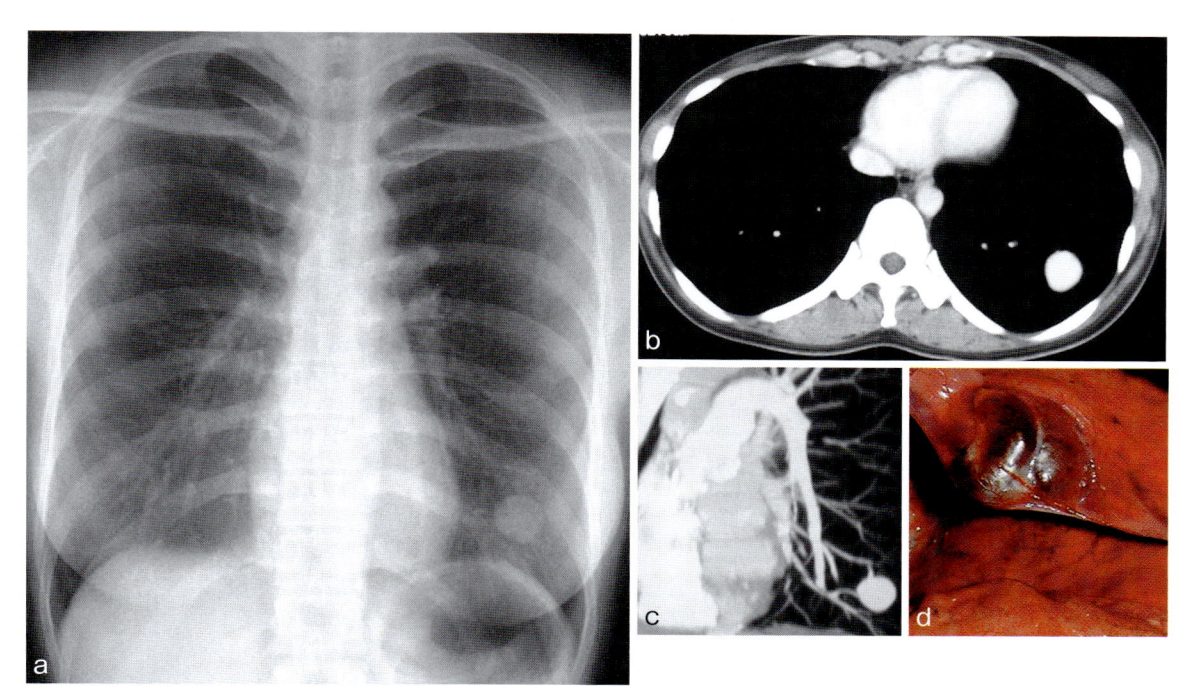

図 48. 肺動静脈瘻（34 歳，女性）

a：胸部X線写真。左下肺野に境界明瞭な円形の腫瘤陰影を認める。女性の場合，大きさによっては乳頭の陰影と間違われることがある。
b：胸部造影CT。腫瘤全体が均一に造影された。
c：胸部3D-CT。腫瘤へ流入，流出する血管が鮮明に描出され，肺動静脈瘻と診断された。
d：術中肉眼所見。腫瘤の薄い皮膜を通して内部の血流が観察される。切除に際しては薄い皮膜の損傷がないように十分な注意が必要である。

11 器質化肺炎(図49)

　器質化肺炎(organizing pneumonia；OP)は終末および呼吸細気管支の炎症の結果，これらの気道に肉芽組織が充填した病態である。OPは細気管支周囲の気腔に分布するため，ときに小葉中心性陰影を認めることもある。実際には，コンソリデーションまたはすりガラス陰影が斑状，非区域性に分布することも多い。胸膜直下に病変がみられる場合もある。大小の結節やリング状陰影(reversed halo sign)を伴うこともある。ときに辺縁が不整で胸膜陥入像やair bronchogramを伴うために，肺野型肺癌との鑑別が問題となる場合がある。肺炎の経過中に肺癌に類似した画像所見を呈する場合があり，診断には注意が必要である。病変を経時的に経過観察すると，器質化肺炎は縮小傾向があるため，鑑別は可能である。しかし，陰影のサイズが不変，あるいは増大する場合には肺癌が否定できず，生検が必要である。

12 円形無気肺(図50)

　円形無気肺は，円形ないし卵円形の腫瘤影を呈する末梢性無気肺である。その発生機序は，気胸や胸水貯留による肺容積減少時に胸膜直下の肺・胸膜に折れ込みが生じ，フィブリンの析出によって折れ込みが固定され，肺の部分的な含気不全，虚脱，浮腫，線維化などが加わり，限局性無気肺病変を生じることが推定されている。良性石綿胸水後に発生することが多いとされるが，結核性胸膜炎や肺炎随伴胸膜炎，珪肺症や心不全に伴う胸水貯留に伴って発生することもある。自覚症状に乏しく，胸部X線写真で偶然発見される機会が多い。

　画像所見の特徴は，①肥厚した胸膜面から鋭角に立ち上がる腫瘤影，②肺血管・気管支の腫瘤影への円弧状の収束(comet tail sign)，③腫瘤内気管支透亮像，④病巣部位の肺葉容積減少などである。病理組織学的には臓側胸膜の腫瘤内への彎入を認めることが診断根拠となる。鑑別診断としては，胸膜に近接する腫瘤影を呈する原発性肺癌，転移性肺腫瘍，器質化肺炎，慢性膿胸，被包化胸水などが挙げられる。

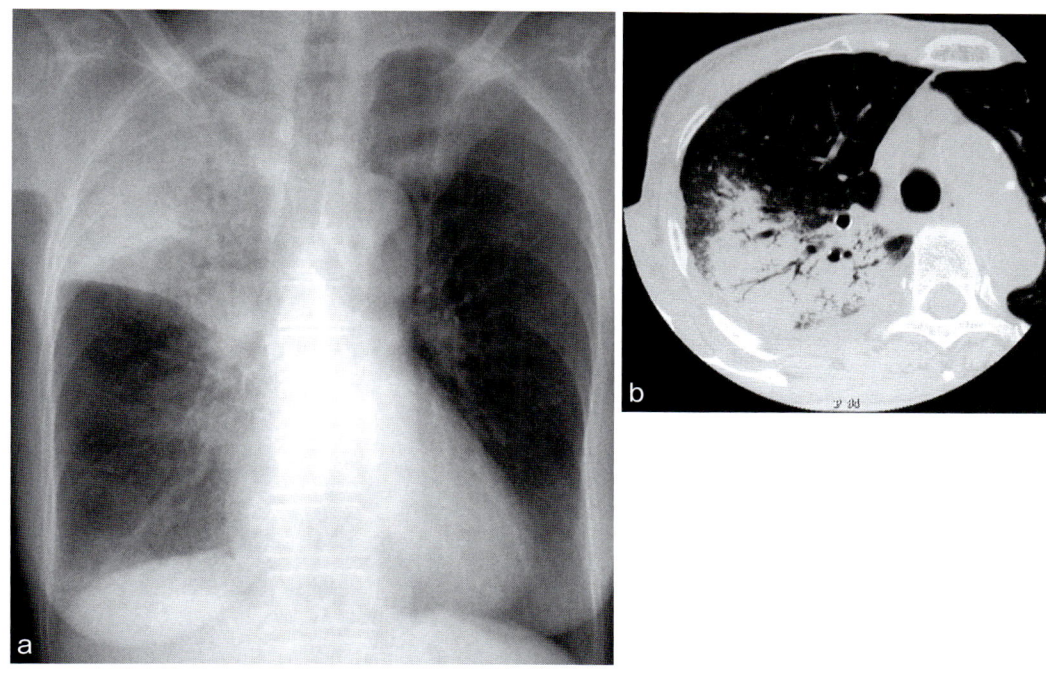

図 49. 器質化肺炎（80 歳，女性）

a：胸部 X 線写真。右上肺に葉間で境された浸潤陰影を認める。air bronchogram も確認できる。

b：胸部 HRCT 画像。右 S^2 を中心に air bronchogram を伴った air space consolidation を認める。気管支鏡下生検で器質化肺炎と診断された。

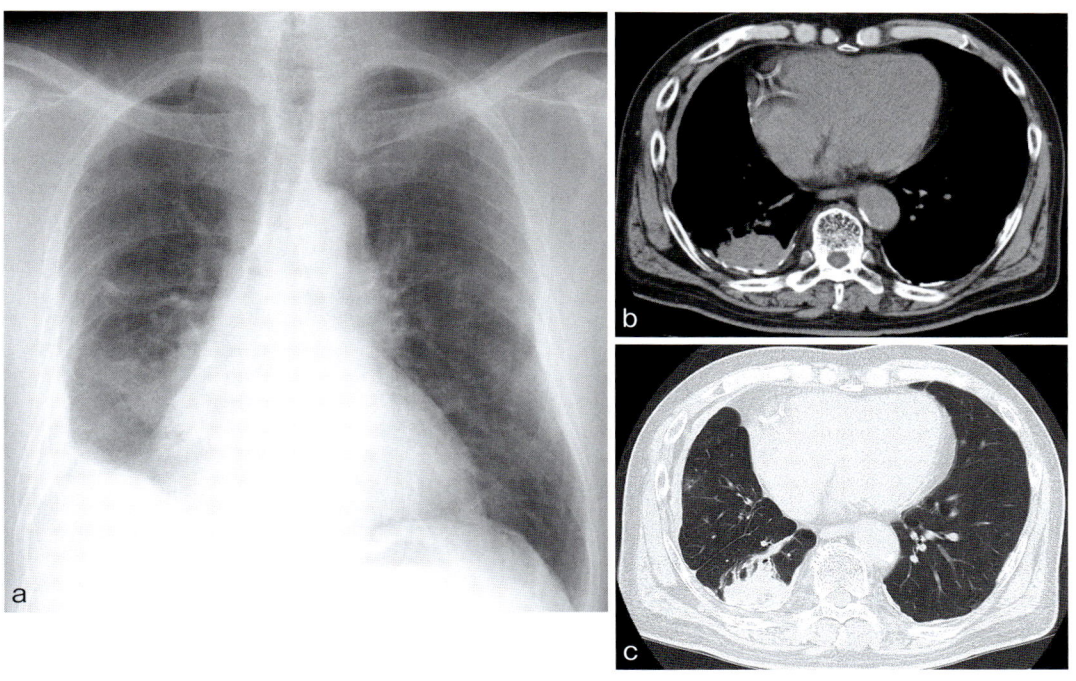

図 50. 円形無気肺（70 歳，男性，粉塵曝露歴あり）

a：胸部 X 線写真。右胸水と胸膜肥厚によって右肋骨横隔膜角は消失している。

b, c：胸部 CT。右胸膜は背側で肥厚し S^{10} に comet tail sign 陽性の胸膜に接する円形の腫瘤を認め，胸膜の石灰化もみられる。胸膜外脂肪層は保たれており，胸壁浸潤は明らかではない。経皮針生検で器質化肺炎と診断され，円形無気肺と考えられる。

6. 胸膜疾患

　胸膜疾患は，胸膜および胸（膜）腔に発生する病態の総称である．気胸，血胸，胸膜炎では，胸腔内に気体，血液，胸水が貯留する．胸膜炎の原因としては，悪性腫瘍，感染症，膠原病，消化器疾患，肺血栓塞栓症，薬剤などが挙げられるが，わが国では悪性腫瘍と結核の頻度が高い．胸膜および胸膜下組織に由来する腫瘍性病変は，中皮由来の腫瘍，リンパ増殖性病変，間葉系由来の腫瘍の3つに大別される．

1　胸膜中皮腫（図51～53）

　石綿曝露との因果関係が深い中皮腫は，中皮細胞に由来する稀な悪性腫瘍で，胸膜，心膜，腹膜，精巣鞘膜に発生するが，これらの中では胸膜中皮腫が最も多く，そのほとんどがびまん性増殖を主体とした進展形式をとる．中皮腫の組織分類は，①上皮細胞様の腫瘍細胞の乳頭腺管状構造からなる上皮型，②紡錘形あるいは多角形の腫瘍細胞の束状配列あるいは充実性増殖からなる肉腫型，③上皮型および肉腫型の混在からなる二相型，④高度な線維性結合組織の増殖を伴う線維形成型に分けられる．

　画像診断に関して，X線写真では胸水貯留や胸膜肥厚像として描出される．早期例では胸水貯留のみを呈する症例も少なくない．典型的なCT所見は片側性胸水，凹凸不整の結節状を示すびまん性胸膜肥厚像，胸膜結節および胸膜腫瘤などである．腫瘍性胸膜肥厚を示唆する所見としては，縦隔胸膜におよぶ肥厚，特に一側胸腔の全周性胸膜肥厚（環状胸膜肥厚 pleural rind），厚さ10 mm以上の肥厚，辺縁不整，肥厚部分における造影剤増強効果などが挙げられる．これに対して，炎症性胸膜肥厚を示唆する所見は，厚さ10 mm未満の一様な厚みの肥厚，縦隔胸膜にまで肥厚が及ばないなどである．胸壁浸潤を示唆するCT所見は，胸壁脂肪層の消失，肋間筋への浸潤，肋骨偏位と骨破壊像である．経横隔膜的の腹腔内進展経路には，横隔膜に直接浸潤し腹腔に達する経路，下行大動脈壁に沿って進展し，大動脈裂孔を経て腹腔に達する経路，横隔膜弓状靱帯より大腰筋，腰方形筋に沿って進展する経路などがある．

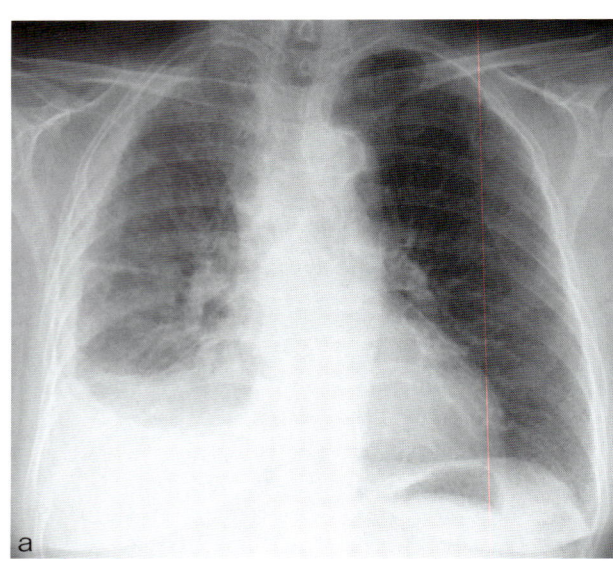

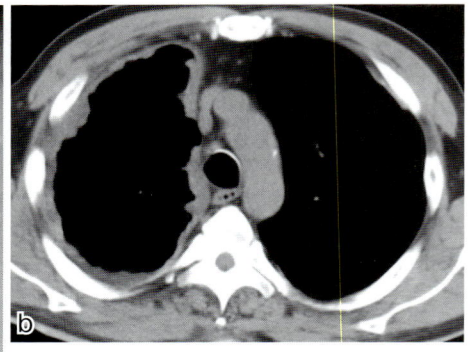

図51．胸膜中皮腫（上皮型）（78歳，女性）
a：胸部X線写真．右胸膜肥厚と右肺含気低下を認める．
b：胸部CT．右肺を全周性に取り巻く凹凸不整なびまん性胸膜肥厚を認める．右胸郭は縮小傾向を示す．

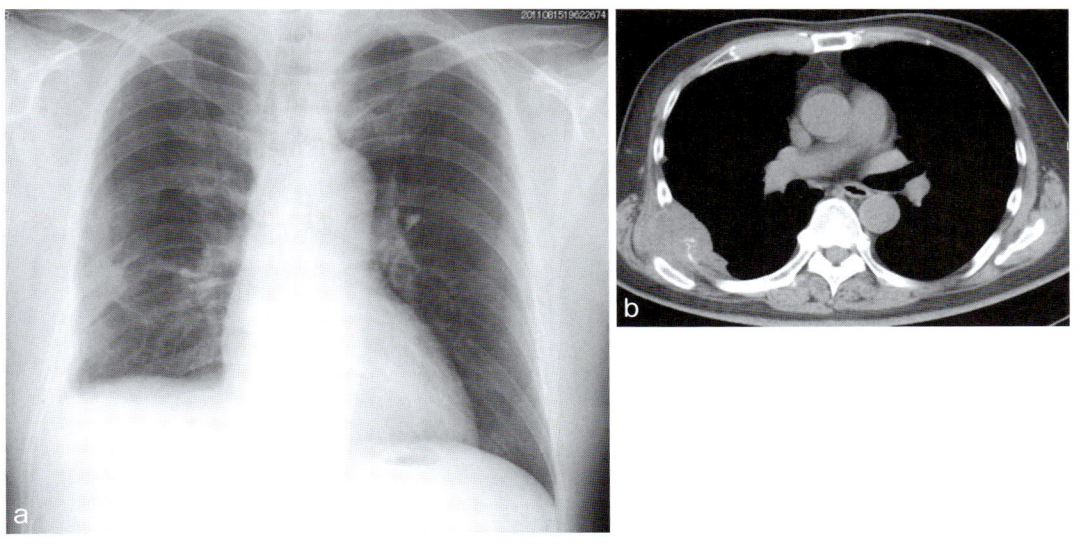

図 52. 胸膜中皮腫（肉腫型）（58 歳, 男性）
a：胸部 X 線写真。右胸膜肥厚と右肺含気低下を認める。
b：胸部 CT。右背側に胸壁浸潤を伴う胸膜腫瘤を認める。

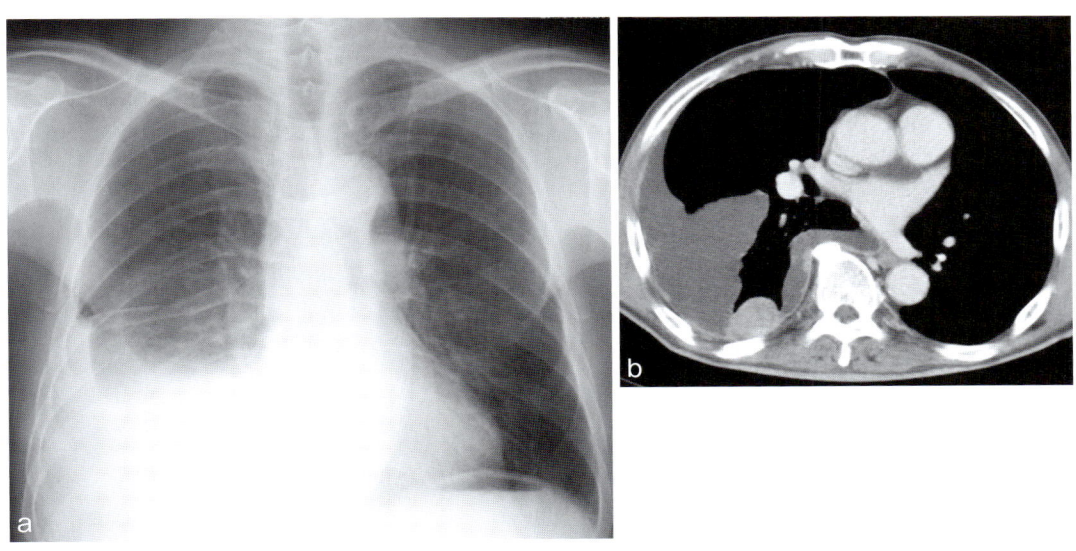

図 53. 胸膜中皮腫（二相型）（69 歳, 男性）
a：胸部 X 線写真。右胸水と右肺含気低下を認める。
b：胸部 CT。右胸水貯留と胸膜の腫瘤状肥厚を認める。葉間胸水および縦隔の左方偏位も認める。

2　孤立性線維性腫瘍(図54)

　胸膜発生の孤立性線維性腫瘍(solitary fibrous tumor；SFT)は，localized fibrous tumor(LFT)としても知られるが，かつては benign mesothelioma, localized fibrous mesothelioma, submesothelial fibroma などのさまざまな名称で呼ばれていた。近年，本症は胸膜中皮下の間葉系細胞由来であることが明らかとなり，現在では中皮細胞由来の胸膜中皮腫とは異なる疾患として位置付けられており，石綿曝露との因果関係もないとされる。発生部位は，臓側胸膜が80％，壁側胸膜が20％と臓側胸膜により多く発生する。発育様式からは，有茎性が2/3，広茎性が1/3と，多くの場合，臓側胸膜から有茎性に胸腔内へ突出する形で発育する。80％の症例は良性であるが，20％は悪性とされる。胸部X線写真やCTなどの画像所見では，境界明瞭で表面平滑な腫瘍として描出され，造影CTでは早期に不均一に造影されることが多い。病理組織学的所見は，いわゆる"patternless pattern"と呼ばれる多彩な組織像を呈する。免疫組織化学的検討では，CD34陽性，vimentin陽性，cytokeratin陰性であることが特徴的な所見とされる。CD34陽性所見は，本疾患が中皮下の線維芽細胞系の幹細胞由来であることを支持するものである。

3　滑膜肉腫(図55)

　滑膜肉腫(synovial sarcoma；SS)は，胸膜原発の悪性腫瘍では胸膜中皮腫に次いで多い腫瘍であり，上皮性細胞と紡錘形細胞の二つのコンポーネントより構成される二相性パターンを示すことが特徴とされるが，紡錘形細胞のみの単相性のものもある。胸膜では二相性，単相性のいずれもが発生し，胸膜中皮腫との鑑別が問題となる。本症の発生については今なお不明であるが，多分化能を有する間葉系細胞由来と考えられている。病理組織像は非常に多彩であり，診断は必ずしも容易ではない。免疫組織化学的には cytokeratin, EMA が陽性，CD34が陰性となる。細胞遺伝学的には，第18番染色体にみられる特徴的な転座t(X;18)(p11.2;q11.2)に由来する融合遺伝子 *SYT-SSX1* または *SYT-SSX2* の存在が本症に特異的であり，これらの遺伝子変異を検出することが必要不可欠とされる。画像所見は，胸膜腫瘤影または胸水貯留を主体とする。

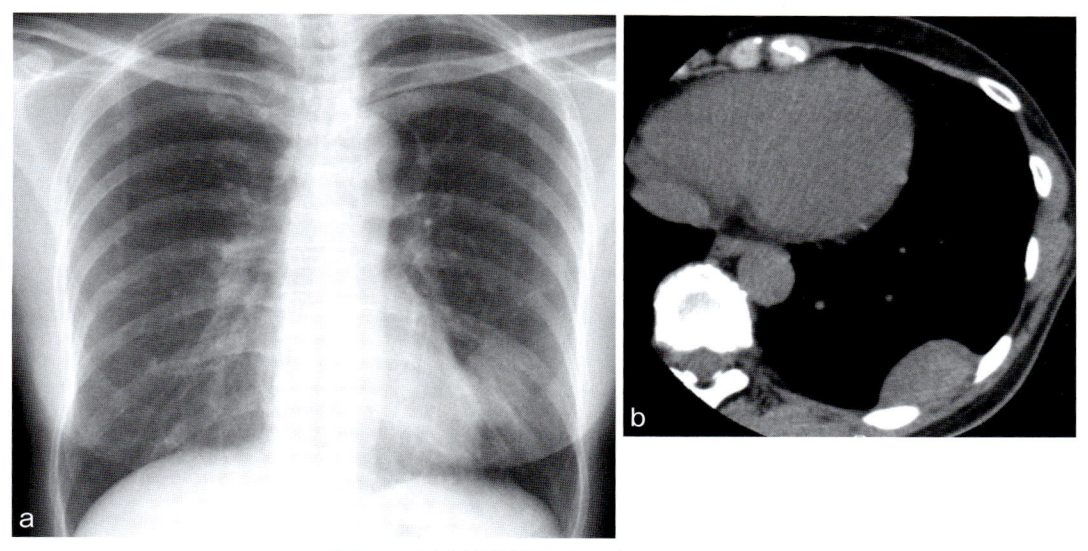

図 54. 孤立性線維性腫瘍（51 歳，女性）

外科切除の結果，臓側胸膜由来の有茎性腫瘍を認め，SFT と診断された。
a：胸部 X 線写真。左下肺野に径 4cm 大の腫瘤影を認める。腫瘤の上縁〜縦隔側の辺縁は境界明瞭であるが，それ以外の辺縁は不鮮明で肺外病変が疑われる（incomplete border sign）。
b：胸部 CT。胸壁に接する楕円形で内部均一な腫瘤を認める。胸壁と病変は鈍角をなしており，肺外病変が疑われる所見である（extrapleural sign）。

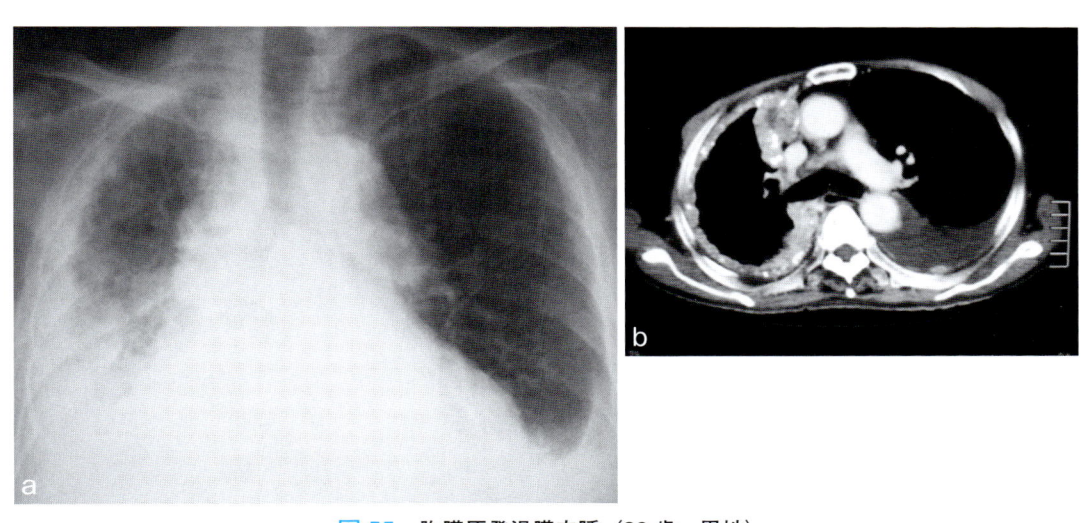

図 55. 胸膜原発滑膜肉腫（83 歳，男性）

呼吸困難を契機に発見された胸膜腫瘍で，他臓器に原発病変を認めなかった。胸膜中皮腫との鑑別が問題となったが，胸膜生検の免疫染色所見から胸膜原発滑膜肉腫と診断した。
a：胸部 X 線写真。右全肺野の透過性低下，右胸郭の容積減少，右側優位の両側胸水，心拡大を認める。
b：胸部 CT。縦隔胸膜を含め，全周性に石灰化を伴う胸膜肥厚を認める。胸水は左側のみで，胸部 X 線写真で右胸水と思われた所見は胸膜腫瘍によるものであることがわかる。

4 膿胸関連リンパ腫(図 56)

　膿胸関連リンパ腫(pyothorax-associated lymphoma；PAL)は，結核性胸膜炎や肺結核症に対する人工気胸術後の患者が数十年を経過した後に，膿胸腔に隣接して発症する悪性リンパ腫である。本症はすべて非ホジキンリンパ腫であり，大部分が B 細胞性大細胞型リンパ腫である。その成因として，胸腔内の慢性炎症が B 細胞を刺激して発症する可能性が示唆されているが，近年，EB ウイルス感染の関与も指摘されている。発症時の画像所見は胸部 CT 上膿胸腔の拡大をきたす場合が多いが，慢性膿胸自体の悪化との鑑別は困難である。一方，^{18}FDG-PET 検査では，腫瘍性病変にきわめて高い ^{18}FDG 集積を認め，PAL と考えられる部位と膿胸部位との区別が比較的容易となることから，画像診断における本検査の有用性が示されている。

5 転移性胸膜腫瘍(図 57)

　他臓器悪性腫瘍の胸膜への波及様式は，①隣接臓器からの播種または直接浸潤によるもの，②癌性リンパ管症によるもの，③血行性転移によるものに大別できる。これらの転移様式は明確に分けることのできない場合も多く，特に肺転移を伴う場合は，肺内転移巣からの胸膜への波及の可能性もある。多くの場合，悪性胸水貯留を呈する。胸水を伴わず胸膜に多発性もしくは単発性の腫瘤を形成することは比較的稀である。原発巣としては，①の場合，肺癌，胸腺その他の縦隔や胸壁由来の悪性腫瘍など，②の場合は，胃癌や乳癌が多く，③によるものは，甲状腺癌，婦人科癌，泌尿器科癌，膵癌などが挙げられる。画像所見の特徴は，胸水貯留や多発性(単発性)の胸膜結節影，腫瘤影などである。診断は胸水貯留例であれば胸水細胞診が有用であるが，必ずしも悪性細胞が検出されるとは限らず，胸腔鏡検査が確定診断のための最も有用な手段となる。

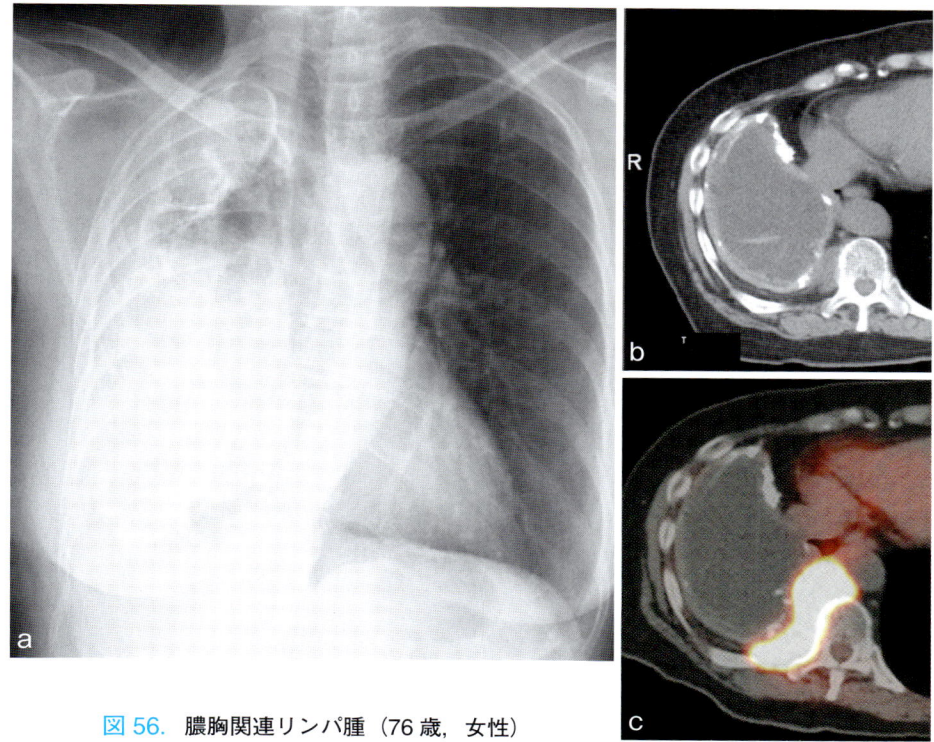

図 56. 膿胸関連リンパ腫（76 歳，女性）
a：胸部 X 線写真。右陳旧性肺結核，人工気胸術後変化と右肺野の透過性低下を認める。
b, c：胸部 CT。右胸膜は一部石灰化を伴い著明に肥厚し，膿胸に矛盾しない。右胸腔内背側に椎体と接する軟部組織腫瘤を認め，^{18}FDG-PET/CT では同部位に ^{18}FDG の異常集積を認める。

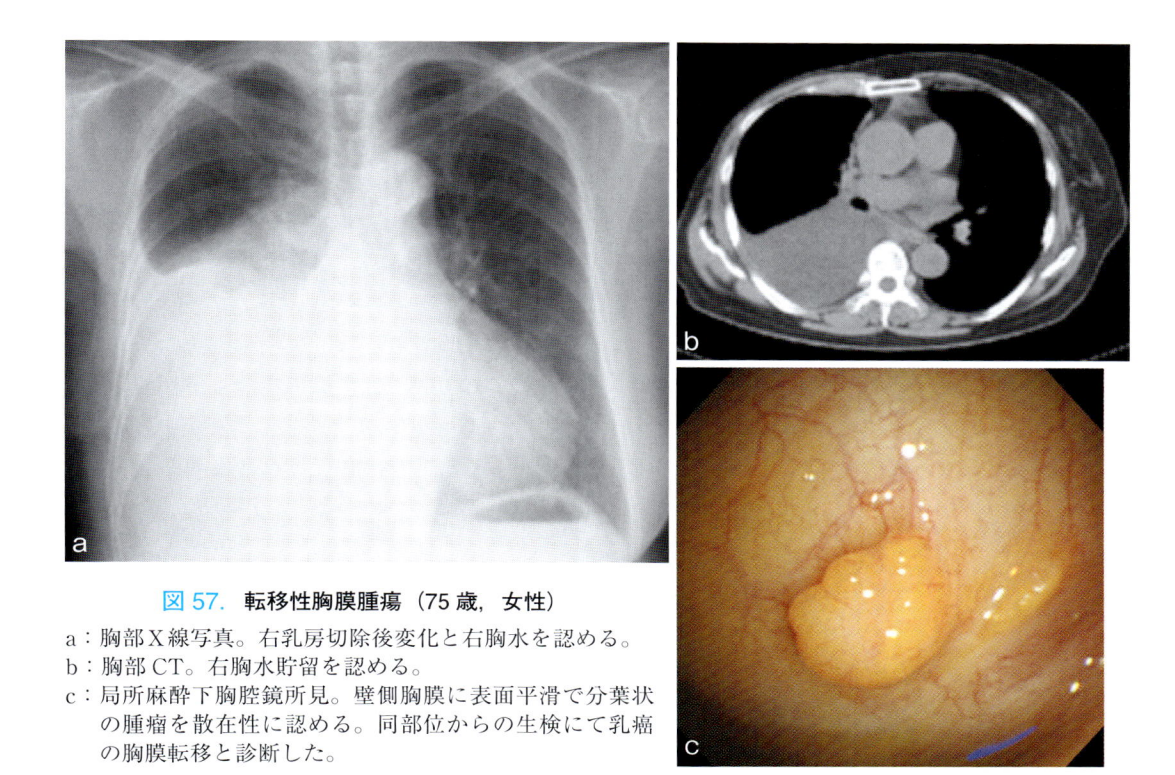

図 57. 転移性胸膜腫瘍（75 歳，女性）
a：胸部 X 線写真。右乳房切除後変化と右胸水を認める。
b：胸部 CT。右胸水貯留を認める。
c：局所麻酔下胸腔鏡所見。壁側胸膜に表面平滑で分葉状の腫瘤を散在性に認める。同部位からの生検にて乳癌の胸膜転移と診断した。

7. 胸壁腫瘍

軟部胸壁および骨性胸壁から発生する腫瘍を総称して胸壁腫瘍と定義される。胸壁腫瘍は軟部原発（良性・悪性），骨性原発（良性・悪性），転移性あるいは隣接臓器悪性腫瘍浸潤に分類される。腫瘍性病変ではないが，抗酸菌や真菌感染症による胸壁腫瘤（肋骨周囲膿瘍など）も鑑別診断となる。

1 軟骨肉腫（図58）

軟骨肉腫は，大腿骨骨端部，腸骨，上腕骨近位骨端部，脛骨などに好発するが，胸郭発生も稀ではない。胸郭発生例の大部分が肋骨原発であり，残りは胸骨原発である。軟骨肉腫の画像上の特徴は，発見時4cm以上の腫瘍径を有し，肋骨の溶骨性変化と腫瘍内に点状ないし斑状の石灰化像を認めることが多いとされる。

2 ユーイング肉腫（図59）

骨軟部腫瘍であるユーイング(Ewing)肉腫は，一般に小児の骨に発生する未分化な高悪性度の腫瘍で，骨盤，大腿骨に多く発生する。現在，本腫瘍は神経系細胞由来と推定され，染色体転座t(11;22)(q24;q12)とそれによって形成される融合遺伝子 *EWS/FLI-1* が同定されている。本腫瘍は浸潤性に進展するために，骨肉腫に比べると単純X線では骨破壊が目立たない。腫瘍は骨皮質を浸潤性に通り抜けて，骨外に進展して骨外腫瘤を形成する。本腫瘍が若年患者の長管骨骨幹部に生じた場合には骨膜反応が著明であり，多層状の骨膜反応がみられる場合，玉ねぎの皮様(onion-skin appearance)と表現される。

最近の染色体分析や分子生物学の進歩によって，骨や骨以外のユーイング肉腫，primitive neuroectodermal tumor(PNET，原始神経外胚葉腫瘍)には，共通の染色体異常があることが明らかになり，これらは一連の疾患としてユーイング肉腫ファミリー腫瘍(EFT)と呼ばれるようになっている。

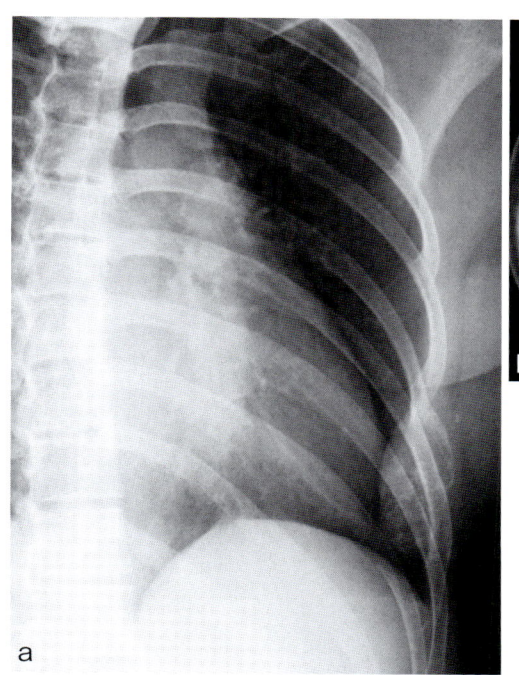

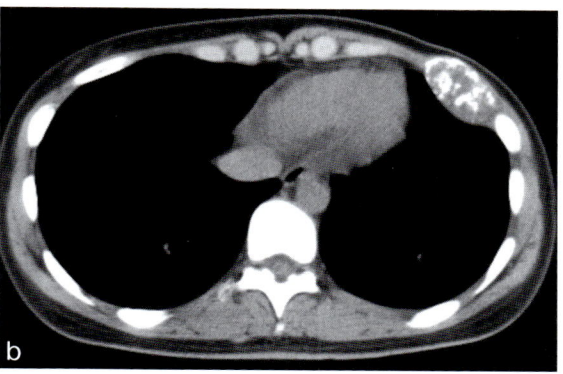

図 58. 軟骨肉腫（26 歳，女性）
a：胸部 X 線写真（斜位像）。左下肺野に骨融解像を伴う extrapleural sign 陽性の腫瘤像を認める。
b：胸部 CT。左肋骨の溶骨性変化と腫瘤内に点状ないし斑状の石灰化像を認める。

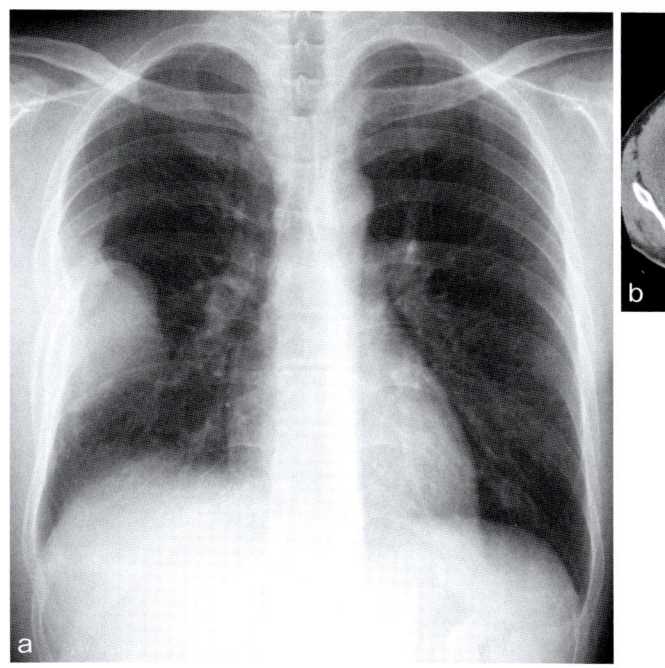

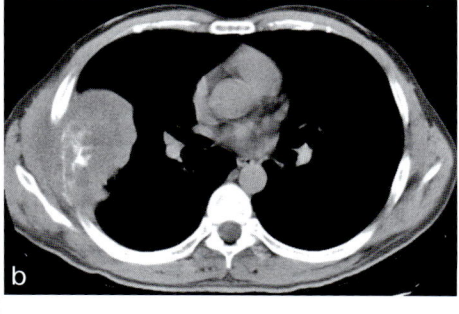

図 59. PNET（原始神経外胚葉腫瘍）：ユーイング肉腫ファミリー腫瘍（31 歳，男性）
a：胸部 X 線写真。右中肺野に骨融解像を伴う extrapleural sign 陽性の腫瘤像を認める。
b：胸部 CT。右第 6 肋骨の破壊を伴う辺縁不整で内部濃度不均一な腫瘤が肺内へ突出する像を認める。腫瘍内の一部には斑状の石灰化像を認める。

3　デスモイド腫瘍(図60)

　デスモイド腫瘍は，主に腹部や四肢などの骨格筋や腱膜から発生する線維性腫瘍であるが，約半数が腹部(腹壁，腸管，腸間膜)に発生するため，胸部発生例は多くない。異形性や核分裂像に乏しい紡錘形細胞が膠原線維増生を伴い，強い浸潤性増殖を示すが，遠隔転移をきたすことはない。臨床的には良性線維性変化と悪性腫瘍との中間に位置付けられてきたが，現在では low-grade fibrosarcoma と理解する考えもある。単純X線上は非特異的な軟部腫瘤陰影や軟部組織の肥厚像を呈する。単純CTでは筋肉とほぼ同程度の吸収度であるが，造影によって濃染される傾向にある。胸膜との境界が不明瞭で胸腔への進展を認める場合は，胸膜中皮腫，SFT，神経原性腫瘍が鑑別疾患となるが，肺尖部に腫瘍が進展している場合には，原発性肺癌との鑑別は容易ではない。

4　多発性骨髄腫(図61)

　多発性骨髄腫(multiple myeloma；MM)は，モノクローナルな免疫グロブリン(M蛋白)の存在と骨病変や腎障害などの臨床症状を特徴とする形質細胞の腫瘍性増殖疾患である。症候性骨髄腫は血清あるいは尿中にM蛋白が存在し，骨髄にクローナルな形質細胞の増加を認め，かつ臓器障害を認める病型である。

　骨髄腫細胞は osteoclast-activating factor(OAF)を分泌し，骨皮質を融解・破壊して増殖し，さらに骨髄外に腫瘤を形成する。単純X線では骨融解や打ち抜き像あるいは骨折などの変化を認める。

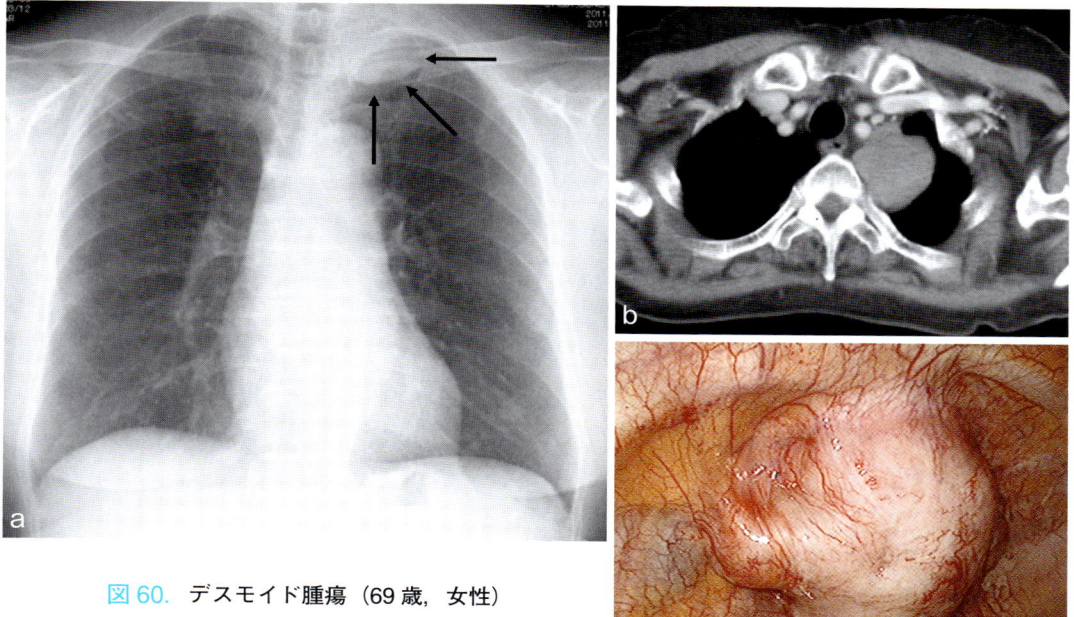

7. 胸壁腫瘍 | 213

図60. **デスモイド腫瘍（69歳，女性）**
a：胸部X線写真。左肺尖部に腫瘤影（矢印）を認める。
b：胸部CT。左肺尖部に辺縁明瞭な充実性腫瘤を認める。
c：術中所見。腫瘍は縦隔軟部組織発生と考えられる。

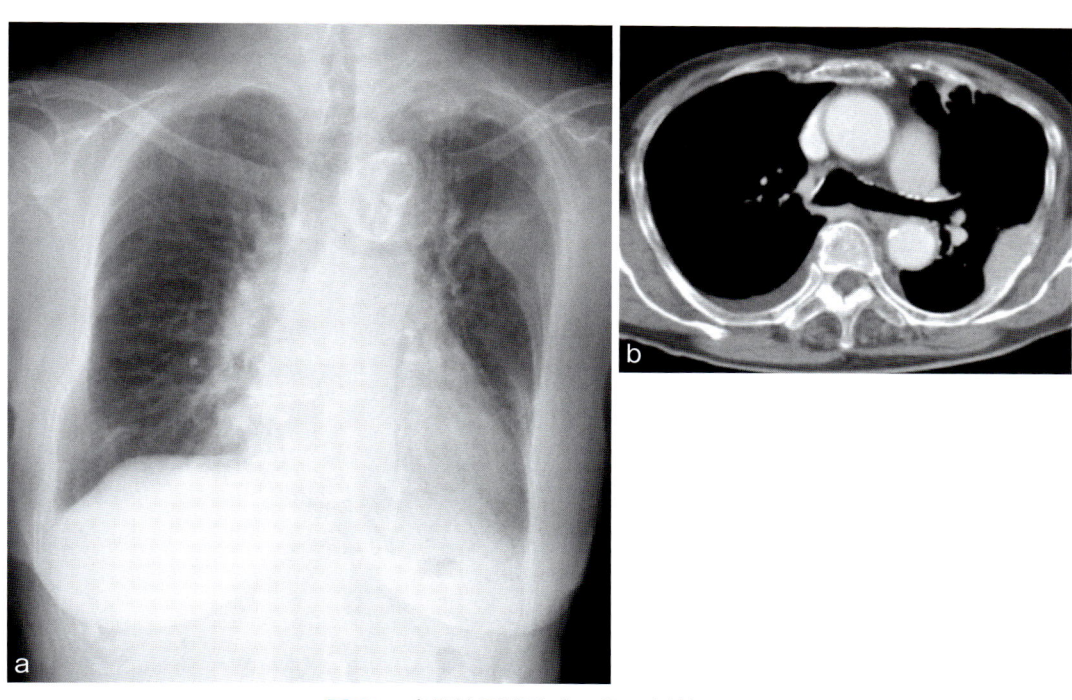

図61. **多発性骨髄腫（84歳，女性）**
a：胸部X線写真。左上肺野外側にextrapleural sign 陽性の腫瘤影を認める。
b：胸部造影CT。左第6肋骨の溶骨性変化を伴う胸壁腫瘍を認める。

8. 石綿関連疾患

1　石綿肺（図62）

　石綿肺は，石綿高濃度曝露によって生ずる塵肺症の一つであり，細気管支周囲線維化から始まり，進行性にびまん性の肺線維化をきたす疾患である．自覚症状は労作時呼吸困難を初発症状とすることが多く，咳嗽，喀痰，喘鳴などが認められ，聴診では捻髪音を聴取する．石綿曝露中止後も病変は徐々に進行し，拘束性障害から呼吸不全に陥る症例も少なくない．胸部X線写真では，不整形陰影を主体として初期には両下肺野，肋骨横隔膜付近に微細な線状・網状影を認める．病変の進行に伴って，不整形陰影は両下肺野から中肺野，上肺野に広がり，線状・網状影のパターンも粗大となる．下肺野は線維性収縮のために縮小し，代償性に上肺野の透過性は亢進する．石綿肺の胸部CT所見は，小葉内間質肥厚像および小葉間隔壁肥厚像，胸膜下線状像（胸膜下曲線様陰影），肺実質内帯状像，胸膜下楔状像，すりガラス陰影，蜂窩肺所見などが挙げられる．しかしながら，これらの所見は非特異的であることから，複数の所見が両側肺もしくは片側肺の数スライスにわたって認められることが診断上重要である．石綿肺の最も基本的な胸部CT所見は胸膜下の小葉中心性粒状影（subpleural dot-like lesion）であり，早期病変として下肺野背側の胸膜直下に認められる．これらは，病理組織学的に呼吸細気管支壁とその周囲の線維性病変に対応しているとされるが，病変の進行とともに数を増して互いに連結し，胸膜下曲線様陰影や胸膜下楔状像を形成する．

2　石綿関連肺癌（図63）

　これまで，石綿関連肺癌とは「石綿肺に合併した肺癌」と定義され，石綿によって惹起された肺線維化巣が肺癌の発生母地と考えられてきた．しかしながら，近年，石綿肺を伴わない石綿曝露者に発症する肺癌の報告が増加していることから，石綿自体が肺癌発生に関与する可能性も否定できない．一般の肺癌では上葉と下葉の発生頻度の比率がおよそ2：1で上葉に多いのに対して，石綿関連肺癌では下葉に多いとされる．これまで石綿関連肺癌は末梢発生例が多いとされてきたが，中枢発生例と差がないとする報告もある．

　組織型では腺癌が最も多いとされてきたが，扁平上皮癌が最も多いとする報告もある．画像所見に関して，石綿関連肺癌では共存する胸膜・肺病変を除いて，一般の肺癌との対比において特徴的な所見に乏しい．石綿曝露労働者に発症した原発性肺癌で，①胸部X線写真上，塵肺法で定める第1型以上の石綿肺の所見が認められる，②10年以上の石綿曝露の職業歴を有しており，胸膜プラークまたは肺内の石綿小体・繊維の存在などの医学的所見が認められるという2項目のいずれかを満たした場合，石綿関連肺癌として労災補償の対象となる．一方，石綿健康被害救済制度では，肺癌発症のリスクを2倍以上に高める石綿曝露歴を有する原発性肺癌を救済対象とする．これに該当する医学的所見としては，胸部CT上の胸膜プラーク，胸部X線写真での塵肺法による第1型以上の線維化所見，肺内の石綿小体数または繊維数などの要件が定められている．

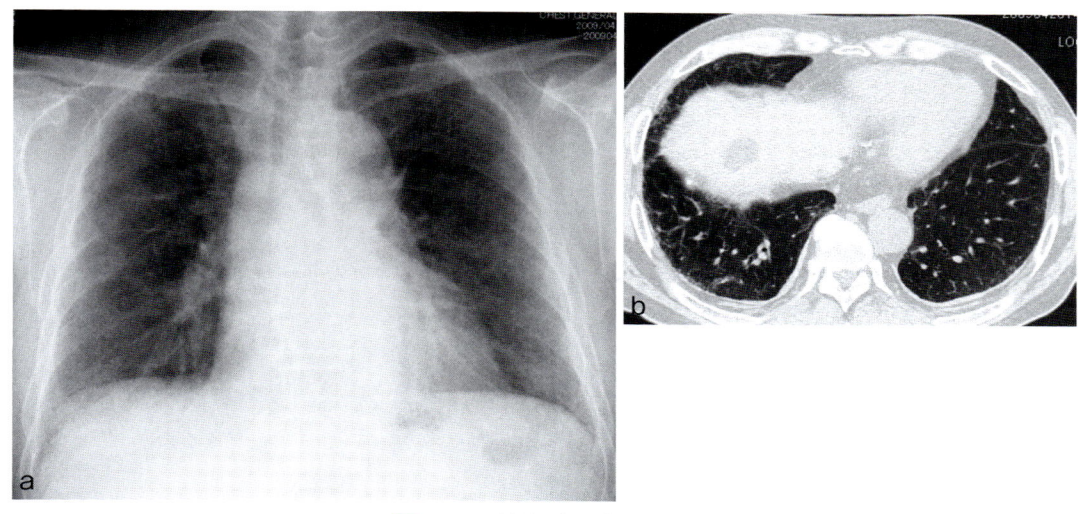

図 62. **石綿肺（68 歳，男性）**
a：胸部 X 線写真。両側中下肺野に不整形陰影を認める。
b：胸部 CT。胸膜下に小葉中心性の粒状影（subpleural dot-like lesion）を認める。

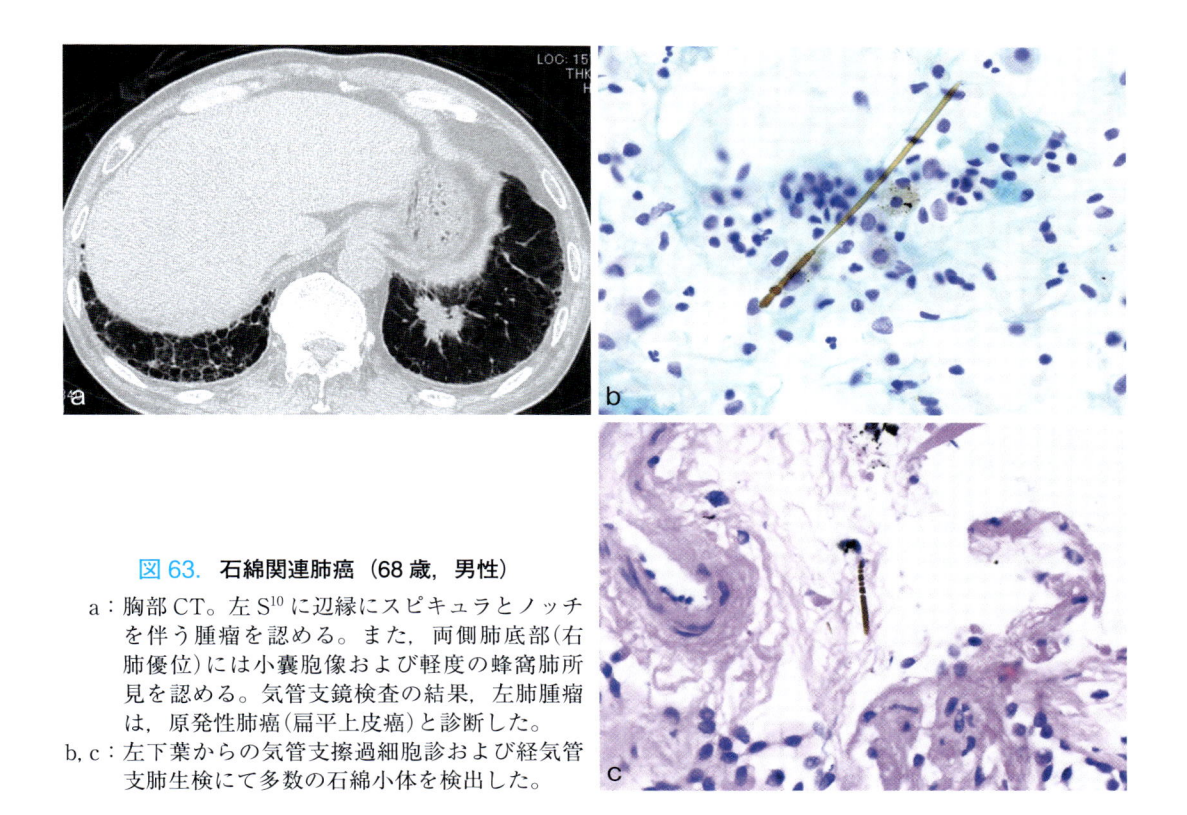

図 63. **石綿関連肺癌（68 歳，男性）**
a：胸部 CT。左 S^{10} に辺縁にスピキュラとノッチを伴う腫瘤を認める。また，両側肺底部（右肺優位）には小嚢胞像および軽度の蜂窩肺所見を認める。気管支鏡検査の結果，左肺腫瘤は，原発性肺癌（扁平上皮癌）と診断した。
b, c：左下葉からの気管支擦過細胞診および経気管支肺生検にて多数の石綿小体を検出した。

3　胸膜プラーク（図64）

　胸膜プラーク（胸膜肥厚斑，胸膜斑，あるいは限局性胸膜肥厚）は，壁側胸膜に発生する平板状の隆起である。その表面は光沢のある白色ないし薄いクリーム色を呈し，凹凸を有する。病理組織学的には細胞成分の少ない硝子化を伴う網目状の線維組織が主体をなす。表面には正常中皮細胞が存在し，辺縁の正常胸膜との境界は明瞭である。その発生には，石綿曝露開始後おおむね15～30年の年月を要するとされる。胸膜プラークは職業性高濃度曝露者のみならず，職業性低濃度曝露者，職業性曝露者の家族，一般住民にもみられ，石綿曝露の指標となる。好発部位は，後外側胸壁の下半分，前胸壁の気管分岐部付近の高さから上方にかけて，傍脊椎領域下部，横隔膜などである。非対称性に両側に認められるが，ときには片側性のこともある。胸部X線写真正面像では，結節状，数珠球状，索状，菱形，地図状，分葉状等の多彩な形状を呈する。接線方向でみた場合には，境界明瞭な厚さ1～10 mm程度の濃厚な陰影が側胸壁内面に平行に認められる。石灰化プラークは，胸部X線写真上容易に検出されるが，石灰化を伴わなくても，側胸壁や横隔膜縁では5 mm以上の厚さと凹凸を有する場合には判別しやすい。胸膜プラークの胸部CTにおける検出率は胸部X線写真のおおむね2倍とされ，胸部CT上，限局性，平板状で平滑あるいは結節状の胸膜肥厚像として描出される。傍脊椎領域では肋間静脈が類似した像を呈するので，注意が必要である。

4　良性石綿胸水（図65）

　良性石綿胸水は，石綿曝露によって生じる非悪性の胸水貯留をきたす疾患である。その発生機序は不明であるが，石綿の機械的刺激，胸膜の線維化による壁側胸膜のリンパ排出孔の閉塞，石綿繊維のアジュバント効果による自己免疫的機序が推定されている。診断基準は，①石綿曝露歴を有する，②胸部X線写真あるいは胸水穿刺で胸水の存在を確認できる，③石綿曝露以外に胸水貯留の原因がない，④胸水確認後3年以内に悪性腫瘍を認めないという4項目であるが，発症後1年間の画像診断による経過観察でよいとの報告もある。約半数の症例は自覚症状を欠き，検診などの機会に偶然発見される。胸水は通常少量であるが，500 mL以上の大量胸水を約10％に認める。その性状は滲出性で，細胞成分はリンパ球優位であることから，リウマチ，SLEなどの膠原病性，結核性，あるいは癌性胸膜炎との鑑別が必要である。胸膜癒着を残さず自然軽快する症例もあるが，再発率は高く25～40％と報告されている。一方，胸水貯留期間が長い症例では，胸水消退後もびまん性胸膜肥厚を残す場合がある。

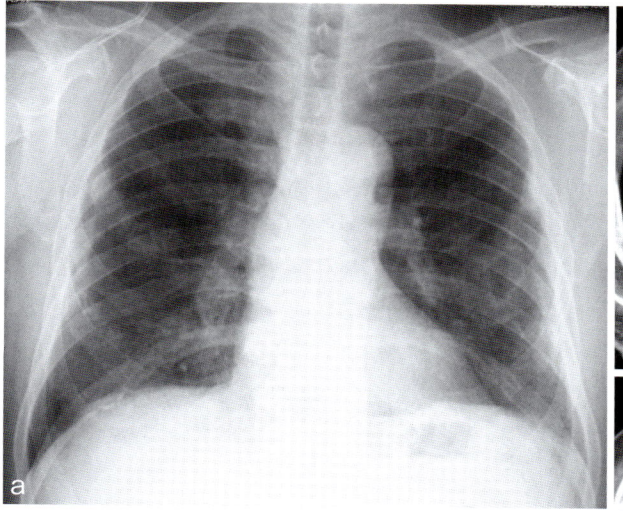

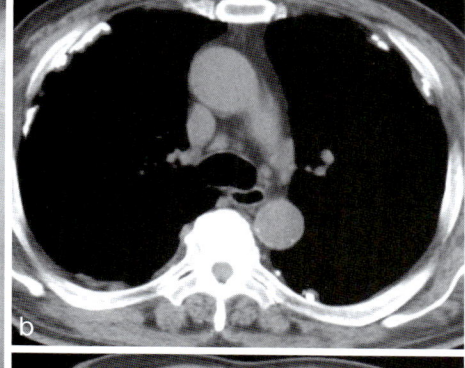

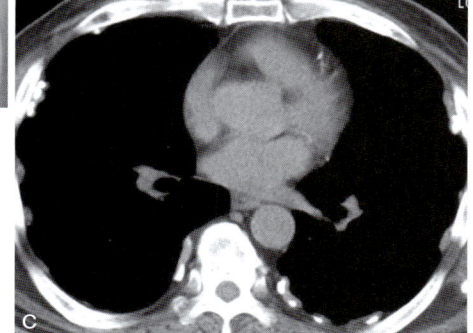

図64. 胸膜プラーク（76歳，男性）

a：胸部X線写真。正面でみた場合，胸膜プラークは多様な形状を示す。また接線方向でみた場合，側胸壁の内面に平行に濃厚な陰影として認められる。

b, c：胸部CT。胸膜プラークは前側肋骨内側や傍脊椎領域に，結節状や平板状の限局性胸膜肥厚像として認められる。石灰化と非石灰化プラークが混在している。

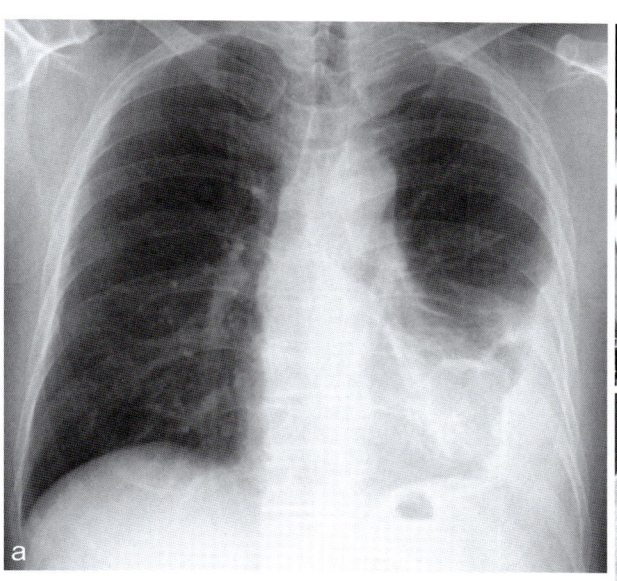

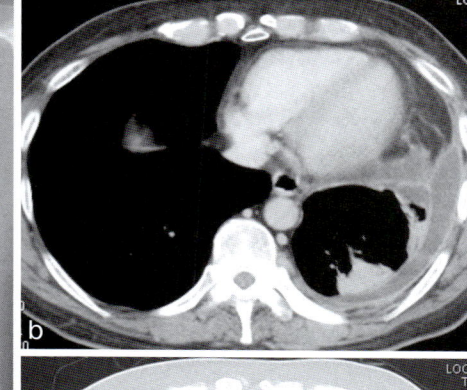

図65. 良性石綿胸水・円形無気肺（45歳，男性）

a：胸部X線写真。左胸水と胸膜肥厚によって，左肋横角は消失している。

b, c：胸部CT。左胸膜は軽度肥厚し背部から側胸部に及ぶ被包化胸水を認める。胸膜外脂肪層は保たれており，胸壁浸潤は明らかではない。左下葉の含気は低下し，S^{10}にcomet tail sign陽性の胸膜に接する腫瘤を認め，円形無気肺と考えられる。全身麻酔下胸腔鏡検査の結果，胸膜中皮腫は否定された。

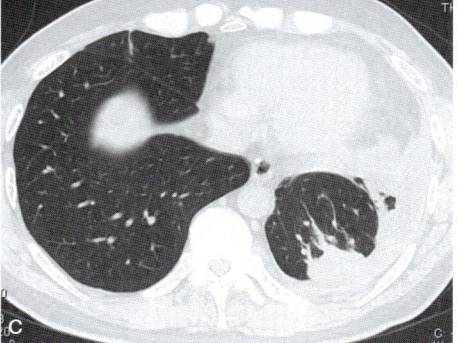

5　びまん性胸膜肥厚（図66）

　びまん性胸膜肥厚は，胸部X線写真上，胸膜肥厚の最も厚い部分が5mm以上あり，広がりの範囲は胸膜肥厚が片側のみの場合は側胸壁の1/2以上，両側の場合は各側胸壁の1/4以上であるものと定義されている。胸膜プラークが壁側胸膜の病変で臓側胸膜との癒着を伴わないのに対して，本症は臓側胸膜に主座を置く病変で壁側胸膜との癒着がみられるが，外側の中皮下脂肪層に沿った外弾性板は保たれていることが多い。病理組織像は，胸膜プラークと同様，細胞成分の少ない編み物様の線維組織が主体である。聴診所見では胸膜摩擦音を聴取することがあり，胸膜炎の関与を示唆する所見と考えられる。本症は胸部X線写真上，側胸壁内側の比較的滑らかな厚みのある濃度上昇として描出されるが，胸膜肥厚の範囲は水平方向とともに頭尾方向にも連続して広がることが要求される。病変の進行に伴って，肋間腔は狭小化し胸郭も変形・縮小する。縦隔胸膜の比較的滑らかな肥厚像もみられるが，胸壁胸膜に比較してその厚さは薄いことが多い。この所見は，縦隔胸膜にも厚みのある肥厚像を認める胸膜中皮腫との鑑別点となる。鑑別診断として，胸膜胼胝，胸膜プラーク，胸膜中皮腫（特に線維形成型），胸壁胸膜下脂肪などが挙げられる。肺機能検査では拘束性障害をきたし，肺拡散能の低下する症例もみられることから，本症は石綿曝露作業への従事期間を3年間以上有し，著しい肺機能障害を認めた場合に労災補償の対象となる。

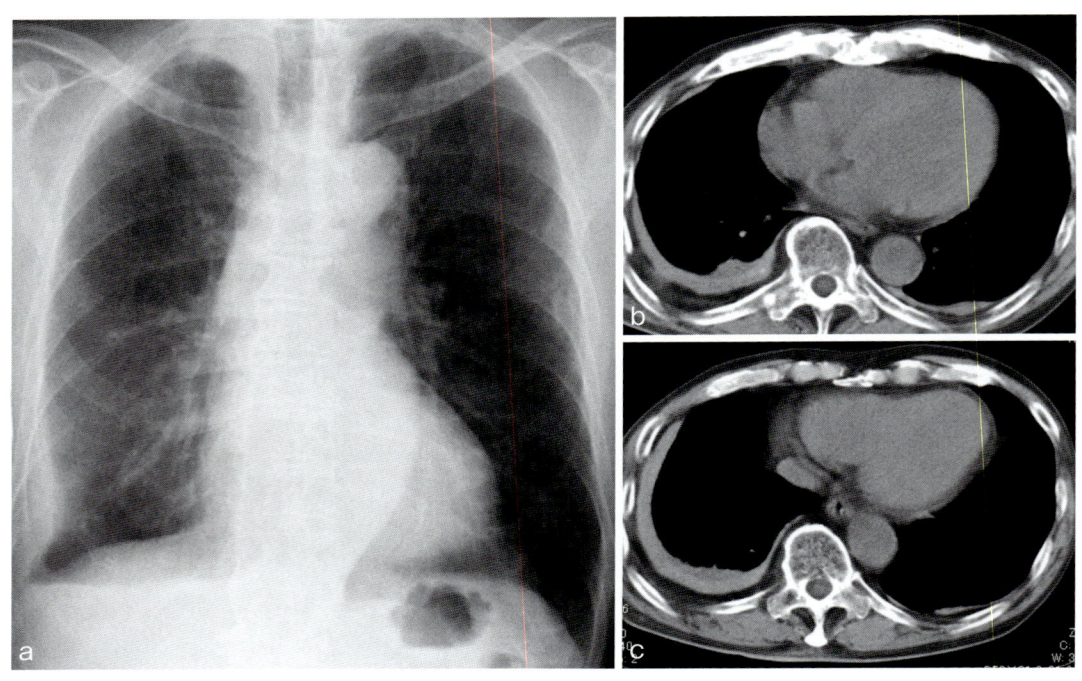

図66.　びまん性胸膜肥厚（71歳，男性）
a：胸部X線写真。右側胸壁の1/2以上に及ぶ胸膜肥厚を認める。
b, c：胸部CT。右胸膜肥厚の厚さは最大で15mmである。左背側にも軽度の胸膜肥厚を認める。

（金子公一・柴　光年・高橋和久・福岡和也）

文 献

1) 草島健二, 河端美則, 岩井和郎, 他. 限局性無気肺硬化の臨床病理学的検討—Rounded Atelectasis の成立機序に関連して—. 日胸疾会誌 1991;29:52-58.
2) 中村博幸, 清水谷尚宏, 仙波征太郎, 他. 円形無気肺, 日本臨牀 別冊 呼吸器症候群(第2版)Ⅲ, pp377-379, 日本臨牀社, 2009.
3) 井内康輝, 武島幸男, 櫛谷 桂. 中皮腫の病理. 肺癌 2007;47:223-232.
4) 酒井文和. 胸膜びまん性中皮腫の画像診断. 肺癌 2010;50:860-866.
5) 中野孝司, 井上 康, 飯田慎一郎, 他. CT・MR 画像よりみた悪性胸膜中皮腫の腹腔進展経路. 臨放 2000;45:69-77.
6) 福岡和也. Solitary fibrous tumor(SFT), 日本臨牀 別冊 呼吸器症候群(第2版)Ⅲ, pp452-454, 日本臨牀社, 2009.
7) 栗林康造, 中野孝司. 間葉性腫瘍, 日本臨牀 別冊 呼吸器症候群(第2版)Ⅲ, pp100-105, 日本臨牀社, 2009.
8) 関根朗雅, 萩原恵里, 橋場容子, 他. 膿胸関連リンパ腫8例の臨床的検討. 日呼吸会誌 2010;48:186-191.
9) 由佐俊和, 廣島健三, 守屋康充. 胸膜腫瘍(原発性, 転移性)と胸膜下腫瘍. 日本臨牀 別冊 呼吸器症候群(第2版)Ⅲ, pp394-397, 日本臨牀社, 2009.
10) 村川知弘, 中島 淳. 胸壁腫瘍, 日本臨牀 別冊 呼吸器症候群(第2版)Ⅲ, pp583-585, 日本臨牀社, 2009.
11) 岩神真一郎, 蓮沼紀一, 高橋英気, 他. 後縦隔腫瘍様陰影を呈し, 胸椎, 肋骨の著明な浸潤破壊を伴った肋骨原発軟骨肉腫の1例. 日呼吸会誌 2001;39:599-602.
12) 杉野圭史, 岸 一馬, 高谷久史, 他. 肺多発性結節影で発見され, FDG-PET が診断に有用であった右大腿原発 Ewing 肉腫の1例. 日呼吸会誌 2008;46:564-569.
13) 西尾 渉. 類腱腫, 日本臨牀 別冊 呼吸器症候群(第2版)Ⅲ, pp147-150, 日本臨牀社, 2009.
14) Akira M, Yokoyama K, Yamamoto S, et al. Early asbestosis: evaluation with high-resolution CT. Radiology 1991;178:409-416.
15) 審良正則, 坂谷光則. 臨床からみた石綿関連疾患 肺がん. 石綿ばく露と石綿関連疾患—基礎知識と補償・救済—増補新装版(森永謙二編), pp148-152, 三信図書, 2008.
16) 玄馬顕一, 藤本伸一, 西 英行, 他. 職業性石綿曝露の臨床. 肺癌 2009;49:58-62.
17) 岸本卓巳. 胸膜疾患(非腫瘍性)良性石綿胸水(石綿胸膜炎). 石綿ばく露と石綿関連疾患—基礎知識と補償・救済—増補新装版(森永謙二編), pp197-202, 三信図書, 2008.
18) 三浦溥太郎. 胸膜疾患(非腫瘍性)びまん性胸膜肥厚. 石綿ばく露と石綿関連疾患—基礎知識と補償・救済—増補新装版(森永謙二編), pp189-196, 三信図書, 2008.
19) WHO Classification of Tumors, Pathology & Genetics. Tumors of the lung, pleura, thymus and heart. Edited by W.D. Travis, et al. IARC Press Lyon, 2004.
20) Rosai and Ackerman's Surgical Pathology, 9[Th] edition. Edited by J. Rosai, Mosby, 2004.
21) Pulmonary Pathology, Edited by D.S. Zander, C.F. Faever, Churchill Livingstone, 2008.
22) 正岡 昭. 呼吸器外科学 第2版, 南山堂, 1997.
23) 栗山啓子. 肺野型肺癌の画像診断, 南山堂, 1998.
24) 櫛橋民生, 野口雅之編. 肺癌の画像診断と病理, 中外医学社, 2008.

索　引

あ

悪性胚細胞性腫瘍 …………………… 182

い

イメージングプレート ………………… 8
遺伝性出血性毛細血管拡張症 ……… 200

う

右側大動脈弓 …………………………… 70
右傍気管線 ………………………… 26, 27

え

円形無気肺 …………………………… 202
炎症性偽腫瘍 ………………………… 178
炎症性筋線維芽細胞性腫瘍 ………… 178

お

オッズ比 ………………………………… 2
横隔膜の穹分割 ………………………… 66
横隔膜のテント状変形 ………………… 66
横隔膜ヘルニア ………………………… 49

か

カテーテル塞栓術 …………………… 200
下行大動脈左縁 ……………… 26, 29, 32
画質管理 ………………………………… 3
過誤腫 ………………………………… 135
外上方大葉間線 ………………………… 63
核出術 ………………………………… 176
喀痰細胞診 ……………………… 1, 2, 45
活動性肺結核 …………………………… 52
滑膜肉腫 ……………………………… 206
髪の束 ……………………………… 57, 59
間質性肺炎 ……………………………… 50
感染性肺嚢胞 …………………………… 85
癌性胸膜炎 …………………………… 151
癌発見率 ………………………………… 54

き

キズ ……………………………………… 58
気管支拡張 ……………………………… 75
気管支拡張像 …………………………… 50
気管支嚢胞 …………………………… 186

気胸 …………………………… 53, 84, 157
気腫性肺嚢胞 ……………………… 51, 75
奇形腫 …………………………… 93, 182
奇静脈弓 ………………………………… 26
奇静脈裂 ………………………………… 71
器質化肺炎 …………… 114, 125, 156, 202
喫煙指数 ………………………………… 45
巨大肺嚢胞 ……………………………… 85
胸腔鏡検査 …………………………… 208
胸腔内甲状腺腫 ………………………… 90
胸水貯留 ………………………………… 84
胸腺腫 …………………………… 91, 92, 180
胸部 X 線検査 ………………………… 45
胸部大動脈瘤 …………………………… 88
胸壁脂肪腫 ……………………………… 93
胸壁腫瘍 …………………………… 53, 210
胸膜腫瘍 ………………………………… 53
胸膜中皮腫 …………………………… 204
胸膜プラーク ………… 50, 76, 77, 159, 216
強皮症 ………………………………… 192
強皮症に伴う間質性肺炎 …………… 192

く

空洞形成 ……………………………… 164

け

形質細胞性肉芽腫 …………………… 178
珪肺症 …………………………… 50, 78, 87
頸肋 ……………………………………… 69
結核性肉芽腫 ……………………… 50, 188
原始神経外胚葉腫瘍 ………………… 210
検出能 …………………………………… 5

こ

コスト …………………………………… 1
コントラスト ………………………… 13
孤立性線維性腫瘍 …………………… 206
個別検診 ………………………………… 3
後接合線 …………………………… 26, 28
高危険群 ………………………………… 45
骨棘 ……………………………………… 42
骨棘形成 ………………………………… 72
骨島 ………………………… 41, 42, 52, 72, 73

さ

サルコイドーシス ………………………… 86, 196
細気管支肺胞上皮癌 ……………………… 162

し

シンチレータ ……………………………………… 8
受診勧奨 …………………………………………… 3
受動喫煙 …………………………………………… 1
重症筋無力症 …………………………………… 180
縦隔悪性胚細胞性腫瘍 ………………………… 183
縦隔腫瘍 ………………………………………… 53
縦隔リンパ節腫大 ……………………………… 53
小葉間裂 ………………………………………… 32
症例対照研究 …………………………………… 2, 3
食道奇静脈陥凹 ……………………… 26, 29, 32
心囊水貯留 ……………………………………… 89
心膜周囲脂肪塊 ……………………………… 64, 65
心膜囊腫 ……………………………… 49, 91, 186
神経原性腫瘍 ………………………………… 184
神経鞘腫 …………………………………… 90, 184
浸潤性胸腺腫 ………………………………… 181
塵肺症 …………………………………… 194, 214

す

すりガラス陰影 ……………………………… 162
随伴陰影 ………………………………………… 62

せ

政策型検診 ……………………………………… 1
精度管理 ……………………………………… 3, 45
石綿関連肺癌 ………………………………… 214
石綿小体 ……………………………………… 214
石綿肺 ……………………………… 52, 77, 214
赤芽球癆 ……………………………………… 180
石灰化陰影 …………………………………… 50
前接合線 …………………………………… 26, 28
線維性変化 …………………………………… 50
鮮鋭度 ………………………………………… 13

そ

側弯症 ………………………………………… 68

た

ダブルチェック ……………………………… 46
ダンベル型腫瘍(神経鞘腫) ………………… 184
多発性骨髄腫 ………………………………… 212
大細胞神経内分泌癌 ………………………… 131
大動脈肺動脈窓 ………………………… 26, 29, 32
大動脈瘤 ……………………………………… 53
第1肋軟骨石灰化 …………………………… 47
第1肋骨・肋軟骨接合部 ………………… 41, 42

ち

陳旧性炎症性瘢痕 …………………………… 50

て

デジタル化 ……………………………………… 1
デスモイド腫瘍 ……………………………… 212
転移性胸膜腫瘍 ……………………………… 208
転移性肺腫瘍 ………………………………… 172

と

特発性肺線維症 ……………………………… 192
読影環境 ……………………………………… 15
読影トレーニング ……………………………… 5

な

軟骨肉腫 ……………………………………… 210

に

ニューモシスティス肺炎 …………………… 190
二次元投影画像 ………………………………… 5
二次変化 ……………………………………… 164
二重読影 …………………………………… 3, 5, 46
乳頭 ……………………………………… 40, 42, 48
乳頭影 …………………………………… 62, 63

の

濃度 …………………………………………… 13
膿胸関連リンパ腫 …………………………… 208

は

パンコースト肺癌 …………………………… 167
肺アスペルギローマ(肺真菌症) …………… 190
肺悪性リンパ腫 ……………………………… 174
肺うっ血 ……………………………………… 89
肺炎 ………………………………… 53, 82, 83
肺過誤腫 ……………………………………… 176
肺癌死亡者数 …………………………………… 1
肺癌集団検診の手引き ………………………… 45
肺癌取扱い規約 ………………………………… 45
肺癌罹患者数 …………………………………… 1
肺気腫 ………………………………………… 76
肺結核 …………………………………… 80, 81
肺結核腫 ……………………………………… 188
肺硬化性血管腫 ……………………………… 178
肺小細胞癌 …………………………………… 170

肺真菌症 190
肺尖部胸壁浸潤癌 167
肺尖部胸膜肥厚 47
肺腺癌 162
肺異型腺腫様過形成 162
肺線維症 86
肺大細胞癌 168
肺動静脈瘻 87, 200
肺扁平上皮癌 164
肺門 28
肺門部肺癌 45

ひ

びまん性胸膜中皮腫 158
びまん性胸膜肥厚 52, 77, 218
びまん性汎細気管支炎 196
比較読影 3, 5, 46
非結核性抗酸菌症 188
非特異的間質性肺炎 192
描出限界 5

ふ

フォーク状変形 69
フォトダイオード 8
藤村班 2

ほ

ボタローリンパ節 26

ま

慢性閉塞性肺疾患 51

み

見落とし 5
右上葉無気肺 165
右二重心陰影 64

め

メタアナリシス 2
メニスカスサイン（肺真菌症） 190

も

モニタの品質管理 16
問診 45

ゆ

ユーイング肉腫 210

よ

要精検率 54
陽性反応的中度 54

ら

ランダム化比較試験 1, 2

り

リスク因子 1
リボン状変形 70
リンパ腫 153
リンパ球性間質性肺炎 200
リンパ脈管筋腫症 198
粒状性 13
良性石綿胸水 77, 216
良性転移性平滑筋腫 174

ろ

露出過剰 58
露出不足 58
漏斗胸 68
肋骨の随伴陰影 47
肋骨・肋軟骨部の石灰化 61

わ

腕頭動脈 42
腕頭動脈の蛇行 65

欧文索引

A

AAH 162
anterior apical tumor 167
anterior junction line 26
A-P window 26, 29, 32
apical cap 39, 40
atypical adenomatous hyperplasia 162
azygoesophageal recess 26

B

B_3^3b 32

C

comet tail sign 202
COPD 51, 194
CR 8
computed radiography 8
crazy-paving appearance 190

D

DICOM Part 14 ·················· 16
diffuse panbronchiolitis ················ 196
DPB ························ 196

F

FPD ························· 8
flat panel detector ················· 8

G

GGO ························ 162
ground-glass opacity ················ 162
GSDF 階調特性 ···················· 16

I

idiopathic pulmonary fibrosis ············ 192
IMT ························ 178
inflammatory myofibroblastic tumor ······ 178
IP ························· 8
IPF ························ 192

J

JESRA X-0093＊A^{-2010} ············ 16, 20

K

kansasii 症 ···················· 188

L

LAA ······················· 194
low attenuation area ················· 194

M

MAC 症 ······················ 188
MALT ······················· 174
Mayo Lung Project ··················· 2
MMPH ······················ 198

N

mucosa-associated lymphoid tissue type
························· 174
Mycobacterium avium complex ········· 188

N

NSIP ······················· 192

O

OP ························ 202
organizing pneumonia ················ 202
Osler-Weber-Rendu 病 ··············· 200

P

PAL ························ 208
Pancoast 肺癌 ··················· 167
PNET ······················· 210
posterior junction line ················· 26
primitive neuroectodermal tumor ········ 210
pyothorax-associated lymphoma ········ 208

R

right paratracheal band ················ 26

S

SCLC（肺小細胞癌） ················ 170
SFT ························ 206
solitary fibrous tumor ················ 206
SS ························ 206
superior sulcus tumor ················ 167
synovial sarcoma ·················· 206

U

US Preventive Service Task Force ·········· 2

X

X 線被曝 ······················· 1

肺がん検診のための胸部X線読影テキスト

2012年4月25日　第1版第1刷発行
2024年6月30日　　　　　第4刷発行

編　集	特定非営利活動法人　日本肺癌学会　集団検診委員会 胸部X線写真による肺癌検診小委員会
発行者	福村　直樹
発行所	金原出版株式会社
	〒113-0034　東京都文京区湯島 2-31-14
	電話　　編集 03（3811）7162
	営業 03（3811）7184
	FAX　　 03（3813）0288
	振替　　00120-4-151494
	http://www.kanehara-shuppan.co.jp/

©2012
検印省略
printed in Japan

印刷：横山印刷
製本：横山印刷

ISBN 978-4-307-07089-8

JCOPY 〈出版者著作権管理機構　委託出版物〉
本書の無断複製は著作権法上での例外を除き禁じられています．複製される場合は，そのつど事前に，出版者著作権管理機構（電話 03-5244-5088，FAX 03-5244-5089，e-mail：info@jcopy.or.jp）の許諾を得てください．

小社は捺印または貼付紙をもって定価を変更致しません．
乱丁，落丁のものはお買上げ書店または小社にてお取り替え致します．

急速進歩に沿う！
肺癌診療のガイドライン最新版

肺癌 診療ガイドライン
悪性胸膜中皮腫・胸腺腫瘍含む　2022年版

日本肺癌学会 編

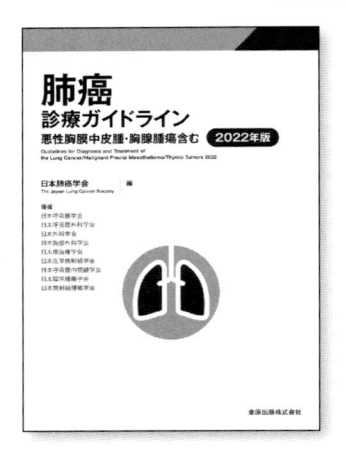

今回注目される変更点は、臨床病期ⅠAⅠ-Ⅱ期の肺野末梢非小細胞肺癌に対する縮小手術と肺葉切除の選択に関する変更、術後病理病期ⅡB-ⅢA期の完全切除非小細胞肺癌に対する術後補助療法への免疫チェックポイント阻害薬の導入などである。肺癌・悪性胸膜中皮腫・胸腺腫瘍の診断と治療を取り巻くあらゆる進歩を丁寧にレビューし作り上げた最新ガイドラインを、ぜひお手元に。

CONTENTS

第1部　肺癌診療ガイドライン2022年版
- **Ⅰ 肺癌の診断** 1.検出方法　2.質的画像診断　3.確定診断　4.病理・細胞診断　5.病期診断　6.分子診断
- **Ⅱ 非小細胞肺癌（NSCLC）** 1.外科治療　2.光線力学的治療法　3.放射線治療基本的事項　4.周術期
  5.Ⅰ-Ⅱ期非小細胞肺癌の放射線療法　6.Ⅲ期非小細胞肺癌・肺尖部胸壁浸潤癌
  7.Ⅳ期非小細胞肺癌
- **Ⅲ 小細胞肺癌（SCLC）** 1.限局型小細胞肺癌（LD-SCLC）　2.進展型小細胞肺癌（ED-SCLC）
  3.予防的全脳照射（PCI）　4.再発小細胞肺癌
- **Ⅳ 転移など各病態に対する治療** 1.骨転移　2.脳転移　3.胸部病変に対する緩和的放射線治療
  4.癌性胸膜炎　5.癌性心膜炎　6.Oligometastatic disease（オリゴ転移）
- **Ⅳ 緩和ケア** 1.緩和ケア

第2部　悪性胸膜中皮腫診療ガイドライン2022年版
- **Ⅰ 診断** 1.画像診断　2.確定診断　3.病理診断　4.病期診断
- **Ⅱ 治療** 1.外科治療　2.放射線治療　3.内科治療　4.緩和治療

第3部　胸腺腫瘍診療ガイドライン2022年版
- **Ⅰ 診断** 1.臨床症状と血液検査　2.存在診断と画像的鑑別診断　3.確定診断　4.病期診断
- **Ⅱ 治療** 1.外科治療　2.放射線治療　4.治療後の経過観察　5.再発腫瘍の治療
  6.偶発的に発見された小さな前縦隔病変への対応
- **Ⅲ 病理診断** 1.病理診断

●付．シスプラチン投与におけるショートハイドレーション法の手引き　●索引

読者対象 呼吸器外科医、呼吸器内科医、放射線科医、緩和ケア医、病理医

◆B5判　584頁　◆定価5,280円（本体4,800円＋税10%）　ISBN978-4-307-20456-9

金原出版
〒113-0034 東京都文京区湯島2-31-14　TEL03-3811-7184（営業部直通）FAX03-3813-0288
本の詳細、ご注文等はこちらから➡ https://www.kanehara-shuppan.co.jp/

2022・12